# 心理健康与精神卫生

## 政策文件汇编

国家心理健康和精神卫生防治中心　编

人民卫生出版社

·北京·

**图书在版编目（CIP）数据**

心理健康与精神卫生政策文件汇编 / 国家心理健康
和精神卫生防治中心编 . —北京：人民卫生出版社，
2024.5

ISBN 978-7-117-36302-0

Ⅰ.①心… Ⅱ.①国… Ⅲ.①心理健康 － 方针政策 －
文件 － 汇编 － 中国②精神卫生 － 卫生工作 － 方针政策 － 文
件 － 汇编 － 中国 Ⅳ.①R749.01

中国国家版本馆 CIP 数据核字（2024）第 091987 号

| 人卫智网 | www.ipmph.com | 医学教育、学术、考试、健康，购书智慧智能综合服务平台 |
| 人卫官网 | www.pmph.com | 人卫官方资讯发布平台 |

**心理健康与精神卫生政策文件汇编**

Xinli Jiankang yu Jingshen Weisheng Zhengce Wenjian Huibian

编　　写：国家心理健康和精神卫生防治中心
出版发行：人民卫生出版社（中继线 010-59780011）
地　　址：北京市朝阳区潘家园南里 19 号
邮　　编：100021
E - mail：pmph @ pmph.com
购书热线：010-59787592　010-59787584　010-65264830
印　　刷：北京瑞禾彩色印刷有限公司
经　　销：新华书店
开　　本：889×1194　1/16　　印张：24
字　　数：551 千字
版　　次：2024 年 5 月第 1 版
印　　次：2024 年 6 月第 1 次印刷
标准书号：ISBN 978-7-117-36302-0
定　　价：89.00 元

打击盗版举报电话：010-59787491　E-mail：WQ @ pmph.com
质量问题联系电话：010-59787234　E-mail：zhiliang @ pmph.com
数字融合服务电话：4001118166　E-mail：zengzhi @ pmph.com

# 心理健康与精神卫生政策文件汇编

## 参 编 人 员

姚宏文　黄长群　姜　雯　王　钢　楚小涵

杨　曦　闫睿杰　吴　越　林哲涵　刘倩丽

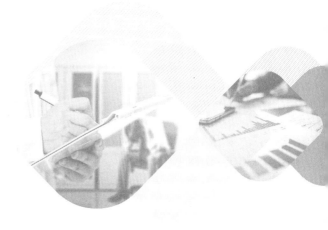

# 前　言

　　为落实党的二十大报告中对"重视心理健康和精神卫生"的要求,推动心理健康和精神卫生事业发展,同时以《"十四五"国民健康规划》《"健康中国2030"规划纲要》和《健康中国行动(2019—2030年)》中的心理健康促进行动为指导,国家心理健康和精神卫生防治中心组织心理健康与精神卫生政策文件的汇编工作。本汇编旨在为政策制定者、执行者、研究者,媒体和公众提供一个全面、系统、准确、便捷的政策信息库。

　　本汇编系统性收集和梳理了我国国家层面2013—2023年心理健康与精神卫生有关法律、法规、政策和行政规范,共计71个文件,以便为各部门开展心理健康与精神卫生工作提供参考。

　　未尽之处,敬希广大读者不吝赐教。

国家心理健康和精神卫生防治中心

2024年1月

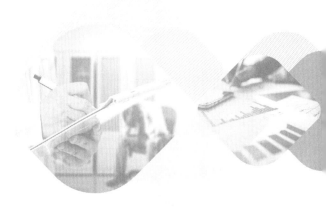

# 目　录

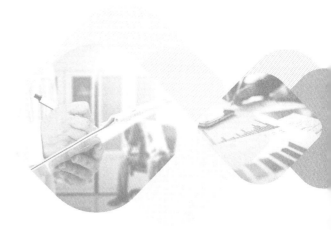

# 第一部分

# 法　律

# 中华人民共和国精神卫生法

（2012 年 10 月 26 日第十一届全国人民代表大会常务委员会第二十九次会议通过　根据 2018 年 4 月 27 日第十三届全国人民代表大会常务委员会第二次会议《关于修改〈中华人民共和国国境卫生检疫法〉等六部法律的决定》修正）

## 目　　录

## 第一章　总　　则

第一条　为了发展精神卫生事业,规范精神卫生服务,维护精神障碍患者的合法权益,制定本法。

第二条　在中华人民共和国境内开展维护和增进公民心理健康、预防和治疗精神障碍、促进精神障碍患者康复的活动,适用本法。

第三条　精神卫生工作实行预防为主的方针,坚持预防、治疗和康复相结合的原则。

第四条　精神障碍患者的人格尊严、人身和财产安全不受侵犯。

精神障碍患者的教育、劳动、医疗以及从国家和社会获得物质帮助等方面的合法权益受法律保护。

有关单位和个人应当对精神障碍患者的姓名、肖像、住址、工作单位、病历资料以及其他可能推断出其身份的信息予以保密;但是,依法履行职责需要公开的除外。

第五条　全社会应当尊重、理解、关爱精神障碍患者。

任何组织或者个人不得歧视、侮辱、虐待精神障碍患者,不得非法限制精神障碍患者的人身自由。

新闻报道和文学艺术作品等不得含有歧视、侮辱精神障碍患者的内容。

第六条　精神卫生工作实行政府组织领导、部门各负其责、家庭和单位尽力尽责、全社会共同参与的综合管理机制。

第七条　县级以上人民政府领导精神卫生工作,将其纳入国民经济和社会发展规划,建设和完善精神障碍的预防、治疗和康复服务体系,建立健全精神卫生工作协调机制和工作责任制,对有关部门承担的精神卫生工作进行考核、监督。

乡镇人民政府和街道办事处根据本地区的实际情况,组织开展预防精神障碍发生、促进精神障碍患者康复等工作。

第八条　国务院卫生行政部门主管全国的精神卫生工作。县级以上地方人民政府卫生行政部门主管本行政区域的精神卫生工作。

县级以上人民政府司法行政、民政、公安、教育、医疗保障等部门在各自职责范围内负责有关的精神卫生工作。

第九条　精神障碍患者的监护人应当履行监护职责,维护精神障碍患者的合法权益。

禁止对精神障碍患者实施家庭暴力,禁止遗弃精神障碍患者。

第十条　中国残疾人联合会及其地方组织依照法律、法规或者接受政府委托,动员社会力量,开展精神卫生工作。

村民委员会、居民委员会依照本法的规定开展精神卫生工作,并对所在地人民政府开展的精神卫生工作予以协助。

国家鼓励和支持工会、共产主义青年团、妇女联合会、红十字会、科学技术协会等团体依法开展精神卫生工作。

第十一条　国家鼓励和支持开展精神卫生专门人才的培养,维护精神卫生工作人员的合法权益,加强精神卫生专业队伍建设。

国家鼓励和支持开展精神卫生科学技术研究,发展现代医学、我国传统医学、心理学,提高精神障碍预防、诊断、治疗、康复的科学技术水平。

国家鼓励和支持开展精神卫生领域的国际交流与合作。

第十二条　各级人民政府和县级以上人民政府有关部门应当采取措施,鼓励和支持组织、个人提供精神卫生志愿服务,捐助精神卫生事业,兴建精神卫生公益设施。

对在精神卫生工作中作出突出贡献的组织、个人,按照国家有关规定给予表彰、奖励。

# 第二章　心理健康促进和精神障碍预防

第十三条　各级人民政府和县级以上人民政府有关部门应当采取措施,加强心理健康促进和精神障碍预防工作,提高公众心理健康水平。

第十四条 各级人民政府和县级以上人民政府有关部门制定的突发事件应急预案,应当包括心理援助的内容。发生突发事件,履行统一领导职责或者组织处置突发事件的人民政府应当根据突发事件的具体情况,按照应急预案的规定,组织开展心理援助工作。

第十五条 用人单位应当创造有益于职工身心健康的工作环境,关注职工的心理健康;对处于职业发展特定时期或者在特殊岗位工作的职工,应当有针对性地开展心理健康教育。

第十六条 各级各类学校应当对学生进行精神卫生知识教育;配备或者聘请心理健康教育教师、辅导人员,并可以设立心理健康辅导室,对学生进行心理健康教育。学前教育机构应当对幼儿开展符合其特点的心理健康教育。

发生自然灾害、意外伤害、公共安全事件等可能影响学生心理健康的事件,学校应当及时组织专业人员对学生进行心理援助。

教师应当学习和了解相关的精神卫生知识,关注学生心理健康状况,正确引导、激励学生。地方各级人民政府教育行政部门和学校应当重视教师心理健康。

学校和教师应当与学生父母或者其他监护人、近亲属沟通学生心理健康情况。

第十七条 医务人员开展疾病诊疗服务,应当按照诊断标准和治疗规范的要求,对就诊者进行心理健康指导;发现就诊者可能患有精神障碍的,应当建议其到符合本法规定的医疗机构就诊。

第十八条 监狱、看守所、拘留所、强制隔离戒毒所等场所,应当对服刑人员,被依法拘留、逮捕、强制隔离戒毒的人员等,开展精神卫生知识宣传,关注其心理健康状况,必要时提供心理咨询和心理辅导。

第十九条 县级以上地方人民政府人力资源社会保障、教育、卫生、司法行政、公安等部门应当在各自职责范围内分别对本法第十五条至第十八条规定的单位履行精神障碍预防义务的情况进行督促和指导。

第二十条 村民委员会、居民委员会应当协助所在地人民政府及其有关部门开展社区心理健康指导、精神卫生知识宣传教育活动,创建有益于居民身心健康的社区环境。

乡镇卫生院或者社区卫生服务机构应当为村民委员会、居民委员会开展社区心理健康指导、精神卫生知识宣传教育活动提供技术指导。

第二十一条 家庭成员之间应当相互关爱,创造良好、和睦的家庭环境,提高精神障碍预防意识;发现家庭成员可能患有精神障碍的,应当帮助其及时就诊,照顾其生活,做好看护管理。

第二十二条 国家鼓励和支持新闻媒体、社会组织开展精神卫生的公益性宣传,普及精神卫生知识,引导公众关注心理健康,预防精神障碍的发生。

第二十三条 心理咨询人员应当提高业务素质,遵守执业规范,为社会公众提供专业化的心理咨询服务。

心理咨询人员不得从事心理治疗或者精神障碍的诊断、治疗。

心理咨询人员发现接受咨询的人员可能患有精神障碍的,应当建议其到符合本法规定的医疗机构就诊。

心理咨询人员应当尊重接受咨询人员的隐私,并为其保守秘密。

第二十四条 国务院卫生行政部门建立精神卫生监测网络,实行严重精神障碍发病报告制度,组织开展精神障碍发生状况、发展趋势等的监测和专题调查工作。精神卫生监测和严重精神障碍发病报告管理办法,由国务院卫生行政部门制定。

国务院卫生行政部门应当会同有关部门、组织,建立精神卫生工作信息共享机制,实现信息互联互通、交流共享。

# 第三章 精神障碍的诊断和治疗

第二十五条 开展精神障碍诊断、治疗活动,应当具备下列条件,并依照医疗机构的管理规定办理有关手续:

(一) 有与从事的精神障碍诊断、治疗相适应的精神科执业医师、护士;

(二) 有满足开展精神障碍诊断、治疗需要的设施和设备;

(三) 有完善的精神障碍诊断、治疗管理制度和质量监控制度。

从事精神障碍诊断、治疗的专科医疗机构还应当配备从事心理治疗的人员。

第二十六条 精神障碍的诊断、治疗,应当遵循维护患者合法权益、尊重患者人格尊严的原则,保障患者在现有条件下获得良好的精神卫生服务。

精神障碍分类、诊断标准和治疗规范,由国务院卫生行政部门组织制定。

第二十七条 精神障碍的诊断应当以精神健康状况为依据。

除法律另有规定外,不得违背本人意志进行确定其是否患有精神障碍的医学检查。

第二十八条 除个人自行到医疗机构进行精神障碍诊断外,疑似精神障碍患者的近亲属可以将其送往医疗机构进行精神障碍诊断。对查找不到近亲属的流浪乞讨疑似精神障碍患者,由当地民政等有关部门按照职责分工,帮助送往医疗机构进行精神障碍诊断。

疑似精神障碍患者发生伤害自身、危害他人安全的行为,或者有伤害自身、危害他人安全的危险的,其近亲属、所在单位、当地公安机关应当立即采取措施予以制止,并将其送往医疗机构进行精神障碍诊断。

医疗机构接到送诊的疑似精神障碍患者,不得拒绝为其作出诊断。

第二十九条 精神障碍的诊断应当由精神科执业医师作出。

医疗机构接到依照本法第二十八条第二款规定送诊的疑似精神障碍患者,应当将其留院,立即指派精神科执业医师进行诊断,并及时出具诊断结论。

第三十条 精神障碍的住院治疗实行自愿原则。

诊断结论、病情评估表明,就诊者为严重精神障碍患者并有下列情形之一的,应当对其实施住院治疗:

(一)已经发生伤害自身的行为,或者有伤害自身的危险的;

(二)已经发生危害他人安全的行为,或者有危害他人安全的危险的。

第三十一条　精神障碍患者有本法第三十条第二款第一项情形的,经其监护人同意,医疗机构应当对患者实施住院治疗;监护人不同意的,医疗机构不得对患者实施住院治疗。监护人应当对在家居住的患者做好看护管理。

第三十二条　精神障碍患者有本法第三十条第二款第二项情形,患者或者其监护人对需要住院治疗的诊断结论有异议,不同意对患者实施住院治疗的,可以要求再次诊断和鉴定。

依照前款规定要求再次诊断的,应当自收到诊断结论之日起三日内向原医疗机构或者其他具有合法资质的医疗机构提出。承担再次诊断的医疗机构应当在接到再次诊断要求后指派二名初次诊断医师以外的精神科执业医师进行再次诊断,并及时出具再次诊断结论。承担再次诊断的执业医师应当到收治患者的医疗机构面见、询问患者,该医疗机构应当予以配合。

对再次诊断结论有异议的,可以自主委托依法取得执业资质的鉴定机构进行精神障碍医学鉴定;医疗机构应当公示经公告的鉴定机构名单和联系方式。接受委托的鉴定机构应当指定本机构具有该鉴定事项执业资格的二名以上鉴定人共同进行鉴定,并及时出具鉴定报告。

第三十三条　鉴定人应当到收治精神障碍患者的医疗机构面见、询问患者,该医疗机构应当予以配合。

鉴定人本人或者其近亲属与鉴定事项有利害关系,可能影响其独立、客观、公正进行鉴定的,应当回避。

第三十四条　鉴定机构、鉴定人应当遵守有关法律、法规、规章的规定,尊重科学,恪守职业道德,按照精神障碍鉴定的实施程序、技术方法和操作规范,依法独立进行鉴定,出具客观、公正的鉴定报告。

鉴定人应当对鉴定过程进行实时记录并签名。记录的内容应当真实、客观、准确、完整,记录的文本或者声像载体应当妥善保存。

第三十五条　再次诊断结论或者鉴定报告表明,不能确定就诊者为严重精神障碍患者,或者患者不需要住院治疗的,医疗机构不得对其实施住院治疗。

再次诊断结论或者鉴定报告表明,精神障碍患者有本法第三十条第二款第二项情形的,其监护人应当同意对患者实施住院治疗。监护人阻碍实施住院治疗或者患者擅自脱离住院治疗的,可以由公安机关协助医疗机构采取措施对患者实施住院治疗。

在相关机构出具再次诊断结论、鉴定报告前,收治精神障碍患者的医疗机构应当按照诊疗规范的要求对患者实施住院治疗。

第三十六条　诊断结论表明需要住院治疗的精神障碍患者,本人没有能力办理住院手续的,由其监护人办理住院手续;患者属于查找不到监护人的流浪乞讨人员的,由送诊的有关部门办理住院手续。

精神障碍患者有本法第三十条第二款第二项情形,其监护人不办理住院手续的,由患者所在单位、村民委员会或者居民委员会办理住院手续,并由医疗机构在患者病历中予以记录。

第三十七条 医疗机构及其医务人员应当将精神障碍患者在诊断、治疗过程中享有的权利,告知患者或者其监护人。

第三十八条 医疗机构应当配备适宜的设施、设备,保护就诊和住院治疗的精神障碍患者的人身安全,防止其受到伤害,并为住院患者创造尽可能接近正常生活的环境和条件。

第三十九条 医疗机构及其医务人员应当遵循精神障碍诊断标准和治疗规范,制定治疗方案,并向精神障碍患者或者其监护人告知治疗方案和治疗方法、目的以及可能产生的后果。

第四十条 精神障碍患者在医疗机构内发生或者将要发生伤害自身、危害他人安全、扰乱医疗秩序的行为,医疗机构及其医务人员在没有其他可替代措施的情况下,可以实施约束、隔离等保护性医疗措施。实施保护性医疗措施应当遵循诊断标准和治疗规范,并在实施后告知患者的监护人。

禁止利用约束、隔离等保护性医疗措施惩罚精神障碍患者。

第四十一条 对精神障碍患者使用药物,应当以诊断和治疗为目的,使用安全、有效的药物,不得为诊断或者治疗以外的目的使用药物。

医疗机构不得强迫精神障碍患者从事生产劳动。

第四十二条 禁止对依照本法第三十条第二款规定实施住院治疗的精神障碍患者实施以治疗精神障碍为目的的外科手术。

第四十三条 医疗机构对精神障碍患者实施下列治疗措施,应当向患者或者其监护人告知医疗风险、替代医疗方案等情况,并取得患者的书面同意;无法取得患者意见的,应当取得其监护人的书面同意,并经本医疗机构伦理委员会批准:

(一)导致人体器官丧失功能的外科手术;

(二)与精神障碍治疗有关的实验性临床医疗。

实施前款第一项治疗措施,因情况紧急查找不到监护人的,应当取得本医疗机构负责人和伦理委员会批准。

禁止对精神障碍患者实施与治疗其精神障碍无关的实验性临床医疗。

第四十四条 自愿住院治疗的精神障碍患者可以随时要求出院,医疗机构应当同意。

对有本法第三十条第二款第一项情形的精神障碍患者实施住院治疗的,监护人可以随时要求患者出院,医疗机构应当同意。

医疗机构认为前两款规定的精神障碍患者不宜出院的,应当告知不宜出院的理由;患者或者其监护人仍要求出院的,执业医师应当在病历资料中详细记录告知的过程,同时提出出院后的医学建议,患者或者其监护人应当签字确认。

对有本法第三十条第二款第二项情形的精神障碍患者实施住院治疗,医疗机构认为患者可以出院的,应当立即告知患者及其监护人。

医疗机构应当根据精神障碍患者病情,及时组织精神科执业医师对依照本法第三十条第二款规定实施住院治疗的患者进行检查评估。评估结果表明患者不需要继续住院治疗的,医疗机构应当立即通知患者及其监护人。

第四十五条 精神障碍患者出院,本人没有能力办理出院手续的,监护人应当为其办理出院手续。

第四十六条 医疗机构及其医务人员应当尊重住院精神障碍患者的通讯和会见探访者等权利。除在急性发病期或者为了避免妨碍治疗可以暂时性限制外,不得限制患者的通讯和会见探访者等权利。

第四十七条 医疗机构及其医务人员应当在病历资料中如实记录精神障碍患者的病情、治疗措施、用药情况、实施约束、隔离措施等内容,并如实告知患者或者其监护人。患者及其监护人可以查阅、复制病历资料;但是,患者查阅、复制病历资料可能对其治疗产生不利影响的除外。病历资料保存期限不得少于三十年。

第四十八条 医疗机构不得因就诊者是精神障碍患者,推诿或者拒绝为其治疗属于本医疗机构诊疗范围的其他疾病。

第四十九条 精神障碍患者的监护人应当妥善看护未住院治疗的患者,按照医嘱督促其按时服药、接受随访或者治疗。村民委员会、居民委员会、患者所在单位等应当依患者或者其监护人的请求,对监护人看护患者提供必要的帮助。

第五十条 县级以上地方人民政府卫生行政部门应当定期就下列事项对本行政区域内从事精神障碍诊断、治疗的医疗机构进行检查:

(一)相关人员、设施、设备是否符合本法要求;

(二)诊疗行为是否符合本法以及诊断标准、治疗规范的规定;

(三)对精神障碍患者实施住院治疗的程序是否符合本法规定;

(四)是否依法维护精神障碍患者的合法权益。

县级以上地方人民政府卫生行政部门进行前款规定的检查,应当听取精神障碍患者及其监护人的意见;发现存在违反本法行为的,应当立即制止或者责令改正,并依法作出处理。

第五十一条 心理治疗活动应当在医疗机构内开展。专门从事心理治疗的人员不得从事精神障碍的诊断,不得为精神障碍患者开具处方或者提供外科治疗。心理治疗的技术规范由国务院卫生行政部门制定。

第五十二条 监狱、强制隔离戒毒所等场所应当采取措施,保证患有精神障碍的服刑人员、强制隔离戒毒人员等获得治疗。

第五十三条 精神障碍患者违反治安管理处罚法或者触犯刑法的,依照有关法律的规定处理。

# 第四章　精神障碍的康复

第五十四条　社区康复机构应当为需要康复的精神障碍患者提供场所和条件,对患者进行生活自理能力和社会适应能力等方面的康复训练。

第五十五条　医疗机构应当为在家居住的严重精神障碍患者提供精神科基本药物维持治疗,并为社区康复机构提供有关精神障碍康复的技术指导和支持。

社区卫生服务机构、乡镇卫生院、村卫生室应当建立严重精神障碍患者的健康档案,对在家居住的严重精神障碍患者进行定期随访,指导患者服药和开展康复训练,并对患者的监护人进行精神卫生知识和看护知识的培训。县级人民政府卫生行政部门应当为社区卫生服务机构、乡镇卫生院、村卫生室开展上述工作给予指导和培训。

第五十六条　村民委员会、居民委员会应当为生活困难的精神障碍患者家庭提供帮助,并向所在地乡镇人民政府或者街道办事处以及县级人民政府有关部门反映患者及其家庭的情况和要求,帮助其解决实际困难,为患者融入社会创造条件。

第五十七条　残疾人组织或者残疾人康复机构应当根据精神障碍患者康复的需要,组织患者参加康复活动。

第五十八条　用人单位应当根据精神障碍患者的实际情况,安排患者从事力所能及的工作,保障患者享有同等待遇,安排患者参加必要的职业技能培训,提高患者的就业能力,为患者创造适宜的工作环境,对患者在工作中取得的成绩予以鼓励。

第五十九条　精神障碍患者的监护人应当协助患者进行生活自理能力和社会适应能力等方面的康复训练。

精神障碍患者的监护人在看护患者过程中需要技术指导的,社区卫生服务机构或者乡镇卫生院、村卫生室、社区康复机构应当提供。

# 第五章　保　障　措　施

第六十条　县级以上人民政府卫生行政部门会同有关部门依据国民经济和社会发展规划的要求,制定精神卫生工作规划并组织实施。

精神卫生监测和专题调查结果应当作为制定精神卫生工作规划的依据。

第六十一条　省、自治区、直辖市人民政府根据本行政区域的实际情况,统筹规划,整合资源,建设和完善精神卫生服务体系,加强精神障碍预防、治疗和康复服务能力建设。

县级人民政府根据本行政区域的实际情况,统筹规划,建立精神障碍患者社区康复机构。

县级以上地方人民政府应当采取措施,鼓励和支持社会力量举办从事精神障碍诊断、治疗的医疗机构和精神障碍患者康复机构。

第六十二条　各级人民政府应当根据精神卫生工作需要,加大财政投入力度,保障精神卫生工作所需经费,将精神卫生工作经费列入本级财政预算。

第六十三条　国家加强基层精神卫生服务体系建设,扶持贫困地区、边远地区的精神卫生工作,保障城市社区、农村基层精神卫生工作所需经费。

第六十四条　医学院校应当加强精神医学的教学和研究,按照精神卫生工作的实际需要培养精神医学专门人才,为精神卫生工作提供人才保障。

第六十五条　综合性医疗机构应当按照国务院卫生行政部门的规定开设精神科门诊或者心理治疗门诊,提高精神障碍预防、诊断、治疗能力。

第六十六条　医疗机构应当组织医务人员学习精神卫生知识和相关法律、法规、政策。

从事精神障碍诊断、治疗、康复的机构应当定期组织医务人员、工作人员进行在岗培训,更新精神卫生知识。

县级以上人民政府卫生行政部门应当组织医务人员进行精神卫生知识培训,提高其识别精神障碍的能力。

第六十七条　师范院校应当为学生开设精神卫生课程;医学院校应当为非精神医学专业的学生开设精神卫生课程。

县级以上人民政府教育行政部门对教师进行上岗前和在岗培训,应当有精神卫生的内容,并定期组织心理健康教育教师、辅导人员进行专业培训。

第六十八条　县级以上人民政府卫生行政部门应当组织医疗机构为严重精神障碍患者免费提供基本公共卫生服务。

精神障碍患者的医疗费用按照国家有关社会保险的规定由基本医疗保险基金支付。医疗保险经办机构应当按照国家有关规定将精神障碍患者纳入城镇职工基本医疗保险、城镇居民基本医疗保险或者新型农村合作医疗的保障范围。县级人民政府应当按照国家有关规定对家庭经济困难的严重精神障碍患者参加基本医疗保险给予资助。医疗保障、财政等部门应当加强协调,简化程序,实现属于基本医疗保险基金支付的医疗费用由医疗机构与医疗保险经办机构直接结算。

精神障碍患者通过基本医疗保险支付医疗费用后仍有困难,或者不能通过基本医疗保险支付医疗费用的,医疗保障部门应当优先给予医疗救助。

第六十九条　对符合城乡最低生活保障条件的严重精神障碍患者,民政部门应当会同有关部门及时将其纳入最低生活保障。

对属于农村五保供养对象的严重精神障碍患者,以及城市中无劳动能力、无生活来源且无法定赡养、抚养、扶养义务人,或者其法定赡养、抚养、扶养义务人无赡养、抚养、扶养能力的严重精神障碍患者,民政部门应当按照国家有关规定予以供养、救助。

前两款规定以外的严重精神障碍患者确有困难的,民政部门可以采取临时救助等措施,帮助其解决生活困难。

第七十条　县级以上地方人民政府及其有关部门应当采取有效措施,保证患有精神障碍的适龄儿童、少年接受义务教育,扶持有劳动能力的精神障碍患者从事力所能及的劳动,并为已经康复的人员提供就业服务。

国家对安排精神障碍患者就业的用人单位依法给予税收优惠,并在生产、经营、技术、资金、物资、场地等方面给予扶持。

第七十一条　精神卫生工作人员的人格尊严、人身安全不受侵犯,精神卫生工作人员依法履行职责受法律保护。全社会应当尊重精神卫生工作人员。

县级以上人民政府及其有关部门、医疗机构、康复机构应当采取措施,加强对精神卫生工作人员的职业保护,提高精神卫生工作人员的待遇水平,并按照规定给予适当的津贴。精神卫生工作人员因工致伤、致残、死亡的,其工伤待遇以及抚恤按照国家有关规定执行。

# 第六章　法 律 责 任

第七十二条　县级以上人民政府卫生行政部门和其他有关部门未依照本法规定履行精神卫生工作职责,或者滥用职权、玩忽职守、徇私舞弊的,由本级人民政府或者上一级人民政府有关部门责令改正,通报批评,对直接负责的主管人员和其他直接责任人员依法给予警告、记过或者记大过的处分;造成严重后果的,给予降级、撤职或者开除的处分。

第七十三条　不符合本法规定条件的医疗机构擅自从事精神障碍诊断、治疗的,由县级以上人民政府卫生行政部门责令停止相关诊疗活动,给予警告,并处五千元以上一万元以下罚款,有违法所得的,没收违法所得;对直接负责的主管人员和其他直接责任人员依法给予或者责令给予降低岗位等级或者撤职、开除的处分;对有关医务人员,吊销其执业证书。

第七十四条　医疗机构及其工作人员有下列行为之一的,由县级以上人民政府卫生行政部门责令改正,给予警告;情节严重的,对直接负责的主管人员和其他直接责任人员依法给予或者责令给予降低岗位等级或者撤职、开除的处分,并可以责令有关医务人员暂停一个月以上六个月以下执业活动:

(一)拒绝对送诊的疑似精神障碍患者作出诊断的;

(二)对依照本法第三十条第二款规定实施住院治疗的患者未及时进行检查评估或者未根据评估结果作出处理的。

第七十五条　医疗机构及其工作人员有下列行为之一的,由县级以上人民政府卫生行政部门责令改正,对直接负责的主管人员和其他直接责任人员依法给予或者责令给予降低岗位等级或者撤职的处分;对有关医务人员,暂停六个月以上一年以下执业活动;情节严重的,给予或者责令给予开除的处分,并吊销有关医务人员的执业证书:

(一)违反本法规定实施约束、隔离等保护性医疗措施的;

(二)违反本法规定,强迫精神障碍患者劳动的;

（三）违反本法规定对精神障碍患者实施外科手术或者实验性临床医疗的；

（四）违反本法规定，侵害精神障碍患者的通讯和会见探访者等权利的；

（五）违反精神障碍诊断标准，将非精神障碍患者诊断为精神障碍患者的。

第七十六条　有下列情形之一的，由县级以上人民政府卫生行政部门、工商行政管理部门依据各自职责责令改正，给予警告，并处五千元以上一万元以下罚款，有违法所得的，没收违法所得；造成严重后果的，责令暂停六个月以上一年以下执业活动，直至吊销执业证书或者营业执照：

（一）心理咨询人员从事心理治疗或者精神障碍的诊断、治疗的；

（二）从事心理治疗的人员在医疗机构以外开展心理治疗活动的；

（三）专门从事心理治疗的人员从事精神障碍的诊断的；

（四）专门从事心理治疗的人员为精神障碍患者开具处方或者提供外科治疗的。

心理咨询人员、专门从事心理治疗的人员在心理咨询、心理治疗活动中造成他人人身、财产或者其他损害的，依法承担民事责任。

第七十七条　有关单位和个人违反本法第四条第三款规定，给精神障碍患者造成损害的，依法承担赔偿责任；对单位直接负责的主管人员和其他直接责任人员，还应当依法给予处分。

第七十八条　违反本法规定，有下列情形之一，给精神障碍患者或者其他公民造成人身、财产或者其他损害的，依法承担赔偿责任：

（一）将非精神障碍患者故意作为精神障碍患者送入医疗机构治疗的；

（二）精神障碍患者的监护人遗弃患者，或者有不履行监护职责的其他情形的；

（三）歧视、侮辱、虐待精神障碍患者，侵害患者的人格尊严、人身安全的；

（四）非法限制精神障碍患者人身自由的；

（五）其他侵害精神障碍患者合法权益的情形。

第七十九条　医疗机构出具的诊断结论表明精神障碍患者应当住院治疗而其监护人拒绝，致使患者造成他人人身、财产损害的，或者患者有其他造成他人人身、财产损害情形的，其监护人依法承担民事责任。

第八十条　在精神障碍的诊断、治疗、鉴定过程中，寻衅滋事，阻挠有关工作人员依照本法的规定履行职责，扰乱医疗机构、鉴定机构工作秩序的，依法给予治安管理处罚。

违反本法规定，有其他构成违反治安管理行为的，依法给予治安管理处罚。

第八十一条　违反本法规定，构成犯罪的，依法追究刑事责任。

第八十二条　精神障碍患者或者其监护人、近亲属认为行政机关、医疗机构或者其他有关单位和个人违反本法规定侵害患者合法权益的，可以依法提起诉讼。

# 第七章 附 则

第八十三条 本法所称精神障碍,是指由各种原因引起的感知、情感和思维等精神活动的紊乱或者异常,导致患者明显的心理痛苦或者社会适应等功能损害。

本法所称严重精神障碍,是指疾病症状严重,导致患者社会适应等功能严重损害、对自身健康状况或者客观现实不能完整认识,或者不能处理自身事务的精神障碍。

本法所称精神障碍患者的监护人,是指依照民法通则的有关规定可以担任监护人的人。

第八十四条 军队的精神卫生工作,由国务院和中央军事委员会依据本法制定管理办法。

第八十五条 本法自 2013 年 5 月 1 日起施行。

# 中华人民共和国未成年人保护法

（1991年9月4日第七届全国人民代表大会常务委员会第二十一次会议通过　2006年12月29日第十届全国人民代表大会常务委员会第二十五次会议第一次修订　根据2012年10月26日第十一届全国人民代表大会常务委员会第二十九次会议《关于修改〈中华人民共和国未成年人保护法〉的决定》修正　2020年10月17日第十三届全国人民代表大会常务委员会第二十二次会议第二次修订）

# 目　　录

# 第一章　总　　则

第一条　为了保护未成年人身心健康，保障未成年人合法权益，促进未成年人德智体美劳全面发展，培养有理想、有道德、有文化、有纪律的社会主义建设者和接班人，培养担当民族复兴大任的时代新人，根据宪法，制定本法。

第二条　本法所称未成年人是指未满十八周岁的公民。

第三条　国家保障未成年人的生存权、发展权、受保护权、参与权等权利。

未成年人依法平等地享有各项权利，不因本人及其父母或者其他监护人的民族、种族、性别、户籍、职业、宗教信仰、教育程度、家庭状况、身心健康状况等受到歧视。

第四条　保护未成年人，应当坚持最有利于未成年人的原则。处理涉及未成年人事项，应当符合下列要求：

　　（一）给予未成年人特殊、优先保护；

　　（二）尊重未成年人人格尊严；

　　（三）保护未成年人隐私权和个人信息；

　　（四）适应未成年人身心健康发展的规律和特点；

　　（五）听取未成年人的意见；

　　（六）保护与教育相结合。

　　第五条　国家、社会、学校和家庭应当对未成年人进行理想教育、道德教育、科学教育、文化教育、法治教育、国家安全教育、健康教育、劳动教育，加强爱国主义、集体主义和中国特色社会主义的教育，培养爱祖国、爱人民、爱劳动、爱科学、爱社会主义的公德，抵制资本主义、封建主义和其他腐朽思想的侵蚀，引导未成年人树立和践行社会主义核心价值观。

　　第六条　保护未成年人，是国家机关、武装力量、政党、人民团体、企业事业单位、社会组织、城乡基层群众性自治组织、未成年人的监护人以及其他成年人的共同责任。

　　国家、社会、学校和家庭应当教育和帮助未成年人维护自身合法权益，增强自我保护的意识和能力。

　　第七条　未成年人的父母或者其他监护人依法对未成年人承担监护职责。

　　国家采取措施指导、支持、帮助和监督未成年人的父母或者其他监护人履行监护职责。

　　第八条　县级以上人民政府应当将未成年人保护工作纳入国民经济和社会发展规划，相关经费纳入本级政府预算。

　　第九条　县级以上人民政府应当建立未成年人保护工作协调机制，统筹、协调、督促和指导有关部门在各自职责范围内做好未成年人保护工作。协调机制具体工作由县级以上人民政府民政部门承担，省级人民政府也可以根据本地实际情况确定由其他有关部门承担。

　　第十条　共产主义青年团、妇女联合会、工会、残疾人联合会、关心下一代工作委员会、青年联合会、学生联合会、少年先锋队以及其他人民团体、有关社会组织，应当协助各级人民政府及其有关部门、人民检察院、人民法院做好未成年人保护工作，维护未成年人合法权益。

　　第十一条　任何组织或者个人发现不利于未成年人身心健康或者侵犯未成年人合法权益的情形，都有权劝阻、制止或者向公安、民政、教育等有关部门提出检举、控告。

　　国家机关、居民委员会、村民委员会、密切接触未成年人的单位及其工作人员，在工作中发现未成年人身心健康受到侵害、疑似受到侵害或者面临其他危险情形的，应当立即向公安、民政、教育等有关部门报告。

　　有关部门接到涉及未成年人的检举、控告或者报告，应当依法及时受理、处置，并以适当方式将处理结果告知相关单位和人员。

　　第十二条　国家鼓励和支持未成年人保护方面的科学研究，建设相关学科、设置相关专业，加强人才培养。

　　第十三条　国家建立健全未成年人统计调查制度，开展未成年人健康、受教育等状况的统计、调查和分析,发布未成年人保护的有关信息。

第十四条　国家对保护未成年人有显著成绩的组织和个人给予表彰和奖励。

# 第二章　家庭保护

第十五条　未成年人的父母或者其他监护人应当学习家庭教育知识,接受家庭教育指导,创造良好、和睦、文明的家庭环境。

共同生活的其他成年家庭成员应当协助未成年人的父母或者其他监护人抚养、教育和保护未成年人。

第十六条　未成年人的父母或者其他监护人应当履行下列监护职责:

(一)为未成年人提供生活、健康、安全等方面的保障;

(二)关注未成年人的生理、心理状况和情感需求;

(三)教育和引导未成年人遵纪守法、勤俭节约,养成良好的思想品德和行为习惯;

(四)对未成年人进行安全教育,提高未成年人的自我保护意识和能力;

(五)尊重未成年人受教育的权利,保障适龄未成年人依法接受并完成义务教育;

(六)保障未成年人休息、娱乐和体育锻炼的时间,引导未成年人进行有益身心健康的活动;

(七)妥善管理和保护未成年人的财产;

(八)依法代理未成年人实施民事法律行为;

(九)预防和制止未成年人的不良行为和违法犯罪行为,并进行合理管教;

(十)其他应当履行的监护职责。

第十七条　未成年人的父母或者其他监护人不得实施下列行为:

(一)虐待、遗弃、非法送养未成年人或者对未成年人实施家庭暴力;

(二)放任、教唆或者利用未成年人实施违法犯罪行为;

(三)放任、唆使未成年人参与邪教、迷信活动或者接受恐怖主义、分裂主义、极端主义等侵害;

(四)放任、唆使未成年人吸烟(含电子烟,下同)、饮酒、赌博、流浪乞讨或者欺凌他人;

(五)放任或者迫使应当接受义务教育的未成年人失学、辍学;

(六)放任未成年人沉迷网络,接触危害或者可能影响其身心健康的图书、报刊、电影、广播电视节目、音像制品、电子出版物和网络信息等;

(七)放任未成年人进入营业性娱乐场所、酒吧、互联网上网服务营业场所等不适宜未成年人活动的场所;

(八)允许或者迫使未成年人从事国家规定以外的劳动;

(九)允许、迫使未成年人结婚或者为未成年人订立婚约;

(十)违法处分、侵吞未成年人的财产或者利用未成年人牟取不正当利益;

（十一）其他侵犯未成年人身心健康、财产权益或者不依法履行未成年人保护义务的行为。

第十八条　未成年人的父母或者其他监护人应当为未成年人提供安全的家庭生活环境，及时排除引发触电、烫伤、跌落等伤害的安全隐患；采取配备儿童安全座椅、教育未成年人遵守交通规则等措施，防止未成年人受到交通事故的伤害；提高户外安全保护意识，避免未成年人发生溺水、动物伤害等事故。

第十九条　未成年人的父母或者其他监护人应当根据未成年人的年龄和智力发展状况，在作出与未成年人权益有关的决定前，听取未成年人的意见，充分考虑其真实意愿。

第二十条　未成年人的父母或者其他监护人发现未成年人身心健康受到侵害、疑似受到侵害或者其他合法权益受到侵犯的，应当及时了解情况并采取保护措施；情况严重的，应当立即向公安、民政、教育等部门报告。

第二十一条　未成年人的父母或者其他监护人不得使未满八周岁或者由于身体、心理原因需要特别照顾的未成年人处于无人看护状态，或者将其交由无民事行为能力、限制民事行为能力、患有严重传染性疾病或者其他不适宜的人员临时照护。

未成年人的父母或者其他监护人不得使未满十六周岁的未成年人脱离监护单独生活。

第二十二条　未成年人的父母或者其他监护人因外出务工等原因在一定期限内不能完全履行监护职责的，应当委托具有照护能力的完全民事行为能力人代为照护；无正当理由的，不得委托他人代为照护。

未成年人的父母或者其他监护人在确定被委托人时，应当综合考虑其道德品质、家庭状况、身心健康状况、与未成年人生活情感上的联系等情况，并听取有表达意愿能力未成年人的意见。

具有下列情形之一的，不得作为被委托人：

（一）曾实施性侵害、虐待、遗弃、拐卖、暴力伤害等违法犯罪行为；

（二）有吸毒、酗酒、赌博等恶习；

（三）曾拒不履行或者长期怠于履行监护、照护职责；

（四）其他不适宜担任被委托人的情形。

第二十三条　未成年人的父母或者其他监护人应当及时将委托照护情况书面告知未成年人所在学校、幼儿园和实际居住地的居民委员会、村民委员会，加强和未成年人所在学校、幼儿园的沟通；与未成年人、被委托人至少每周联系和交流一次，了解未成年人的生活、学习、心理等情况，并给予未成年人亲情关爱。

未成年人的父母或者其他监护人接到被委托人、居民委员会、村民委员会、学校、幼儿园等关于未成年人心理、行为异常的通知后，应当及时采取干预措施。

第二十四条　未成年人的父母离婚时，应当妥善处理未成年子女的抚养、教育、探望、财产等事宜，听取有表达意愿能力未成年人的意见。不得以抢夺、藏匿未成年子女等方式争夺抚养权。

未成年人的父母离婚后，不直接抚养未成年子女的一方应当依照协议、人民法院判决或者调解确定的时间和方式，在不影响未成年人学习、生活的情况下探望未成年子女，直接抚养的一方应当配合，但被人民法院依法中止探望权的除外。

# 第三章 学 校 保 护

第二十五条 学校应当全面贯彻国家教育方针,坚持立德树人,实施素质教育,提高教育质量,注重培养未成年学生认知能力、合作能力、创新能力和实践能力,促进未成年学生全面发展。

学校应当建立未成年学生保护工作制度,健全学生行为规范,培养未成年学生遵纪守法的良好行为习惯。

第二十六条 幼儿园应当做好保育、教育工作,遵循幼儿身心发展规律,实施启蒙教育,促进幼儿在体质、智力、品德等方面和谐发展。

第二十七条 学校、幼儿园的教职员工应当尊重未成年人人格尊严,不得对未成年人实施体罚、变相体罚或者其他侮辱人格尊严的行为。

第二十八条 学校应当保障未成年学生受教育的权利,不得违反国家规定开除、变相开除未成年学生。

学校应当对尚未完成义务教育的辍学未成年学生进行登记并劝返复学;劝返无效的,应当及时向教育行政部门书面报告。

第二十九条 学校应当关心、爱护未成年学生,不得因家庭、身体、心理、学习能力等情况歧视学生。对家庭困难、身心有障碍的学生,应当提供关爱;对行为异常、学习有困难的学生,应当耐心帮助。

学校应当配合政府有关部门建立留守未成年学生、困境未成年学生的信息档案,开展关爱帮扶工作。

第三十条 学校应当根据未成年学生身心发展特点,进行社会生活指导、心理健康辅导、青春期教育和生命教育。

第三十一条 学校应当组织未成年学生参加与其年龄相适应的日常生活劳动、生产劳动和服务性劳动,帮助未成年学生掌握必要的劳动知识和技能,养成良好的劳动习惯。

第三十二条 学校、幼儿园应当开展勤俭节约、反对浪费、珍惜粮食、文明饮食等宣传教育活动,帮助未成年人树立浪费可耻、节约为荣的意识,养成文明健康、绿色环保的生活习惯。

第三十三条 学校应当与未成年学生的父母或者其他监护人互相配合,合理安排未成年学生的学习时间,保障其休息、娱乐和体育锻炼的时间。

学校不得占用国家法定节假日、休息日及寒暑假期,组织义务教育阶段的未成年学生集体补课,加重其学习负担。

幼儿园、校外培训机构不得对学龄前未成年人进行小学课程教育。

第三十四条 学校、幼儿园应当提供必要的卫生保健条件,协助卫生健康部门做好在校、在园未成年人的卫生保健工作。

第三十五条 学校、幼儿园应当建立安全管理制度,对未成年人进行安全教育,完善安保设施、配备安保人员,保障未成年人在校、在园期间的人身和财产安全。

学校、幼儿园不得在危及未成年人人身安全、身心健康的校舍和其他设施、场所中进行教育教学活动。

学校、幼儿园安排未成年人参加文化娱乐、社会实践等集体活动,应当保护未成年人的身心健康,防止发生人身伤害事故。

第三十六条　使用校车的学校、幼儿园应当建立健全校车安全管理制度,配备安全管理人员,定期对校车进行安全检查,对校车驾驶人进行安全教育,并向未成年人讲解校车安全乘坐知识,培养未成年人校车安全事故应急处理技能。

第三十七条　学校、幼儿园应当根据需要,制定应对自然灾害、事故灾难、公共卫生事件等突发事件和意外伤害的预案,配备相应设施并定期进行必要的演练。

未成年人在校内、园内或者本校、本园组织的校外、园外活动中发生人身伤害事故的,学校、幼儿园应当立即救护,妥善处理,及时通知未成年人的父母或者其他监护人,并向有关部门报告。

第三十八条　学校、幼儿园不得安排未成年人参加商业性活动,不得向未成年人及其父母或者其他监护人推销或者要求其购买指定的商品和服务。

学校、幼儿园不得与校外培训机构合作为未成年人提供有偿课程辅导。

第三十九条　学校应当建立学生欺凌防控工作制度,对教职员工、学生等开展防治学生欺凌的教育和培训。

学校对学生欺凌行为应当立即制止,通知实施欺凌和被欺凌未成年学生的父母或者其他监护人参与欺凌行为的认定和处理;对相关未成年学生及时给予心理辅导、教育和引导;对相关未成年学生的父母或者其他监护人给予必要的家庭教育指导。

对实施欺凌的未成年学生,学校应当根据欺凌行为的性质和程度,依法加强管教。对严重的欺凌行为,学校不得隐瞒,应当及时向公安机关、教育行政部门报告,并配合相关部门依法处理。

第四十条　学校、幼儿园应当建立预防性侵害、性骚扰未成年人工作制度。对性侵害、性骚扰未成年人等违法犯罪行为,学校、幼儿园不得隐瞒,应当及时向公安机关、教育行政部门报告,并配合相关部门依法处理。

学校、幼儿园应当对未成年人开展适合其年龄的性教育,提高未成年人防范性侵害、性骚扰的自我保护意识和能力。对遭受性侵害、性骚扰的未成年人,学校、幼儿园应当及时采取相关的保护措施。

第四十一条　婴幼儿照护服务机构、早期教育服务机构、校外培训机构、校外托管机构等应当参照本章有关规定,根据不同年龄阶段未成年人的成长特点和规律,做好未成年人保护工作。

# 第四章　社 会 保 护

第四十二条　全社会应当树立关心、爱护未成年人的良好风尚。

国家鼓励、支持和引导人民团体、企业事业单位、社会组织以及其他组织和个人,开展有利于未成年人健康成长的社会活动和服务。

第四十三条　居民委员会、村民委员会应当设置专人专岗负责未成年人保护工作,协助政府有关部门宣传未成年人保护方面的法律法规,指导、帮助和监督未成年人的父母或者其他监护人依法履行监护职责,建立留守未成年人、困境未成年人的信息档案并给予关爱帮扶。

居民委员会、村民委员会应当协助政府有关部门监督未成年人委托照护情况,发现被委托人缺乏照护能力、怠于履行照护职责等情况,应当及时向政府有关部门报告,并告知未成年人的父母或者其他监护人,帮助、督促被委托人履行照护职责。

第四十四条　爱国主义教育基地、图书馆、青少年宫、儿童活动中心、儿童之家应当对未成年人免费开放;博物馆、纪念馆、科技馆、展览馆、美术馆、文化馆、社区公益性互联网上网服务场所以及影剧院、体育场馆、动物园、植物园、公园等场所,应当按照有关规定对未成年人免费或者优惠开放。

国家鼓励爱国主义教育基地、博物馆、科技馆、美术馆等公共场馆开设未成年人专场,为未成年人提供有针对性的服务。

国家鼓励国家机关、企业事业单位、部队等开发自身教育资源,设立未成年人开放日,为未成年人主题教育、社会实践、职业体验等提供支持。

国家鼓励科研机构和科技类社会组织对未成年人开展科学普及活动。

第四十五条　城市公共交通以及公路、铁路、水路、航空客运等应当按照有关规定对未成年人实施免费或者优惠票价。

第四十六条　国家鼓励大型公共场所、公共交通工具、旅游景区景点等设置母婴室、婴儿护理台以及方便幼儿使用的坐便器、洗手台等卫生设施,为未成年人提供便利。

第四十七条　任何组织或者个人不得违反有关规定,限制未成年人应当享有的照顾或者优惠。

第四十八条　国家鼓励创作、出版、制作和传播有利于未成年人健康成长的图书、报刊、电影、广播电视节目、舞台艺术作品、音像制品、电子出版物和网络信息等。

第四十九条　新闻媒体应当加强未成年人保护方面的宣传,对侵犯未成年人合法权益的行为进行舆论监督。新闻媒体采访报道涉及未成年人事件应当客观、审慎和适度,不得侵犯未成年人的名誉、隐私和其他合法权益。

第五十条　禁止制作、复制、出版、发布、传播含有宣扬淫秽、色情、暴力、邪教、迷信、赌博、引诱自杀、恐怖主义、分裂主义、极端主义等危害未成年人身心健康内容的图书、报刊、电影、广播电视节目、舞台艺术作品、音像制品、电子出版物和网络信息等。

第五十一条　任何组织或者个人出版、发布、传播的图书、报刊、电影、广播电视节目、舞台艺术作品、音像制品、电子出版物或者网络信息,包含可能影响未成年人身心健康内容的,应当以显著方式作出提示。

第五十二条　禁止制作、复制、发布、传播或者持有有关未成年人的淫秽色情物品和网络信息。

第五十三条　任何组织或者个人不得刊登、播放、张贴或者散发含有危害未成年人身心健康内容的广告；不得在学校、幼儿园播放、张贴或者散发商业广告；不得利用校服、教材等发布或者变相发布商业广告。

第五十四条　禁止拐卖、绑架、虐待、非法收养未成年人，禁止对未成年人实施性侵害、性骚扰。

禁止胁迫、引诱、教唆未成年人参加黑社会性质组织或者从事违法犯罪活动。

禁止胁迫、诱骗、利用未成年人乞讨。

第五十五条　生产、销售用于未成年人的食品、药品、玩具、用具和游戏游艺设备、游乐设施等，应当符合国家或者行业标准，不得危害未成年人的人身安全和身心健康。上述产品的生产者应当在显著位置标明注意事项，未标明注意事项的不得销售。

第五十六条　未成年人集中活动的公共场所应当符合国家或者行业安全标准，并采取相应安全保护措施。对可能存在安全风险的设施，应当定期进行维护，在显著位置设置安全警示标志并标明适龄范围和注意事项；必要时应当安排专门人员看管。

大型的商场、超市、医院、图书馆、博物馆、科技馆、游乐场、车站、码头、机场、旅游景区景点等场所运营单位应当设置搜寻走失未成年人的安全警报系统。场所运营单位接到求助后，应当立即启动安全警报系统，组织人员进行搜寻并向公安机关报告。

公共场所发生突发事件时，应当优先救护未成年人。

第五十七条　旅馆、宾馆、酒店等住宿经营者接待未成年人入住，或者接待未成年人和成年人共同入住时，应当询问父母或者其他监护人的联系方式、入住人员的身份关系等有关情况；发现有违法犯罪嫌疑的，应当立即向公安机关报告，并及时联系未成年人的父母或者其他监护人。

第五十八条　学校、幼儿园周边不得设置营业性娱乐场所、酒吧、互联网上网服务营业场所等不适宜未成年人活动的场所。营业性歌舞娱乐场所、酒吧、互联网上网服务营业场所等不适宜未成年人活动场所的经营者，不得允许未成年人进入；游艺娱乐场所设置的电子游戏设备，除国家法定节假日外，不得向未成年人提供。经营者应当在显著位置设置未成年人禁入、限入标志；对难以判明是否是未成年人的，应当要求其出示身份证件。

第五十九条　学校、幼儿园周边不得设置烟、酒、彩票销售网点。禁止向未成年人销售烟、酒、彩票或者兑付彩票奖金。烟、酒和彩票经营者应当在显著位置设置不向未成年人销售烟、酒或者彩票的标志；对难以判明是否是未成年人的，应当要求其出示身份证件。

任何人不得在学校、幼儿园和其他未成年人集中活动的公共场所吸烟、饮酒。

第六十条　禁止向未成年人提供、销售管制刀具或者其他可能致人严重伤害的器具等物品。经营者难以判明购买者是否是未成年人的，应当要求其出示身份证件。

第六十一条　任何组织或者个人不得招用未满十六周岁未成年人，国家另有规定的除外。

营业性娱乐场所、酒吧、互联网上网服务营业场所等不适宜未成年人活动的场所不得招用已满十六周岁的未成年人。

招用已满十六周岁未成年人的单位和个人应当执行国家在工种、劳动时间、劳动强度和保护措施等方面的规定,不得安排其从事过重、有毒、有害等危害未成年人身心健康的劳动或者危险作业。

任何组织或者个人不得组织未成年人进行危害其身心健康的表演等活动。经未成年人的父母或者其他监护人同意,未成年人参与演出、节目制作等活动,活动组织方应当根据国家有关规定,保障未成年人合法权益。

第六十二条　密切接触未成年人的单位招聘工作人员时,应当向公安机关、人民检察院查询应聘者是否具有性侵害、虐待、拐卖、暴力伤害等违法犯罪记录;发现其具有前述行为记录的,不得录用。

密切接触未成年人的单位应当每年定期对工作人员是否具有上述违法犯罪记录进行查询。通过查询或者其他方式发现其工作人员具有上述行为的,应当及时解聘。

第六十三条　任何组织或者个人不得隐匿、毁弃、非法删除未成年人的信件、日记、电子邮件或者其他网络通讯内容。

除下列情形外,任何组织或者个人不得开拆、查阅未成年人的信件、日记、电子邮件或者其他网络通讯内容:

(一)无民事行为能力未成年人的父母或者其他监护人代未成年人开拆、查阅;

(二)因国家安全或者追查刑事犯罪依法进行检查;

(三)紧急情况下为了保护未成年人本人的人身安全。

# 第五章　网　络　保　护

第六十四条　国家、社会、学校和家庭应当加强未成年人网络素养宣传教育,培养和提高未成年人的网络素养,增强未成年人科学、文明、安全、合理使用网络的意识和能力,保障未成年人在网络空间的合法权益。

第六十五条　国家鼓励和支持有利于未成年人健康成长的网络内容的创作与传播,鼓励和支持专门以未成年人为服务对象、适合未成年人身心健康特点的网络技术、产品、服务的研发、生产和使用。

第六十六条　网信部门及其他有关部门应当加强对未成年人网络保护工作的监督检查,依法惩处利用网络从事危害未成年人身心健康的活动,为未成年人提供安全、健康的网络环境。

第六十七条　网信部门会同公安、文化和旅游、新闻出版、电影、广播电视等部门根据保护不同年龄阶段未成年人的需要,确定可能影响未成年人身心健康网络信息的种类、范围和判断标准。

第六十八条　新闻出版、教育、卫生健康、文化和旅游、网信等部门应当定期开展预防未成年人沉迷网络的宣传教育,监督网络产品和服务提供者履行预防未成年人沉迷网络的义务,指导家庭、学校、社会组织互相配合,采取科学、合理的方式对未成年人沉迷网络进行预防和干预。

任何组织或者个人不得以侵害未成年人身心健康的方式对未成年人沉迷网络进行干预。

第六十九条 学校、社区、图书馆、文化馆、青少年宫等场所为未成年人提供的互联网上网服务设施,应当安装未成年人网络保护软件或者采取其他安全保护技术措施。

智能终端产品的制造者、销售者应当在产品上安装未成年人网络保护软件,或者以显著方式告知用户未成年人网络保护软件的安装渠道和方法。

第七十条 学校应当合理使用网络开展教学活动。未经学校允许,未成年学生不得将手机等智能终端产品带入课堂,带入学校的应当统一管理。

学校发现未成年学生沉迷网络的,应当及时告知其父母或者其他监护人,共同对未成年学生进行教育和引导,帮助其恢复正常的学习生活。

第七十一条 未成年人的父母或者其他监护人应当提高网络素养,规范自身使用网络的行为,加强对未成年人使用网络行为的引导和监督。

未成年人的父母或者其他监护人应当通过在智能终端产品上安装未成年人网络保护软件、选择适合未成年人的服务模式和管理功能等方式,避免未成年人接触危害或者可能影响其身心健康的网络信息,合理安排未成年人使用网络的时间,有效预防未成年人沉迷网络。

第七十二条 信息处理者通过网络处理未成年人个人信息的,应当遵循合法、正当和必要的原则。处理不满十四周岁未成年人个人信息的,应当征得未成年人的父母或者其他监护人同意,但法律、行政法规另有规定的除外。

未成年人、父母或者其他监护人要求信息处理者更正、删除未成年人个人信息的,信息处理者应当及时采取措施予以更正、删除,但法律、行政法规另有规定的除外。

第七十三条 网络服务提供者发现未成年人通过网络发布私密信息的,应当及时提示,并采取必要的保护措施。

第七十四条 网络产品和服务提供者不得向未成年人提供诱导其沉迷的产品和服务。

网络游戏、网络直播、网络音视频、网络社交等网络服务提供者应当针对未成年人使用其服务设置相应的时间管理、权限管理、消费管理等功能。

以未成年人为服务对象的在线教育网络产品和服务,不得插入网络游戏链接,不得推送广告等与教学无关的信息。

第七十五条 网络游戏经依法审批后方可运营。

国家建立统一的未成年人网络游戏电子身份认证系统。网络游戏服务提供者应当要求未成年人以真实身份信息注册并登录网络游戏。

网络游戏服务提供者应当按照国家有关规定和标准,对游戏产品进行分类,作出适龄提示,并采取技术措施,不得让未成年人接触不适宜的游戏或者游戏功能。

网络游戏服务提供者不得在每日二十二时至次日八时向未成年人提供网络游戏服务。

第七十六条 网络直播服务提供者不得为未满十六周岁的未成年人提供网络直播发布者账

号注册服务；为年满十六周岁的未成年人提供网络直播发布者账号注册服务时，应当对其身份信息进行认证，并征得其父母或者其他监护人同意。

第七十七条　任何组织或者个人不得通过网络以文字、图片、音视频等形式，对未成年人实施侮辱、诽谤、威胁或者恶意损害形象等网络欺凌行为。

遭受网络欺凌的未成年人及其父母或者其他监护人有权通知网络服务提供者采取删除、屏蔽、断开链接等措施。网络服务提供者接到通知后，应当及时采取必要的措施制止网络欺凌行为，防止信息扩散。

第七十八条　网络产品和服务提供者应当建立便捷、合理、有效的投诉和举报渠道，公开投诉、举报方式等信息，及时受理并处理涉及未成年人的投诉、举报。

第七十九条　任何组织或者个人发现网络产品、服务含有危害未成年人身心健康的信息，有权向网络产品和服务提供者或者网信、公安等部门投诉、举报。

第八十条　网络服务提供者发现用户发布、传播可能影响未成年人身心健康的信息且未作显著提示的，应当作出提示或者通知用户予以提示；未作出提示的，不得传输相关信息。

网络服务提供者发现用户发布、传播含有危害未成年人身心健康内容的信息的，应当立即停止传输相关信息，采取删除、屏蔽、断开链接等处置措施，保存有关记录，并向网信、公安等部门报告。

网络服务提供者发现用户利用其网络服务对未成年人实施违法犯罪行为的，应当立即停止向该用户提供网络服务，保存有关记录，并向公安机关报告。

# 第六章　政　府　保　护

第八十一条　县级以上人民政府承担未成年人保护协调机制具体工作的职能部门应当明确相关内设机构或者专门人员，负责承担未成年人保护工作。

乡镇人民政府和街道办事处应当设立未成年人保护工作站或者指定专门人员，及时办理未成年人相关事务；支持、指导居民委员会、村民委员会设立专人专岗，做好未成年人保护工作。

第八十二条　各级人民政府应当将家庭教育指导服务纳入城乡公共服务体系，开展家庭教育知识宣传，鼓励和支持有关人民团体、企业事业单位、社会组织开展家庭教育指导服务。

第八十三条　各级人民政府应当保障未成年人受教育的权利，并采取措施保障留守未成年人、困境未成年人、残疾未成年人接受义务教育。

对尚未完成义务教育的辍学未成年学生，教育行政部门应当责令父母或者其他监护人将其送入学校接受义务教育。

第八十四条　各级人民政府应当发展托育、学前教育事业，办好婴幼儿照护服务机构、幼儿园，支持社会力量依法兴办母婴室、婴幼儿照护服务机构、幼儿园。

县级以上地方人民政府及其有关部门应当培养和培训婴幼儿照护服务机构、幼儿园的保教人员,提高其职业道德素质和业务能力。

第八十五条　各级人民政府应当发展职业教育,保障未成年人接受职业教育或者职业技能培训,鼓励和支持人民团体、企业事业单位、社会组织为未成年人提供职业技能培训服务。

第八十六条　各级人民政府应当保障具有接受普通教育能力、能适应校园生活的残疾未成年人就近在普通学校、幼儿园接受教育;保障不具有接受普通教育能力的残疾未成年人在特殊教育学校、幼儿园接受学前教育、义务教育和职业教育。

各级人民政府应当保障特殊教育学校、幼儿园的办学、办园条件,鼓励和支持社会力量举办特殊教育学校、幼儿园。

第八十七条　地方人民政府及其有关部门应当保障校园安全,监督、指导学校、幼儿园等单位落实校园安全责任,建立突发事件的报告、处置和协调机制。

第八十八条　公安机关和其他有关部门应当依法维护校园周边的治安和交通秩序,设置监控设备和交通安全设施,预防和制止侵害未成年人的违法犯罪行为。

第八十九条　地方人民政府应当建立和改善适合未成年人的活动场所和设施,支持公益性未成年人活动场所和设施的建设和运行,鼓励社会力量兴办适合未成年人的活动场所和设施,并加强管理。

地方人民政府应当采取措施,鼓励和支持学校在国家法定节假日、休息日及寒暑假期将文化体育设施对未成年人免费或者优惠开放。

地方人民政府应当采取措施,防止任何组织或者个人侵占、破坏学校、幼儿园、婴幼儿照护服务机构等未成年人活动场所的场地、房屋和设施。

第九十条　各级人民政府及其有关部门应当对未成年人进行卫生保健和营养指导,提供卫生保健服务。

卫生健康部门应当依法对未成年人的疫苗预防接种进行规范,防治未成年人常见病、多发病,加强传染病防治和监督管理,做好伤害预防和干预,指导和监督学校、幼儿园、婴幼儿照护服务机构开展卫生保健工作。

教育行政部门应当加强未成年人的心理健康教育,建立未成年人心理问题的早期发现和及时干预机制。卫生健康部门应当做好未成年人心理治疗、心理危机干预以及精神障碍早期识别和诊断治疗等工作。

第九十一条　各级人民政府及其有关部门对困境未成年人实施分类保障,采取措施满足其生活、教育、安全、医疗康复、住房等方面的基本需要。

第九十二条　具有下列情形之一的,民政部门应当依法对未成年人进行临时监护:

(一) 未成年人流浪乞讨或者身份不明,暂时查找不到父母或者其他监护人;

(二) 监护人下落不明且无其他人可以担任监护人;

(三) 监护人因自身客观原因或者因发生自然灾害、事故灾难、公共卫生事件等突发事件不能履行监护职责,导致未成年人监护缺失;

（四）监护人拒绝或者怠于履行监护职责，导致未成年人处于无人照料的状态；

（五）监护人教唆、利用未成年人实施违法犯罪行为，未成年人需要被带离安置；

（六）未成年人遭受监护人严重伤害或者面临人身安全威胁，需要被紧急安置；

（七）法律规定的其他情形。

第九十三条　对临时监护的未成年人，民政部门可以采取委托亲属抚养、家庭寄养等方式进行安置，也可以交由未成年人救助保护机构或者儿童福利机构进行收留、抚养。

临时监护期间，经民政部门评估，监护人重新具备履行监护职责条件的，民政部门可以将未成年人送回监护人抚养。

第九十四条　具有下列情形之一的，民政部门应当依法对未成年人进行长期监护：

（一）查找不到未成年人的父母或者其他监护人；

（二）监护人死亡或者被宣告死亡且无其他人可以担任监护人；

（三）监护人丧失监护能力且无其他人可以担任监护人；

（四）人民法院判决撤销监护人资格并指定由民政部门担任监护人；

（五）法律规定的其他情形。

第九十五条　民政部门进行收养评估后，可以依法将其长期监护的未成年人交由符合条件的申请人收养。收养关系成立后，民政部门与未成年人的监护关系终止。

第九十六条　民政部门承担临时监护或者长期监护职责的，财政、教育、卫生健康、公安等部门应当根据各自职责予以配合。

县级以上人民政府及其民政部门应当根据需要设立未成年人救助保护机构、儿童福利机构，负责收留、抚养由民政部门监护的未成年人。

第九十七条　县级以上人民政府应当开通全国统一的未成年人保护热线，及时受理、转介侵犯未成年人合法权益的投诉、举报；鼓励和支持人民团体、企业事业单位、社会组织参与建设未成年人保护服务平台、服务热线、服务站点，提供未成年人保护方面的咨询、帮助。

第九十八条　国家建立性侵害、虐待、拐卖、暴力伤害等违法犯罪人员信息查询系统，向密切接触未成年人的单位提供免费查询服务。

第九十九条　地方人民政府应当培育、引导和规范有关社会组织、社会工作者参与未成年人保护工作，开展家庭教育指导服务，为未成年人的心理辅导、康复救助、监护及收养评估等提供专业服务。

# 第七章　司法保护

第一百条　公安机关、人民检察院、人民法院和司法行政部门应当依法履行职责，保障未成年人合法权益。

第一百零一条 公安机关、人民检察院、人民法院和司法行政部门应当确定专门机构或者指定专门人员,负责办理涉及未成年人案件。办理涉及未成年人案件的人员应当经过专门培训,熟悉未成年人身心特点。专门机构或者专门人员中,应当有女性工作人员。

公安机关、人民检察院、人民法院和司法行政部门应当对上述机构和人员实行与未成年人保护工作相适应的评价考核标准。

第一百零二条 公安机关、人民检察院、人民法院和司法行政部门办理涉及未成年人案件,应当考虑未成年人身心特点和健康成长的需要,使用未成年人能够理解的语言和表达方式,听取未成年人的意见。

第一百零三条 公安机关、人民检察院、人民法院、司法行政部门以及其他组织和个人不得披露有关案件中未成年人的姓名、影像、住所、就读学校以及其他可能识别出其身份的信息,但查找失踪、被拐卖未成年人等情形除外。

第一百零四条 对需要法律援助或者司法救助的未成年人,法律援助机构或者公安机关、人民检察院、人民法院和司法行政部门应当给予帮助,依法为其提供法律援助或者司法救助。

法律援助机构应当指派熟悉未成年人身心特点的律师为未成年人提供法律援助服务。

法律援助机构和律师协会应当对办理未成年人法律援助案件的律师进行指导和培训。

第一百零五条 人民检察院通过行使检察权,对涉及未成年人的诉讼活动等依法进行监督。

第一百零六条 未成年人合法权益受到侵犯,相关组织和个人未代为提起诉讼的,人民检察院可以督促、支持其提起诉讼;涉及公共利益的,人民检察院有权提起公益诉讼。

第一百零七条 人民法院审理继承案件,应当依法保护未成年人的继承权和受遗赠权。

人民法院审理离婚案件,涉及未成年子女抚养问题的,应当尊重已满八周岁未成年子女的真实意愿,根据双方具体情况,按照最有利于未成年子女的原则依法处理。

第一百零八条 未成年人的父母或者其他监护人不依法履行监护职责或者严重侵犯被监护的未成年人合法权益的,人民法院可以根据有关人员或者单位的申请,依法作出人身安全保护令或者撤销监护人资格。

被撤销监护人资格的父母或者其他监护人应当依法继续负担抚养费用。

第一百零九条 人民法院审理离婚、抚养、收养、监护、探望等案件涉及未成年人的,可以自行或者委托社会组织对未成年人的相关情况进行社会调查。

第一百一十条 公安机关、人民检察院、人民法院讯问未成年犯罪嫌疑人、被告人,询问未成年被害人、证人,应当依法通知其法定代理人或者其成年亲属、所在学校的代表等合适成年人到场,并采取适当方式,在适当场所进行,保障未成年人的名誉权、隐私权和其他合法权益。

人民法院开庭审理涉及未成年人案件,未成年被害人、证人一般不出庭作证;必须出庭的,应当采取保护其隐私的技术手段和心理干预等保护措施。

第一百一十一条 公安机关、人民检察院、人民法院应当与其他有关政府部门、人民团体、社会组织互相配合,对遭受性侵害或者暴力伤害的未成年被害人及其家庭实施必要的心理干预、经济救助、法律援助、转学安置等保护措施。

第一百一十二条　公安机关、人民检察院、人民法院办理未成年人遭受性侵害或者暴力伤害案件,在询问未成年被害人、证人时,应当采取同步录音录像等措施,尽量一次完成;未成年被害人、证人是女性的,应当由女性工作人员进行。

第一百一十三条　对违法犯罪的未成年人,实行教育、感化、挽救的方针,坚持教育为主、惩罚为辅的原则。

对违法犯罪的未成年人依法处罚后,在升学、就业等方面不得歧视。

第一百一十四条　公安机关、人民检察院、人民法院和司法行政部门发现有关单位未尽到未成年人教育、管理、救助、看护等保护职责的,应当向该单位提出建议。被建议单位应当在一个月内作出书面回复。

第一百一十五条　公安机关、人民检察院、人民法院和司法行政部门应当结合实际,根据涉及未成年人案件的特点,开展未成年人法治宣传教育工作。

第一百一十六条　国家鼓励和支持社会组织、社会工作者参与涉及未成年人案件中未成年人的心理干预、法律援助、社会调查、社会观护、教育矫治、社区矫正等工作。

# 第八章　法　律　责　任

第一百一十七条　违反本法第十一条第二款规定,未履行报告义务造成严重后果的,由上级主管部门或者所在单位对直接负责的主管人员和其他直接责任人员依法给予处分。

第一百一十八条　未成年人的父母或者其他监护人不依法履行监护职责或者侵犯未成年人合法权益的,由其居住地的居民委员会、村民委员会予以劝诫、制止;情节严重的,居民委员会、村民委员会应当及时向公安机关报告。

公安机关接到报告或者公安机关、人民检察院、人民法院在办理案件过程中发现未成年人的父母或者其他监护人存在上述情形的,应当予以训诫,并可以责令其接受家庭教育指导。

第一百一十九条　学校、幼儿园、婴幼儿照护服务等机构及其教职员工违反本法第二十七条、第二十八条、第三十九条规定的,由公安、教育、卫生健康、市场监督管理等部门按照职责分工责令改正;拒不改正或者情节严重的,对直接负责的主管人员和其他直接责任人员依法给予处分。

第一百二十条　违反本法第四十四条、第四十五条、第四十七条规定,未给予未成年人免费或者优惠待遇的,由市场监督管理、文化和旅游、交通运输等部门按照职责分工责令限期改正,给予警告;拒不改正的,处一万元以上十万元以下罚款。

第一百二十一条　违反本法第五十条、第五十一条规定的,由新闻出版、广播电视、电影、网信等部门按照职责分工责令限期改正,给予警告,没收违法所得,可以并处十万元以下罚款;拒不改正或者情节严重的,责令暂停相关业务、停产停业或者吊销营业执照、吊销相关许可证,违法所得一百万元以上的,并处违法所得一倍以上十倍以下的罚款,没有违法所得或者违法所得不足一百万元的,并处十万元以上一百万元以下罚款。

第一百二十二条　场所运营单位违反本法第五十六条第二款规定、住宿经营者违反本法第五十七条规定的,由市场监督管理、应急管理、公安等部门按照职责分工责令限期改正,给予警告;拒不改正或者造成严重后果的,责令停业整顿或者吊销营业执照、吊销相关许可证,并处一万元以上十万元以下罚款。

第一百二十三条　相关经营者违反本法第五十八条、第五十九条第一款、第六十条规定的,由文化和旅游、市场监督管理、烟草专卖、公安等部门按照职责分工责令限期改正,给予警告,没收违法所得,可以并处五万元以下罚款;拒不改正或者情节严重的,责令停业整顿或者吊销营业执照、吊销相关许可证,可以并处五万元以上五十万元以下罚款。

第一百二十四条　违反本法第五十九条第二款规定,在学校、幼儿园和其他未成年人集中活动的公共场所吸烟、饮酒的,由卫生健康、教育、市场监督管理等部门按照职责分工责令改正,给予警告,可以并处五百元以下罚款;场所管理者未及时制止的,由卫生健康、教育、市场监督管理等部门按照职责分工给予警告,并处一万元以下罚款。

第一百二十五条　违反本法第六十一条规定的,由文化和旅游、人力资源和社会保障、市场监督管理等部门按照职责分工责令限期改正,给予警告,没收违法所得,可以并处十万元以下罚款;拒不改正或者情节严重的,责令停产停业或者吊销营业执照、吊销相关许可证,并处十万元以上一百万元以下罚款。

第一百二十六条　密切接触未成年人的单位违反本法第六十二条规定,未履行查询义务,或者招用、继续聘用具有相关违法犯罪记录人员的,由教育、人力资源和社会保障、市场监督管理等部门按照职责分工责令限期改正,给予警告,并处五万元以下罚款;拒不改正或者造成严重后果的,责令停业整顿或者吊销营业执照、吊销相关许可证,并处五万元以上五十万元以下罚款,对直接负责的主管人员和其他直接责任人员依法给予处分。

第一百二十七条　信息处理者违反本法第七十二条规定,或者网络产品和服务提供者违反本法第七十三条、第七十四条、第七十五条、第七十六条、第七十七条、第八十条规定的,由公安、网信、电信、新闻出版、广播电视、文化和旅游等有关部门按照职责分工责令改正,给予警告,没收违法所得,违法所得一百万元以上的,并处违法所得一倍以上十倍以下罚款,没有违法所得或者违法所得不足一百万元的,并处十万元以上一百万元以下罚款,对直接负责的主管人员和其他责任人员处一万元以上十万元以下罚款;拒不改正或者情节严重的,并可以责令暂停相关业务、停业整顿、关闭网站、吊销营业执照或者吊销相关许可证。

第一百二十八条　国家机关工作人员玩忽职守、滥用职权、徇私舞弊,损害未成年人合法权益的,依法给予处分。

第一百二十九条　违反本法规定,侵犯未成年人合法权益,造成人身、财产或者其他损害的,依法承担民事责任。

违反本法规定,构成违反治安管理行为的,依法给予治安管理处罚;构成犯罪的,依法追究刑事责任。

# 第九章　附　　则

第一百三十条　本法中下列用语的含义：

（一）密切接触未成年人的单位，是指学校、幼儿园等教育机构；校外培训机构；未成年人救助保护机构、儿童福利机构等未成年人安置、救助机构；婴幼儿照护服务机构、早期教育服务机构；校外托管、临时看护机构；家政服务机构；为未成年人提供医疗服务的医疗机构；其他对未成年人负有教育、培训、监护、救助、看护、医疗等职责的企业事业单位、社会组织等。

（二）学校，是指普通中小学、特殊教育学校、中等职业学校、专门学校。

（三）学生欺凌，是指发生在学生之间，一方蓄意或者恶意通过肢体、语言及网络等手段实施欺压、侮辱，造成另一方人身伤害、财产损失或者精神损害的行为。

第一百三十一条　对中国境内未满十八周岁的外国人、无国籍人，依照本法有关规定予以保护。

第一百三十二条　本法自 2021 年 6 月 1 日起施行。

# 中华人民共和国基本医疗卫生与健康促进法（节选）

（2019 年 12 月 28 日第十三届全国人民代表大会常务委员会第十五次会议通过）

## 第二章　基本医疗卫生服务

第十九条　国家建立健全突发事件卫生应急体系，制定和完善应急预案，组织开展突发事件的医疗救治、卫生学调查处置和心理援助等卫生应急工作，有效控制和消除危害。

第二十八条　国家发展精神卫生事业，建设完善精神卫生服务体系，维护和增进公民心理健康，预防、治疗精神障碍。

国家采取措施，加强心理健康服务体系和人才队伍建设，促进心理健康教育、心理评估、心理咨询与心理治疗服务的有效衔接，设立为公众提供公益服务的心理援助热线，加强未成年人、残疾人和老年人等重点人群心理健康服务。

## 第三章　医疗卫生机构

第三十四条　国家建立健全由基层医疗卫生机构、医院、专业公共卫生机构等组成的城乡全覆盖、功能互补、连续协同的医疗卫生服务体系。

国家加强县级医院、乡镇卫生院、村卫生室、社区卫生服务中心（站）和专业公共卫生机构等的建设，建立健全农村医疗卫生服务网络和城市社区卫生服务网络。

第三十五条　基层医疗卫生机构主要提供预防、保健、健康教育、疾病管理，为居民建立健康档案，常见病、多发病的诊疗以及部分疾病的康复、护理，接收医院转诊患者，向医院转诊超出自身服务能力的患者等基本医疗卫生服务。

医院主要提供疾病诊治，特别是急危重症和疑难病症的诊疗，突发事件医疗处置和救援以及健康教育等医疗卫生服务，并开展医学教育、医疗卫生人员培训、医学科学研究和对基层医疗卫生机构的业务指导等工作。

专业公共卫生机构主要提供传染病、慢性非传染性疾病、职业病、地方病等疾病预防控制和健康教育、妇幼保健、精神卫生、院前急救、采供血、食品安全风险监测评估、出生缺陷防治等公共卫生服务。

# 第四章　医疗卫生人员

第五十五条　国家建立健全符合医疗卫生行业特点的人事、薪酬、奖励制度,体现医疗卫生人员职业特点和技术劳动价值。

对从事传染病防治、放射医学和精神卫生工作以及其他在特殊岗位工作的医疗卫生人员,应当按照国家规定给予适当的津贴。津贴标准应当定期调整。

# 第十章　附　　则

第一百零七条　本法中下列用语的含义:

(二) 医疗卫生机构,是指基层医疗卫生机构、医院和专业公共卫生机构等。

(三) 基层医疗卫生机构,是指乡镇卫生院、社区卫生服务中心(站)、村卫生室、医务室、门诊部和诊所等。

(四) 专业公共卫生机构,是指疾病预防控制中心、专科疾病防治机构、健康教育机构、急救中心(站)和血站等。

(五) 医疗卫生人员,是指执业医师、执业助理医师、注册护士、药师(士)、检验技师(士)、影像技师(士)和乡村医生等卫生专业人员。

第一百一十条　本法自 2020 年 6 月 1 日起施行。

# 中华人民共和国残疾人保障法

（1990 年 12 月 28 日第七届全国人民代表大会常务委员会第十七次会议通过 2008 年 4 月 24 日第十一届全国人民代表大会常务委员会第二次会议修订 根据 2018 年 10 月 26 日第十三届全国人民代表大会常务委员会第六次会议《关于修改〈中华人民共和国野生动物保护法〉等十五部法律的决定》修正）

# 目 录

# 第一章 总 则

第一条 为了维护残疾人的合法权益，发展残疾人事业，保障残疾人平等地充分参与社会生活，共享社会物质文化成果，根据宪法，制定本法。

第二条 残疾人是指在心理、生理、人体结构上，某种组织、功能丧失或者不正常，全部或者部分丧失以正常方式从事某种活动能力的人。

残疾人包括视力残疾、听力残疾、言语残疾、肢体残疾、智力残疾、精神残疾、多重残疾和其他残疾的人。

残疾标准由国务院规定。

第三条 残疾人在政治、经济、文化、社会和家庭生活等方面享有同其他公民平等的权利。

残疾人的公民权利和人格尊严受法律保护。

禁止基于残疾的歧视。禁止侮辱、侵害残疾人。禁止通过大众传播媒介或者其他方式贬低损害残疾人人格。

第四条　国家采取辅助方法和扶持措施,对残疾人给予特别扶助,减轻或者消除残疾影响和外界障碍,保障残疾人权利的实现。

第五条　县级以上人民政府应当将残疾人事业纳入国民经济和社会发展规划,加强领导,综合协调,并将残疾人事业经费列入财政预算,建立稳定的经费保障机制。

国务院制定中国残疾人事业发展纲要,县级以上地方人民政府根据中国残疾人事业发展纲要,制定本行政区域的残疾人事业发展规划和年度计划,使残疾人事业与经济、社会协调发展。

县级以上人民政府负责残疾人工作的机构,负责组织、协调、指导、督促有关部门做好残疾人事业的工作。

各级人民政府和有关部门,应当密切联系残疾人,听取残疾人的意见,按照各自的职责,做好残疾人工作。

第六条　国家采取措施,保障残疾人依照法律规定,通过各种途径和形式,管理国家事务,管理经济和文化事业,管理社会事务。

制定法律、法规、规章和公共政策,对涉及残疾人权益和残疾人事业的重大问题,应当听取残疾人和残疾人组织的意见。

残疾人和残疾人组织有权向各级国家机关提出残疾人权益保障、残疾人事业发展等方面的意见和建议。

第七条　全社会应当发扬人道主义精神,理解、尊重、关心、帮助残疾人,支持残疾人事业。

国家鼓励社会组织和个人为残疾人提供捐助和服务。

国家机关、社会团体、企业事业单位和城乡基层群众性自治组织,应当做好所属范围内的残疾人工作。

从事残疾人工作的国家工作人员和其他人员,应当依法履行职责,努力为残疾人服务。

第八条　中国残疾人联合会及其地方组织,代表残疾人的共同利益,维护残疾人的合法权益,团结教育残疾人,为残疾人服务。

中国残疾人联合会及其地方组织依照法律、法规、章程或者接受政府委托,开展残疾人工作,动员社会力量,发展残疾人事业。

第九条　残疾人的扶养人必须对残疾人履行扶养义务。

残疾人的监护人必须履行监护职责,尊重被监护人的意愿,维护被监护人的合法权益。

残疾人的亲属、监护人应当鼓励和帮助残疾人增强自立能力。

禁止对残疾人实施家庭暴力,禁止虐待、遗弃残疾人。

第十条　国家鼓励残疾人自尊、自信、自强、自立,为社会主义建设贡献力量。

残疾人应当遵守法律、法规,履行应尽的义务,遵守公共秩序,尊重社会公德。

第十一条　国家有计划地开展残疾预防工作,加强对残疾预防工作的领导,宣传、普及母婴保健和预防残疾的知识,建立健全出生缺陷预防和早期发现、早期治疗机制,针对遗传、疾病、药物、事故、灾害、环境污染和其他致残因素,组织和动员社会力量,采取措施,预防残疾的发生,减轻残疾程度。

国家建立健全残疾人统计调查制度,开展残疾人状况的统计调查和分析。

第十二条　国家和社会对残疾军人、因公致残人员以及其他为维护国家和人民利益致残的人员实行特别保障,给予抚恤和优待。

第十三条　对在社会主义建设中做出显著成绩的残疾人,对维护残疾人合法权益、发展残疾人事业、为残疾人服务做出显著成绩的单位和个人,各级人民政府和有关部门给予表彰和奖励。

第十四条　每年 5 月的第三个星期日为全国助残日。

# 第二章　康　　复

第十五条　国家保障残疾人享有康复服务的权利。

各级人民政府和有关部门应当采取措施,为残疾人康复创造条件,建立和完善残疾人康复服务体系,并分阶段实施重点康复项目,帮助残疾人恢复或者补偿功能,增强其参与社会生活的能力。

第十六条　康复工作应当从实际出发,将现代康复技术与我国传统康复技术相结合;以社区康复为基础,康复机构为骨干,残疾人家庭为依托;以实用、易行、受益广的康复内容为重点,优先开展残疾儿童抢救性治疗和康复;发展符合康复要求的科学技术,鼓励自主创新,加强康复新技术的研究、开发和应用,为残疾人提供有效的康复服务。

第十七条　各级人民政府鼓励和扶持社会力量兴办残疾人康复机构。

地方各级人民政府和有关部门,应当组织和指导城乡社区服务组织、医疗预防保健机构、残疾人组织、残疾人家庭和其他社会力量,开展社区康复工作。

残疾人教育机构、福利性单位和其他为残疾人服务的机构,应当创造条件,开展康复训练活动。

残疾人在专业人员的指导和有关工作人员、志愿工作者及亲属的帮助下,应当努力进行功能、自理能力和劳动技能的训练。

第十八条　地方各级人民政府和有关部门应当根据需要有计划地在医疗机构设立康复医学科室,举办残疾人康复机构,开展康复医疗与训练、人员培训、技术指导、科学研究等工作。

第十九条　医学院校和其他有关院校应当有计划地开设康复课程,设置相关专业,培养各类康复专业人才。

政府和社会采取多种形式对从事康复工作的人员进行技术培训;向残疾人、残疾人亲属、有关工作人员和志愿工作者普及康复知识,传授康复方法。

第二十条　政府有关部门应当组织和扶持残疾人康复器械、辅助器具的研制、生产、供应、维修服务。

# 第三章 教　育

第二十一条　国家保障残疾人享有平等接受教育的权利。

各级人民政府应当将残疾人教育作为国家教育事业的组成部分,统一规划,加强领导,为残疾人接受教育创造条件。

政府、社会、学校应当采取有效措施,解决残疾儿童、少年就学存在的实际困难,帮助其完成义务教育。

各级人民政府对接受义务教育的残疾学生、贫困残疾人家庭的学生提供免费教科书,并给予寄宿生活费等费用补助;对接受义务教育以外其他教育的残疾学生、贫困残疾人家庭的学生按照国家有关规定给予资助。

第二十二条　残疾人教育,实行普及与提高相结合、以普及为重点的方针,保障义务教育,着重发展职业教育,积极开展学前教育,逐步发展高级中等以上教育。

第二十三条　残疾人教育应当根据残疾人的身心特性和需要,按照下列要求实施:

(一)在进行思想教育、文化教育的同时,加强身心补偿和职业教育;

(二)依据残疾类别和接受能力,采取普通教育方式或者特殊教育方式;

(三)特殊教育的课程设置、教材、教学方法、入学和在校年龄,可以有适度弹性。

第二十四条　县级以上人民政府应当根据残疾人的数量、分布状况和残疾类别等因素,合理设置残疾人教育机构,并鼓励社会力量办学、捐资助学。

第二十五条　普通教育机构对具有接受普通教育能力的残疾人实施教育,并为其学习提供便利和帮助。

普通小学、初级中等学校,必须招收能适应其学习生活的残疾儿童、少年入学;普通高级中等学校、中等职业学校和高等学校,必须招收符合国家规定的录取要求的残疾考生入学,不得因其残疾而拒绝招收;拒绝招收的,当事人或者其亲属、监护人可以要求有关部门处理,有关部门应当责令该学校招收。

普通幼儿教育机构应当接收能适应其生活的残疾幼儿。

第二十六条　残疾幼儿教育机构、普通幼儿教育机构附设的残疾儿童班、特殊教育机构的学前班、残疾儿童福利机构、残疾儿童家庭,对残疾儿童实施学前教育。

初级中等以下特殊教育机构和普通教育机构附设的特殊教育班,对不具有接受普通教育能力的残疾儿童、少年实施义务教育。

高级中等以上特殊教育机构、普通教育机构附设的特殊教育班和残疾人职业教育机构,对符合条件的残疾人实施高级中等以上文化教育、职业教育。

提供特殊教育的机构应当具备适合残疾人学习、康复、生活特点的场所和设施。

第二十七条　政府有关部门、残疾人所在单位和有关社会组织应当对残疾人开展扫除文盲、职业培训、创业培训和其他成人教育,鼓励残疾人自学成才。

第二十八条　国家有计划地举办各级各类特殊教育师范院校、专业,在普通师范院校附设特殊教育班,培养、培训特殊教育师资。普通师范院校开设特殊教育课程或者讲授有关内容,使普通教师掌握必要的特殊教育知识。

特殊教育教师和手语翻译,享受特殊教育津贴。

第二十九条　政府有关部门应当组织和扶持盲文、手语的研究和应用,特殊教育教材的编写和出版,特殊教育教学用具及其他辅助用品的研制、生产和供应。

# 第四章　劳动就业

第三十条　国家保障残疾人劳动的权利。

各级人民政府应当对残疾人劳动就业统筹规划,为残疾人创造劳动就业条件。

第三十一条　残疾人劳动就业,实行集中与分散相结合的方针,采取优惠政策和扶持保护措施,通过多渠道、多层次、多种形式,使残疾人劳动就业逐步普及、稳定、合理。

第三十二条　政府和社会举办残疾人福利企业、盲人按摩机构和其他福利性单位,集中安排残疾人就业。

第三十三条　国家实行按比例安排残疾人就业制度。

国家机关、社会团体、企业事业单位、民办非企业单位应当按照规定的比例安排残疾人就业,并为其选择适当的工种和岗位。达不到规定比例的,按照国家有关规定履行保障残疾人就业义务。国家鼓励用人单位超过规定比例安排残疾人就业。

残疾人就业的具体办法由国务院规定。

第三十四条　国家鼓励和扶持残疾人自主择业、自主创业。

第三十五条　地方各级人民政府和农村基层组织,应当组织和扶持农村残疾人从事种植业、养殖业、手工业和其他形式的生产劳动。

第三十六条　国家对安排残疾人就业达到、超过规定比例或者集中安排残疾人就业的用人单位和从事个体经营的残疾人,依法给予税收优惠,并在生产、经营、技术、资金、物资、场地等方面给予扶持。国家对从事个体经营的残疾人,免除行政事业性收费。

县级以上地方人民政府及其有关部门应当确定适合残疾人生产、经营的产品、项目,优先安排残疾人福利性单位生产或者经营,并根据残疾人福利性单位的生产特点确定某些产品由其专产。

政府采购,在同等条件下应当优先购买残疾人福利性单位的产品或者服务。

地方各级人民政府应当开发适合残疾人就业的公益性岗位。

对申请从事个体经营的残疾人,有关部门应当优先核发营业执照。

对从事各类生产劳动的农村残疾人,有关部门应当在生产服务、技术指导、农用物资供应、农副产品购销和信贷等方面,给予帮助。

第三十七条 政府有关部门设立的公共就业服务机构,应当为残疾人免费提供就业服务。

残疾人联合会举办的残疾人就业服务机构,应当组织开展免费的职业指导、职业介绍和职业培训,为残疾人就业和用人单位招用残疾人提供服务和帮助。

第三十八条 国家保护残疾人福利性单位的财产所有权和经营自主权,其合法权益不受侵犯。

在职工的招用、转正、晋级、职称评定、劳动报酬、生活福利、休息休假、社会保险等方面,不得歧视残疾人。

残疾职工所在单位应当根据残疾职工的特点,提供适当的劳动条件和劳动保护,并根据实际需要对劳动场所、劳动设备和生活设施进行改造。

国家采取措施,保障盲人保健和医疗按摩人员从业的合法权益。

第三十九条 残疾职工所在单位应当对残疾职工进行岗位技术培训,提高其劳动技能和技术水平。

第四十条 任何单位和个人不得以暴力、威胁或者非法限制人身自由的手段强迫残疾人劳动。

# 第五章 文 化 生 活

第四十一条 国家保障残疾人享有平等参与文化生活的权利。

各级人民政府和有关部门鼓励、帮助残疾人参加各种文化、体育、娱乐活动,积极创造条件,丰富残疾人精神文化生活。

第四十二条 残疾人文化、体育、娱乐活动应当面向基层,融于社会公共文化生活,适应各类残疾人的不同特点和需要,使残疾人广泛参与。

第四十三条 政府和社会采取下列措施,丰富残疾人的精神文化生活:

(一)通过广播、电影、电视、报刊、图书、网络等形式,及时宣传报道残疾人的工作、生活等情况,为残疾人服务;

(二)组织和扶持盲文读物、盲人有声读物及其他残疾人读物的编写和出版,根据盲人的实际需要,在公共图书馆设立盲文读物、盲人有声读物图书室;

(三)开办电视手语节目,开办残疾人专题广播栏目,推进电视栏目、影视作品加配字幕、解说;

(四)组织和扶持残疾人开展群众性文化、体育、娱乐活动,举办特殊艺术演出和残疾人体育运动会,参加国际性比赛和交流;

（五）文化、体育、娱乐和其他公共活动场所，为残疾人提供方便和照顾。有计划地兴办残疾人活动场所。

第四十四条　政府和社会鼓励、帮助残疾人从事文学、艺术、教育、科学、技术和其他有益于人民的创造性劳动。

第四十五条　政府和社会促进残疾人与其他公民之间的相互理解和交流，宣传残疾人事业和扶助残疾人的事迹，弘扬残疾人自强不息的精神，倡导团结、友爱、互助的社会风尚。

# 第六章　社　会　保　障

第四十六条　国家保障残疾人享有各项社会保障的权利。

政府和社会采取措施，完善对残疾人的社会保障，保障和改善残疾人的生活。

第四十七条　残疾人及其所在单位应当按照国家有关规定参加社会保险。

残疾人所在城乡基层群众性自治组织、残疾人家庭，应当鼓励、帮助残疾人参加社会保险。

对生活确有困难的残疾人，按照国家有关规定给予社会保险补贴。

第四十八条　各级人民政府对生活确有困难的残疾人，通过多种渠道给予生活、教育、住房和其他社会救助。

县级以上地方人民政府对享受最低生活保障待遇后生活仍有特别困难的残疾人家庭，应当采取其他措施保障其基本生活。

各级人民政府对贫困残疾人的基本医疗、康复服务、必要的辅助器具的配置和更换，应当按照规定给予救助。

对生活不能自理的残疾人，地方各级人民政府应当根据情况给予护理补贴。

第四十九条　地方各级人民政府对无劳动能力、无扶养人或者扶养人不具有扶养能力、无生活来源的残疾人，按照规定予以供养。

国家鼓励和扶持社会力量举办残疾人供养、托养机构。

残疾人供养、托养机构及其工作人员不得侮辱、虐待、遗弃残疾人。

第五十条　县级以上人民政府对残疾人搭乘公共交通工具，应当根据实际情况给予便利和优惠。残疾人可以免费携带随身必备的辅助器具。

盲人持有效证件免费乘坐市内公共汽车、电车、地铁、渡船等公共交通工具。盲人读物邮件免费寄递。

国家鼓励和支持提供电信、广播电视服务的单位对盲人、听力残疾人、言语残疾人给予优惠。

各级人民政府应当逐步增加对残疾人的其他照顾和扶助。

第五十一条　政府有关部门和残疾人组织应当建立和完善社会各界为残疾人捐助和服务的渠道，鼓励和支持发展残疾人慈善事业，开展志愿者助残等公益活动。

# 第七章　无障碍环境

第五十二条　国家和社会应当采取措施,逐步完善无障碍设施,推进信息交流无障碍,为残疾人平等参与社会生活创造无障碍环境。

各级人民政府应当对无障碍环境建设进行统筹规划,综合协调,加强监督管理。

第五十三条　无障碍设施的建设和改造,应当符合残疾人的实际需要。

新建、改建和扩建建筑物、道路、交通设施等,应当符合国家有关无障碍设施工程建设标准。

各级人民政府和有关部门应当按照国家无障碍设施工程建设规定,逐步推进已建成设施的改造,优先推进与残疾人日常工作、生活密切相关的公共服务设施的改造。

对无障碍设施应当及时维修和保护。

第五十四条　国家采取措施,为残疾人信息交流无障碍创造条件。

各级人民政府和有关部门应当采取措施,为残疾人获取公共信息提供便利。

国家和社会研制、开发适合残疾人使用的信息交流技术和产品。

国家举办的各类升学考试、职业资格考试和任职考试,有盲人参加的,应当为盲人提供盲文试卷、电子试卷或者由专门的工作人员予以协助。

第五十五条　公共服务机构和公共场所应当创造条件,为残疾人提供语音和文字提示、手语、盲文等信息交流服务,并提供优先服务和辅助性服务。

公共交通工具应当逐步达到无障碍设施的要求。有条件的公共停车场应当为残疾人设置专用停车位。

第五十六条　组织选举的部门应当为残疾人参加选举提供便利;有条件的,应当为盲人提供盲文选票。

第五十七条　国家鼓励和扶持无障碍辅助设备、无障碍交通工具的研制和开发。

第五十八条　盲人携带导盲犬出入公共场所,应当遵守国家有关规定。

# 第八章　法　律　责　任

第五十九条　残疾人的合法权益受到侵害的,可以向残疾人组织投诉,残疾人组织应当维护残疾人的合法权益,有权要求有关部门或者单位查处。有关部门或者单位应当依法查处,并予以答复。

残疾人组织对残疾人通过诉讼维护其合法权益需要帮助的,应当给予支持。

残疾人组织对侵害特定残疾人群体利益的行为,有权要求有关部门依法查处。

第六十条　残疾人的合法权益受到侵害的,有权要求有关部门依法处理,或者依法向仲裁机构申请仲裁,或者依法向人民法院提起诉讼。

对有经济困难或者其他原因确需法律援助或者司法救助的残疾人,当地法律援助机构或者人民法院应当给予帮助,依法为其提供法律援助或者司法救助。

第六十一条　违反本法规定,对侵害残疾人权益行为的申诉、控告、检举,推诿、拖延、压制不予查处,或者对提出申诉、控告、检举的人进行打击报复的,由其所在单位、主管部门或者上级机关责令改正,并依法对直接负责的主管人员和其他直接责任人员给予处分。

国家工作人员未依法履行职责,对侵害残疾人权益的行为未及时制止或者未给予受害残疾人必要帮助,造成严重后果的,由其所在单位或者上级机关依法对直接负责的主管人员和其他直接责任人员给予处分。

第六十二条　违反本法规定,通过大众传播媒介或者其他方式贬低损害残疾人人格的,由文化、广播电视、电影、新闻出版或者其他有关主管部门依据各自的职权责令改正,并依法给予行政处罚。

第六十三条　违反本法规定,有关教育机构拒不接收残疾学生入学,或者在国家规定的录取要求以外附加条件限制残疾学生就学的,由有关主管部门责令改正,并依法对直接负责的主管人员和其他直接责任人员给予处分。

第六十四条　违反本法规定,在职工的招用等方面歧视残疾人的,由有关主管部门责令改正;残疾人劳动者可以依法向人民法院提起诉讼。

第六十五条　违反本法规定,供养、托养机构及其工作人员侮辱、虐待、遗弃残疾人的,对直接负责的主管人员和其他直接责任人员依法给予处分;构成违反治安管理行为的,依法给予行政处罚。

第六十六条　违反本法规定,新建、改建和扩建建筑物、道路、交通设施,不符合国家有关无障碍设施工程建设标准,或者对无障碍设施未进行及时维修和保护造成后果的,由有关主管部门依法处理。

第六十七条　违反本法规定,侵害残疾人的合法权益,其他法律、法规规定行政处罚的,从其规定;造成财产损失或者其他损害的,依法承担民事责任;构成犯罪的,依法追究刑事责任。

# 第九章　附　　则

第六十八条　本法自 2008 年 7 月 1 日起施行。

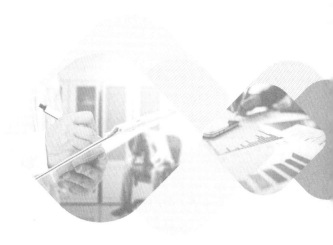

# 第二部分

# 国务院文件

# 未成年人网络保护条例

（中华人民共和国国务院令第 766 号。2023 年 9 月 20 日国务院第 15 次常务会议通过,自 2024 年 1 月 1 日起施行。）

## 第一章　总　　则

第一条　为了营造有利于未成年人身心健康的网络环境,保障未成年人合法权益,根据《中华人民共和国未成年人保护法》《中华人民共和国网络安全法》《中华人民共和国个人信息保护法》等法律,制定本条例。

第二条　未成年人网络保护工作应当坚持中国共产党的领导,坚持以社会主义核心价值观为引领,坚持最有利于未成年人的原则,适应未成年人身心健康发展和网络空间的规律和特点,实行社会共治。

第三条　国家网信部门负责统筹协调未成年人网络保护工作,并依据职责做好未成年人网络保护工作。

国家新闻出版、电影部门和国务院教育、电信、公安、民政、文化和旅游、卫生健康、市场监督管理、广播电视等有关部门依据各自职责做好未成年人网络保护工作。

县级以上地方人民政府及其有关部门依据各自职责做好未成年人网络保护工作。

第四条　共产主义青年团、妇女联合会、工会、残疾人联合会、关心下一代工作委员会、青年联合会、学生联合会、少年先锋队以及其他人民团体、有关社会组织、基层群众性自治组织,协助有关部门做好未成年人网络保护工作,维护未成年人合法权益。

第五条　学校、家庭应当教育引导未成年人参加有益身心健康的活动,科学、文明、安全、合理使用网络,预防和干预未成年人沉迷网络。

第六条　网络产品和服务提供者、个人信息处理者、智能终端产品制造者和销售者应当遵守法律、行政法规和国家有关规定,尊重社会公德,遵守商业道德,诚实信用,履行未成年人网络保护义务,承担社会责任。

第七条　网络产品和服务提供者、个人信息处理者、智能终端产品制造者和销售者应当接受政府和社会的监督,配合有关部门依法实施涉及未成年人网络保护工作的监督检查,建立便捷、合理、有效的投诉、举报渠道,通过显著方式公布投诉、举报途径和方法,及时受理并处理公众投诉、举报。

第八条　任何组织和个人发现违反本条例规定的,可以向网信、新闻出版、电影、教育、电信、公安、民政、文化和旅游、卫生健康、市场监督管理、广播电视等有关部门投诉、举报。收到投诉、举报的部门应当及时依法作出处理；不属于本部门职责的，应当及时移送有权处理的部门。

第九条　网络相关行业组织应当加强行业自律，制定未成年人网络保护相关行业规范，指导会员履行未成年人网络保护义务，加强对未成年人的网络保护。

第十条　新闻媒体应当通过新闻报道、专题栏目（节目）、公益广告等方式，开展未成年人网络保护法律法规、政策措施、典型案例和有关知识的宣传，对侵犯未成年人合法权益的行为进行舆论监督，引导全社会共同参与未成年人网络保护。

第十一条　国家鼓励和支持在未成年人网络保护领域加强科学研究和人才培养，开展国际交流与合作。

第十二条　对在未成年人网络保护工作中作出突出贡献的组织和个人，按照国家有关规定给予表彰和奖励。

# 第二章　网络素养促进

第十三条　国务院教育部门应当将网络素养教育纳入学校素质教育内容，并会同国家网信部门制定未成年人网络素养测评指标。

教育部门应当指导、支持学校开展未成年人网络素养教育，围绕网络道德意识形成、网络法治观念培养、网络使用能力建设、人身财产安全保护等，培育未成年人网络安全意识、文明素养、行为习惯和防护技能。

第十四条　县级以上人民政府应当科学规划、合理布局，促进公益性上网服务均衡协调发展，加强提供公益性上网服务的公共文化设施建设，改善未成年人上网条件。

县级以上地方人民政府应当通过为中小学校配备具有相应专业能力的指导教师、政府购买服务或者鼓励中小学校自行采购相关服务等方式，为学生提供优质的网络素养教育课程。

第十五条　学校、社区、图书馆、文化馆、青少年宫等场所为未成年人提供互联网上网服务设施的，应当通过安排专业人员、招募志愿者等方式，以及安装未成年人网络保护软件或者采取其他安全保护技术措施，为未成年人提供上网指导和安全、健康的上网环境。

第十六条　学校应当将提高学生网络素养等内容纳入教育教学活动，并合理使用网络开展教学活动，建立健全学生在校期间上网的管理制度，依法规范管理未成年学生带入学校的智能终端产品，帮助学生养成良好上网习惯，培养学生网络安全和网络法治意识，增强学生对网络信息的获取和分析判断能力。

第十七条　未成年人的监护人应当加强家庭家教家风建设，提高自身网络素养，规范自身使用网络的行为，加强对未成年人使用网络行为的教育、示范、引导和监督。

第十八条　国家鼓励和支持研发、生产和使用专门以未成年人为服务对象、适应未成年人身心健康发展规律和特点的网络保护软件、智能终端产品和未成年人模式、未成年人专区等网络技术、产品、服务,加强网络无障碍环境建设和改造,促进未成年人开阔眼界、陶冶情操、提高素质。

第十九条 未成年人网络保护软件、专门供未成年人使用的智能终端产品应当具有有效识别违法信息和可能影响未成年人身心健康的信息、保护未成年人个人信息权益、预防未成年人沉迷网络、便于监护人履行监护职责等功能。

国家网信部门会同国务院有关部门根据未成年人网络保护工作的需要,明确未成年人网络保护软件、专门供未成年人使用的智能终端产品的相关技术标准或者要求,指导监督网络相关行业组织按照有关技术标准和要求对未成年人网络保护软件、专门供未成年人使用的智能终端产品的使用效果进行评估。

智能终端产品制造者应当在产品出厂前安装未成年人网络保护软件,或者采用显著方式告知用户安装渠道和方法。智能终端产品销售者在产品销售前应当采用显著方式告知用户安装未成年人网络保护软件的情况以及安装渠道和方法。

未成年人的监护人应当合理使用并指导未成年人使用网络保护软件、智能终端产品等,创造良好的网络使用家庭环境。

第二十条 未成年人用户数量巨大或者对未成年人群体具有显著影响的网络平台服务提供者,应当履行下列义务:

(一)在网络平台服务的设计、研发、运营等阶段,充分考虑未成年人身心健康发展特点,定期开展未成年人网络保护影响评估;

(二)提供未成年人模式或者未成年人专区等,便利未成年人获取有益身心健康的平台内产品或者服务;

(三)按照国家规定建立健全未成年人网络保护合规制度体系,成立主要由外部成员组成的独立机构,对未成年人网络保护情况进行监督;

(四)遵循公开、公平、公正的原则,制定专门的平台规则,明确平台内产品或者服务提供者的未成年人网络保护义务,并以显著方式提示未成年人用户依法享有的网络保护权利和遭受网络侵害的救济途径;

(五)对违反法律、行政法规严重侵害未成年人身心健康或者侵犯未成年人其他合法权益的平台内产品或者服务提供者,停止提供服务;

(六)每年发布专门的未成年人网络保护社会责任报告,并接受社会监督。

前款所称的未成年人用户数量巨大或者对未成年人群体具有显著影响的网络平台服务提供者的具体认定办法,由国家网信部门会同有关部门另行制定。

# 第三章 网络信息内容规范

第二十一条 国家鼓励和支持制作、复制、发布、传播弘扬社会主义核心价值观和社会主义先进文化、革命文化、中华优秀传统文化,铸牢中华民族共同体意识,培养未成年人家国情怀和良好品德,引导未成年人养成良好生活习惯和行为习惯等的网络信息,营造有利于未成年人健康成长的清朗网络空间和良好网络生态。

第二十二条　任何组织和个人不得制作、复制、发布、传播含有宣扬淫秽、色情、暴力、邪教、迷信、赌博、引诱自残自杀、恐怖主义、分裂主义、极端主义等危害未成年人身心健康内容的网络信息。

任何组织和个人不得制作、复制、发布、传播或者持有有关未成年人的淫秽色情网络信息。

第二十三条　网络产品和服务中含有可能引发或者诱导未成年人模仿不安全行为、实施违反社会公德行为、产生极端情绪、养成不良嗜好等可能影响未成年人身心健康的信息的,制作、复制、发布、传播该信息的组织和个人应当在信息展示前予以显著提示。

国家网信部门会同国家新闻出版、电影部门和国务院教育、电信、公安、文化和旅游、广播电视等部门,在前款规定基础上确定可能影响未成年人身心健康的信息的具体种类、范围、判断标准和提示办法。

第二十四条　任何组织和个人不得在专门以未成年人为服务对象的网络产品和服务中制作、复制、发布、传播本条例第二十三条第一款规定的可能影响未成年人身心健康的信息。

网络产品和服务提供者不得在首页首屏、弹窗、热搜等处于产品或者服务醒目位置、易引起用户关注的重点环节呈现本条例第二十三条第一款规定的可能影响未成年人身心健康的信息。

网络产品和服务提供者不得通过自动化决策方式向未成年人进行商业营销。

第二十五条　任何组织和个人不得向未成年人发送、推送或者诱骗、强迫未成年人接触含有危害或者可能影响未成年人身心健康内容的网络信息。

第二十六条　任何组织和个人不得通过网络以文字、图片、音视频等形式,对未成年人实施侮辱、诽谤、威胁或者恶意损害形象等网络欺凌行为。

网络产品和服务提供者应当建立健全网络欺凌行为的预警预防、识别监测和处置机制,设置便利未成年人及其监护人保存遭受网络欺凌记录、行使通知权利的功能、渠道,提供便利未成年人设置屏蔽陌生用户、本人发布信息可见范围、禁止转载或者评论本人发布信息、禁止向本人发送信息等网络欺凌信息防护选项。

网络产品和服务提供者应当建立健全网络欺凌信息特征库,优化相关算法模型,采用人工智能、大数据等技术手段和人工审核相结合的方式加强对网络欺凌信息的识别监测。

第二十七条　任何组织和个人不得通过网络以文字、图片、音视频等形式,组织、教唆、胁迫、引诱、欺骗、帮助未成年人实施违法犯罪行为。

第二十八条　以未成年人为服务对象的在线教育网络产品和服务提供者,应当按照法律、行政法规和国家有关规定,根据不同年龄阶段未成年人身心发展特点和认知能力提供相应的产品和服务。

第二十九条　网络产品和服务提供者应当加强对用户发布信息的管理,采取有效措施防止制作、复制、发布、传播违反本条例第二十二条、第二十四条、第二十五条、第二十六条第一款、第二十七条规定的信息,发现违反上述条款规定的信息的,应当立即停止传输相关信息,采取删除、屏蔽、断开链接等处置措施,防止信息扩散,保存有关记录,向网信、公安等部门报告,并对制作、复制、发布、传播上述信息的用户采取警示、限制功能、暂停服务、关闭账号等处置措施。

网络产品和服务提供者发现用户发布、传播本条例第二十三条第一款规定的信息未予显著提示的,应当作出提示或者通知用户予以提示;未作出提示的,不得传输该信息。

第三十条 国家网信、新闻出版、电影部门和国务院教育、电信、公安、文化和旅游、广播电视等部门发现违反本条例第二十二条、第二十四条、第二十五条、第二十六条第一款、第二十七条规定的信息的,或者发现本条例第二十三条第一款规定的信息未予显著提示的,应当要求网络产品和服务提供者按照本条例第二十九条的规定予以处理;对来源于境外的上述信息,应当依法通知有关机构采取技术措施和其他必要措施阻断传播。

# 第四章 个人信息网络保护

第三十一条 网络服务提供者为未成年人提供信息发布、即时通讯等服务的,应当依法要求未成年人或者其监护人提供未成年人真实身份信息。未成年人或者其监护人不提供未成年人真实身份信息的,网络服务提供者不得为未成年人提供相关服务。

网络直播服务提供者应当建立网络直播发布者真实身份信息动态核验机制,不得向不符合法律规定情形的未成年人用户提供网络直播发布服务。

第三十二条 个人信息处理者应当严格遵守国家网信部门和有关部门关于网络产品和服务必要个人信息范围的规定,不得强制要求未成年人或者其监护人同意非必要的个人信息处理行为,不得因为未成年人或者其监护人不同意处理未成年人非必要个人信息或者撤回同意,拒绝未成年人使用其基本功能服务。

第三十三条 未成年人的监护人应当教育引导未成年人增强个人信息保护意识和能力、掌握个人信息范围、了解个人信息安全风险,指导未成年人行使其在个人信息处理活动中的查阅、复制、更正、补充、删除等权利,保护未成年人个人信息权益。

第三十四条 未成年人或者其监护人依法请求查阅、复制、更正、补充、删除未成年人个人信息的,个人信息处理者应当遵守以下规定:

(一)提供便捷的支持未成年人或者其监护人查阅未成年人个人信息种类、数量等的方法和途径,不得对未成年人或者其监护人的合理请求进行限制;

(二)提供便捷的支持未成年人或者其监护人复制、更正、补充、删除未成年人个人信息的功能,不得设置不合理条件;

(三)及时受理并处理未成年人或者其监护人查阅、复制、更正、补充、删除未成年人个人信息的申请,拒绝未成年人或者其监护人行使权利的请求的,应当书面告知申请人并说明理由。

对未成年人或者其监护人依法提出的转移未成年人个人信息的请求,符合国家网信部门规定条件的,个人信息处理者应当提供转移的途径。

第三十五条　发生或者可能发生未成年人个人信息泄露、篡改、丢失的,个人信息处理者应当立即启动个人信息安全事件应急预案,采取补救措施,及时向网信等部门报告,并按照国家有关规定将事件情况以邮件、信函、电话、信息推送等方式告知受影响的未成年人及其监护人。

个人信息处理者难以逐一告知的,应当采取合理、有效的方式及时发布相关警示信息,法律、行政法规另有规定的除外。

第三十六条　个人信息处理者对其工作人员应当以最小授权为原则,严格设定信息访问权限,控制未成年人个人信息知悉范围。工作人员访问未成年人个人信息的,应当经过相关负责人或者其授权的管理人员审批,记录访问情况,并采取技术措施,避免违法处理未成年人个人信息。

第三十七条　个人信息处理者应当自行或者委托专业机构每年对其处理未成年人个人信息遵守法律、行政法规的情况进行合规审计,并将审计情况及时报告网信等部门。

第三十八条　网络服务提供者发现未成年人私密信息或者未成年人通过网络发布的个人信息中涉及私密信息的,应当及时提示,并采取停止传输等必要保护措施,防止信息扩散。

网络服务提供者通过未成年人私密信息发现未成年人可能遭受侵害的,应当立即采取必要措施保存有关记录,并向公安机关报告。

# 第五章　网络沉迷防治

第三十九条　对未成年人沉迷网络进行预防和干预,应当遵守法律、行政法规和国家有关规定。

教育、卫生健康、市场监督管理等部门依据各自职责对从事未成年人沉迷网络预防和干预活动的机构实施监督管理。

第四十条　学校应当加强对教师的指导和培训,提高教师对未成年学生沉迷网络的早期识别和干预能力。对于有沉迷网络倾向的未成年学生,学校应当及时告知其监护人,共同对未成年学生进行教育和引导,帮助其恢复正常的学习生活。

第四十一条　未成年人的监护人应当指导未成年人安全合理使用网络,关注未成年人上网情况以及相关生理状况、心理状况、行为习惯,防范未成年人接触危害或者可能影响其身心健康的网络信息,合理安排未成年人使用网络的时间,预防和干预未成年人沉迷网络。

第四十二条　网络产品和服务提供者应当建立健全防沉迷制度,不得向未成年人提供诱导其沉迷的产品和服务,及时修改可能造成未成年人沉迷的内容、功能和规则,并每年向社会公布防沉迷工作情况,接受社会监督。

第四十三条　网络游戏、网络直播、网络音视频、网络社交等网络服务提供者应当针对不同年龄阶段未成年人使用其服务的特点,坚持融合、友好、实用、有效的原则,设置未成年人模式,在使用时段、时长、功能和内容等方面按照国家有关规定和标准提供相应的服务,并以醒目便捷的方式为监护人履行监护职责提供时间管理、权限管理、消费管理等功能。

第四十四条　网络游戏、网络直播、网络音视频、网络社交等网络服务提供者应当采取措施,合理限制不同年龄阶段未成年人在使用其服务中的单次消费数额和单日累计消费数额,不得向未成年人提供与其民事行为能力不符的付费服务。

第四十五条　网络游戏、网络直播、网络音视频、网络社交等网络服务提供者应当采取措施,防范和抵制流量至上等不良价值倾向,不得设置以应援集资、投票打榜、刷量控评等为主题的网络社区、群组、话题,不得诱导未成年人参与应援集资、投票打榜、刷量控评等网络活动,并预防和制止其用户诱导未成年人实施上述行为。

第四十六条　网络游戏服务提供者应当通过统一的未成年人网络游戏电子身份认证系统等必要手段验证未成年人用户真实身份信息。

网络产品和服务提供者不得为未成年人提供游戏账号租售服务。

第四十七条　网络游戏服务提供者应当建立、完善预防未成年人沉迷网络的游戏规则,避免未成年人接触可能影响其身心健康的游戏内容或者游戏功能。

网络游戏服务提供者应当落实适龄提示要求,根据不同年龄阶段未成年人身心发展特点和认知能力,通过评估游戏产品的类型、内容与功能等要素,对游戏产品进行分类,明确游戏产品适合的未成年人用户年龄阶段,并在用户下载、注册、登录界面等位置予以显著提示。

第四十八条　新闻出版、教育、卫生健康、文化和旅游、广播电视、网信等部门应当定期开展预防未成年人沉迷网络的宣传教育,监督检查网络产品和服务提供者履行预防未成年人沉迷网络义务的情况,指导家庭、学校、社会组织互相配合,采取科学、合理的方式对未成年人沉迷网络进行预防和干预。

国家新闻出版部门牵头组织开展未成年人沉迷网络游戏防治工作,会同有关部门制定关于向未成年人提供网络游戏服务的时段、时长、消费上限等管理规定。

卫生健康、教育等部门依据各自职责指导有关医疗卫生机构、高等学校等,开展未成年人沉迷网络所致精神障碍和心理行为问题的基础研究和筛查评估、诊断、预防、干预等应用研究。

第四十九条　严禁任何组织和个人以虐待、胁迫等侵害未成年人身心健康的方式干预未成年人沉迷网络、侵犯未成年人合法权益。

# 第六章　法　律　责　任

第五十条　地方各级人民政府和县级以上有关部门违反本条例规定,不履行未成年人网络保护职责的,由其上级机关责令改正;拒不改正或者情节严重的,对负有责任的领导人员和直接责任人员依法给予处分。

第五十一条　学校、社区、图书馆、文化馆、青少年宫等违反本条例规定,不履行未成年人网络保护职责的,由教育、文化和旅游等部门依据各自职责责令改正;拒不改正或者情节严重的,对负有责任的领导人员和直接责任人员依法给予处分。

第五十二条　未成年人的监护人不履行本条例规定的监护职责或者侵犯未成年人合法权益的,由未成年人居住地的居民委员会、村民委员会、妇女联合会,监护人所在单位,中小学校、幼儿园等有关密切接触未成年人的单位依法予以批评教育、劝诫制止、督促其接受家庭教育指导等。

第五十三条　违反本条例第七条、第十九条第三款、第三十八条第二款规定的,由网信、新闻出版、电影、教育、电信、公安、民政、文化和旅游、市场监督管理、广播电视等部门依据各自职责责令改正;拒不改正或者情节严重的,处5万元以上50万元以下罚款,对直接负责的主管人员和其他直接责任人员处1万元以上10万元以下罚款。

第五十四条　违反本条例第二十条第一款规定的,由网信、新闻出版、电信、公安、文化和旅游、广播电视等部门依据各自职责责令改正,给予警告,没收违法所得;拒不改正的,并处100万元以下罚款,对直接负责的主管人员和其他直接责任人员处1万元以上10万元以下罚款。

违反本条例第二十条第一款第一项和第五项规定,情节严重的,由省级以上网信、新闻出版、电信、公安、文化和旅游、广播电视等部门依据各自职责责令改正,没收违法所得,并处5000万元以下或者上一年度营业额百分之五以下罚款,并可以责令暂停相关业务或者停业整顿、通报有关部门依法吊销相关业务许可证或者吊销营业执照;对直接负责的主管人员和其他直接责任人员处10万元以上100万元以下罚款,并可以决定禁止其在一定期限内担任相关企业的董事、监事、高级管理人员和未成年人保护负责人。

第五十五条　违反本条例第二十四条、第二十五条规定的,由网信、新闻出版、电影、电信、公安、文化和旅游、市场监督管理、广播电视等部门依据各自职责责令限期改正,给予警告,没收违法所得,可以并处10万元以下罚款;拒不改正或者情节严重的,责令暂停相关业务、停产停业或者吊销相关业务许可证、吊销营业执照,违法所得100万元以上的,并处违法所得1倍以上10倍以下罚款,没有违法所得或者违法所得不足100万元的,并处10万元以上100万元以下罚款。

第五十六条　违反本条例第二十六条第二款和第三款、第二十八条、第二十九条第一款、第三十一条第二款、第三十六条、第三十八条第一款、第四十二条至第四十五条、第四十六条第二款、第四十七条规定的,由网信、新闻出版、电影、教育、电信、公安、文化和旅游、广播电视等部门依据各自职责责令改正,给予警告,没收违法所得,违法所得100万元以上的,并处违法所得1倍以上10倍以下罚款,没有违法所得或者违法所得不足100万元的,并处10万元以上100万元以下罚款,对直接负责的主管人员和其他直接责任人员处1万元以上10万元以下罚款;拒不改正或者情节严重的,并可以责令暂停相关业务、停业整顿、关闭网站、吊销相关业务许可证或者吊销营业执照。

第五十七条　网络产品和服务提供者违反本条例规定,受到关闭网站、吊销相关业务许可证或者吊销营业执照处罚的,5年内不得重新申请相关许可,其直接负责的主管人员和其他直接责任人员5年内不得从事同类网络产品和服务业务。

第五十八条　违反本条例规定,侵犯未成年人合法权益,给未成年人造成损害的,依法承担民事责任;构成违反治安管理行为的,依法给予治安管理处罚;构成犯罪的,依法追究刑事责任。

# 第七章　附　　则

第五十九条　本条例所称智能终端产品,是指可以接入网络、具有操作系统、能够由用户自行安装应用软件的手机、计算机等网络终端产品。

第六十条　本条例自2024年1月1日起施行。

# 关于构建优质均衡的基本公共教育服务体系的意见（节选）

（2023 年 6 月 13 日）

## 二、全面保障义务教育优质均衡发展

1. 促进区域协调发展。以推进学校建设标准化为重点,加快缩小区域教育差距。继续加大对中西部困难地区支持力度,省级政府要聚焦促进省域内不同地市、县区之间缩小办学条件和水平差距,市级政府要充分发挥区域经济中心作用,资源配置重点向经济欠发达县区倾斜;国家和省级层面建立经济欠发达县区学校办学条件跟踪评估和定期调度机制,督促地方政府加强工作统筹,切实兜住办学条件底线。实施义务教育学校标准化建设工程,完善义务教育学校办学具体标准,建立学校标准化建设台账,加大力度并统筹实施义务教育薄弱环节改善与能力提升、教育强国推进工程等项目,推动义务教育学校校舍建设、安全防范建设、教学仪器装备、数字化基础环境、学校班额、教师配备等办学条件达到规定标准,切实改善学校教学生活和安全保障条件,加强校园文化环境建设。各地区在推进学校建设标准化的同时,可结合实际支持学校适当扩大教室学习活动空间和体育运动场地,为非寄宿制学校提供学生就餐和午休条件。大力推进国家教育数字化战略行动,促进校园有线、无线、物联网三网融合,建设高速校园网络,实现班班通。落实中央关于中小学教职工编制标准和统筹管理相关规定,确保以县为单位实现中小学教职工编制全面达到国家基本标准,依据国家课程方案配齐配足教师,特别是加强思政课、体育、美育、劳动教育和心理健康教育、特殊教育教师配备。各地区制定并实施教师发展提升规划,大力培养造就高素质专业化教师队伍,显著扩大优秀骨干教师总量;发达地区不得从中西部地区、东北地区抢挖优秀校长和教师。

4. 保障群体公平发展。以推进教育关爱制度化为重点,加快缩小群体教育差距。全面推进义务教育免试就近入学和公办民办学校同步招生政策,确保不同群体适龄儿童平等接受义务教育。完善灵活就业人员和新就业形态劳动者居住证申领政策,健全以居住证为主要依据的农业转移人口随迁子女入学保障政策,以公办学校为主将随迁子女纳入流入地义务教育保障范围。完善孤儿、事实无人抚养儿童、农村留守儿童、困境儿童精准摸排机制,加强教育保障和关爱保护,优先保障寄宿、交通、营养需求,强化人文关怀和心理疏导;做好特困学生救助供养,保障基本学习、生活需求。加强义务教育阶段特殊教育学校建设和普通学校随班就读工作,健全面向视力、听力、言语、肢体、智力、精神、多重残疾以及其他有特殊需要的儿童的特殊教育服务机制。坚持精准分析学情,全面建立学校学习困难学生帮扶制度,健全面向全体学生的个性化培养机制,优化创新人才培养环境条件。加快学校心理辅导室建设,切实加强学生心理健康教育。完善专门教育保障机制,各省(自治区、直辖市)根据需要建设必要的义务教育阶段专门学校,加强对有严重不良行为未成年学生的教育矫治。

# 关于进一步完善医疗卫生服务体系的意见

（国务院公报 2023 年第 10 号,2023 年 3 月 23 日）

为深入贯彻党中央关于实施健康中国战略的决策部署,推动全面建立中国特色优质高效的医疗卫生服务体系,为人民群众提供全方位全周期健康服务,现提出如下意见。

## 一、总体要求

（一）指导思想

以习近平新时代中国特色社会主义思想为指导,深入贯彻党的二十大精神,把保障人民健康放在优先发展的战略位置,贯彻新时代党的卫生与健康工作方针,总结新冠疫情防控经验,坚持以人民健康为中心,坚持预防为主,坚持医疗卫生事业公益性,推动医疗卫生发展方式转向更加注重内涵式发展、服务模式转向更加注重系统连续、管理手段转向更加注重科学化治理,促进优质医疗资源扩容和区域均衡布局,建设中国特色优质高效的医疗卫生服务体系,不断增强人民群众获得感、幸福感、安全感。

（二）工作目标

到 2025 年,医疗卫生服务体系进一步健全,资源配置和服务均衡性逐步提高,重大疾病防控、救治和应急处置能力明显增强,中西医发展更加协调,有序就医和诊疗体系建设取得积极成效。到 2035 年,形成与基本实现社会主义现代化相适应,体系完整、分工明确、功能互补、连续协同、运行高效、富有韧性的整合型医疗卫生服务体系,医疗卫生服务公平性、可及性和优质服务供给能力明显增强,促进人民群众健康水平显著提升。

## 二、优化资源配置,加强人才队伍建设,推进能力现代化

（一）提升卫生健康人才能力

发展壮大医疗卫生队伍,把工作重点放在农村和社区。加大基层、边远地区和紧缺专业人才培养扶持力度,缩小城乡、地区、专业之间人才配置差距。推进农村卫生人才定向培养,落实执业医师服务基层制度,鼓励医师到基层、边远地区、医疗资源稀缺地区和其他有需求的医疗机构多点执业。激励乡村医生参加学历教育、考取执业（助理）医师资格,推进助理全科医生培训。加强公共卫生、全科、儿科、重症医学、呼吸、精神科、传染病、老年医学等领域急需紧缺专业人才培养培训,完善公共卫生与临床医学复合型人才培养机制。继续加强全科专业住院医师规范化培训,实施全科医生转岗培训,扩大全科医生队伍。加强医教协同,落实毕业后教育和继续教育,完善住院医师规范化培训制度。实施医学高层次人才计划,培养一批领军人才。实施中医药特色人才培养工程。

（二）提高公共卫生服务能力

健全公共卫生体系,加强专业公共卫生机构和医院、基层医疗卫生机构的公共卫生科室标准化建设。完善各类专业公共卫生机构人员配备标准,加强疾病预防控制能力和队伍建设。构建资源联动、统一质控、信息共享的公共卫生实验室检测网络,提升检验检测能力。健全监测预警体系,提高重大疫情早发现能力。加强重大疫情防控救治体系和应急能力建设,建立健全分级、分层、分流的重大疫情救治机制。完善公共卫生应急管理体系,分级分类组建公共卫生应急队伍。制定医疗卫生机构公共卫生责任清单,明确各类医疗机构公共卫生人员岗位职责和配备要求,并纳入绩效考核内容。健全公共卫生医师制度,探索赋予公共卫生医师处方权。探索建立基层军医到地方急救机构执业培训机制。

（三）强化城乡基层医疗卫生服务网底

加强乡镇卫生院和社区卫生服务中心规范化建设,发展社区医院,健全临床科室设置和设备配备。强化常见病多发病诊治、公共卫生、健康管理和中医药服务能力,提升传染病筛查、防治水平,加强重大慢性病健康管理,开展居民心理健康指导,增强乡镇卫生院二级及以下常规手术等医疗服务能力。根据人口分布情况,优化设置社区卫生服务站和村卫生室,建设中心村卫生室,对人口较少的村可通过巡回医疗、邻（联）村延伸服务、上级医疗卫生机构驻村服务等方式,方便群众看病就医。创新乡村医疗卫生人才使用机制,加强县域医疗卫生人才一体化配备和管理,有条件的地方可通过县管乡用和乡聘村用等方式,提高乡村医疗卫生岗位吸引力。

（四）突出县级医院县域龙头地位

加强县级医院（含中医医院,下同）临床专科和管理能力建设,强化县级医院公共卫生服务职能。发展急诊科、妇产科、儿科、重症医学科、中医科、精神科、老年医学科、康复医学科、感染性疾病科等学科,提升肿瘤、心脑血管疾病等重大疾病诊疗能力,鼓励依托现有资源建立相关专科专病中心。统筹推进医疗人才组团式帮扶国家乡村振兴重点帮扶县医院工作。通过多种方式加强三级公立医院对口支援县级医院建设。

（五）推进医学医疗中心建设

依托高水平医院布局国家医学中心,按规划开展国家和省级区域医疗中心建设,提高医疗服务和重大传染病救治能力,带动全国和区域整体医疗服务水平提升。支持高水平医院建设疑难复杂专病及罕见病临床诊疗中心、人才培养基地和医学科技创新与转化平台,以满足重大疾病临床需求为导向加强临床专科建设,组建专科联盟和远程医疗协作网。鼓励各地在重大健康问题、重点临床学科、紧缺专业、健康产业发展等领域支持建设优秀创新团队。

（六）扩大康复和护理等接续性服务供给

通过支持医疗资源丰富的地区将部分公立医疗机构转型为护理院和康复医院、支持社会力量举办等方式,增加康复、护理等专科医疗机构数量,完善接续性服务体系,扩大康复医疗、老年护理、残疾人护理、母婴护理、社区护理、安宁疗护及营养支持等服务供给。规范社会办医发展。

## 三、加强分工合作,促进分级诊疗,推进体系整合化

（一）健全家庭医生制度

以基层医疗卫生机构为主要平台,建立以全科医生为主体、全科专科有效联动、医防有机融合的家庭医生签约服务模式,提供综合连续的公共卫生、基本医疗和健康管理服务。引导二级及以上医院全科医生作为家庭医生或加入基层家庭医生团队,在基层医疗卫生机构提供签约、诊疗等服务。完善签约服务筹资机制,有条件的地区可探索将签约居民的医保门诊统筹基金按人头支付给基层医疗卫生机构或家庭医生团队。健全签约服务收付费机制。落实签约居民在就医、转诊、用药、医保等方面的差异化政策,逐步形成家庭医生首诊、转诊和下转接诊的服务模式。

（二）推进城市医疗联合体建设

结合新型城镇化、人口老龄化发展趋势,合理布局各级各类医疗卫生机构,明确功能定位。在城市地区网格化布局由市级医院、区级医院、社区卫生服务机构、护理院、专业康复机构、安宁疗护机构等组成的医疗联合体。市级医院以业务合作、人才培养、技术支持等为纽带,加强与区级医院的分工协作,探索区级医院与社区卫生服务机构一体化管理等多种形式,形成以市带区、区社一体、多元化的发展模式,完善连续通畅的双向转诊服务路径。社会办医疗机构可牵头组建或参加医疗联合体。建立统一协调的医疗联合体管理体制,科学制定举办、运营、监管等各方权责清单。

（三）推进县域医共体建设

在农村地区以县域为单位发展医共体,由县级医院牵头,其他若干家县级医疗卫生机构及乡镇卫生院、社区卫生服务中心等为成员单位。推进紧密型县域医共体建设,实行县乡一体化管理,逐步实现行政、人事、财务、业务、用药目录、信息系统等统筹管理,建立责任、管理、服务、利益共同体。建立开放共享的影像、心电、病理诊断和医学检验等中心,推动基层检查、上级诊断和检查检验结果互认。加强医共体内部和医共体间床位、号源、设备的统筹使用。持续推进医疗卫生乡村一体化管理。完善以医共体为单位的绩效考核,从就医和诊疗秩序、医疗卫生服务能力、医疗卫生资源利用、医保基金使用效能等方面考核医共体整体绩效。

（四）加强防治结合

创新医防协同、医防融合机制。公立医疗机构设立公共卫生科等直接从事疾病预防控制工作的科室。全面推进医疗机构和专业公共卫生机构的深度协作,建立人才流动、交叉培训、服务融合、信息共享等机制。探索疾病预防控制专业人员参与医疗联合体工作,建立社区疾病预防控制片区责任制,完善网格化的基层疾病预防控制网络。以重点人群和重点疾病管理为主要内容,优化公共卫生服务,对孕产妇、婴幼儿、学生、职业人群和老年人等开展针对性的健康促进和预防保健服务。

（五）促进医养结合

合理布局养老机构与综合医院老年医学科、护理院、康复疗养机构、安宁疗护机构等,推进形成资源共享、机制衔接、功能优化的老年人健康服务网络。建立健全医疗卫生机构与养老机构业

务协作机制,积极开通养老机构与医疗机构的预约就诊、急诊急救绿色通道,提升养老机构举办的医疗机构开展医疗服务和药事管理能力,协同做好老年人慢性病管理、康复和护理服务。推动基层医疗卫生机构支持老年人医疗照护、家庭病床、居家护理等服务。

（六）发挥中医药重要作用

支持中医药传承创新发展,加强中医药服务体系建设,发挥中医药在治未病、重大疾病治疗和康复、传染病防治和卫生应急等方面的重要作用。建立中医传染病临床救治和科研体系,依托高水平中医医院建设国家中医疫病防治基地,打造中医药疫病防治和紧急医学救援队伍。完善中西医会诊制度,深入开展重大疑难疾病中西医临床协作。实施中医药康复服务能力提升工程。支持有条件的中医医院牵头建设医疗联合体,加强基层医疗卫生机构中医馆建设。坚持古为今用、守正创新,坚定文化自信,推动中医药健康养生文化创造性转化、创新性发展。

## 四、提高服务质量,改善服务体验,推进服务优质化

（一）保障医疗服务质量安全

建立高水平医疗质量管理与控制体系,健全覆盖主要专业的国家、省、市三级医疗质量控制组织。完善医疗质量安全管理制度和规范,严格落实医疗质量安全核心制度。完善医疗服务行为规范,提升医疗服务标准化、规范化水平。医疗机构建立健全全员参与、覆盖临床服务全过程的质量管理与控制工作制度,全面实施临床路径管理。完善以结果为导向的服务质量数据系统评估、反馈和激励机制。探索建立医疗服务点评制度。提高药品供应保障和药学服务水平。

（二）提高医疗卫生技术水平

加强临床医学、公共卫生和医药器械研发体系与能力建设,发展组学技术、干细胞与再生医学、新型疫苗、生物治疗、精准医学等医学前沿技术。加快卫生健康科技创新体系建设,突出医疗卫生机构创新资源聚集平台的作用,依托高水平医疗机构建设国家临床医学研究中心。坚持临床研究和临床救治协同,强化科研攻关在重大公共卫生事件应对中的重要支撑作用,推进重大传染病、重大疾病等相关疫苗、检测技术、新药创制等领域科研攻关。努力突破技术装备瓶颈,加快补齐高端医疗装备短板。

（三）促进服务连续性

完善分级诊疗技术标准和工作机制。鼓励医疗机构开展服务协调工作,指导协助患者转诊。健全多学科联合诊疗和查房制度。建立胸痛、卒中、危重孕产妇、危重新生儿和儿童、创伤等重大急性病救治中心,提供救治绿色通道和一体化服务。探索基层医疗卫生机构与上级医疗机构设立慢性病联合门诊,开展常见慢性病治疗、预防和康复。

（四）提升服务便捷性

积极运用互联网、人工智能等技术,持续优化服务流程。建设智慧医院,推行分时段预约诊疗和检查检验集中预约服务,推广诊间结算、移动支付、线上查询、药物配送等服务。整合打通相关线上服务终端。推进居民电子健康档案应用,完善授权调阅和开放服务渠道及交互方式。逐步拓展日间医疗服务,扩大远程医疗覆盖范围。积极推进新生儿相关证件多证联办。大力推动

免疫规划等公共卫生服务便捷化。优化跨省异地就医直接结算服务。

（五）增强服务舒适性

改善就诊环境,优化设施布局,加快老年友善医疗机构建设。支持为行动不便的老年人、失能和半失能人员、重度残疾人等提供上门服务。强化医务人员服务意识,加强医患沟通,促进人文关怀,保护患者隐私。落实优质护理要求,持续加强临床心理、麻醉镇痛、用药指导、营养指导等服务。健全医务社工和志愿者服务制度。充分发挥人民调解主渠道作用,健全化解医疗纠纷的长效机制,构建和谐医患关系。

## 五、加强科学管理,压实责任,推进管理精细化

（一）健全现代医院管理制度

坚持和加强党对医院工作的全面领导,认真落实党委领导下的院长负责制,健全公立医院议事决策制度,构建党委统一领导、党政分工合作、协调运行的工作机制。健全维护公益性、调动积极性、保障可持续的公立医院运行新机制。实行全面预算绩效管理。全面开展公立医院绩效考核,完善以公益性为导向、以健康产出和服务质量为主的绩效考核体系,增加分级诊疗相关指标的权重,按照管理层级和机构类型分级分类实施考核评价。按照权责一致原则,进一步理顺高等学校附属医院管理体制机制。

（二）完善专业公共卫生机构管理

推进公共卫生服务体系改革,优化完善疾病预防控制机构职能设置,规范面向社会提供的公共卫生技术服务。选优配强领导班子,实行岗位分级分类管理,提高专业技术人才比例。严格执行技术规范,强化质量控制、风险防范和绩效考核。

（三）加强基层医疗卫生机构管理

完善基层医疗卫生机构能力标准,进一步明确资源配置、服务能力和管理制度建设要求。建立健全符合基层功能定位和服务特点的评价评审体系。加强基层医疗质量管理,将其纳入国家医疗质量管理与控制体系。强化绩效考核,将服务质量数量、运行效率、患者满意度等作为主要考核内容,强化考核结果共享和运用。

## 六、深化体制机制改革,提升动力,推进治理科学化

（一）完善政府投入机制

建立稳定的公共卫生事业投入机制,落实政府对专业公共卫生机构和基本公共卫生服务经费的投入保障责任,落实医疗机构承担公共卫生服务任务的经费保障政策。强化区域卫生规划和医疗机构设置规划在医疗卫生资源配置方面的规范作用。按规定落实政府对符合区域卫生规划的公立医院投入政策,加大对中医医院和基层医疗卫生机构的投入倾斜力度。建立持续稳定的中医药发展多元投入机制。

（二）健全服务购买机制

深化医疗服务价格改革,建立分类管理、医院参与、科学确定、动态调整的医疗服务价格机

制。完善"互联网+"医疗服务、上门提供医疗服务等收费政策。推进医保支付方式改革,完善多元复合式医保支付方式。健全符合中医药特点的医保支付方式。探索对紧密型医疗联合体实行总额付费,加强监督考核,实行结余留用、合理超支分担。逐步提高基层医疗卫生机构提供的服务在医疗服务总量和医保基金支付中的占比。建立长期护理保险制度。积极发展商业健康保险。

（三）完善编制和人事制度

合理制定并落实公立医疗卫生机构人员编制标准,建立动态核增机制。推动医疗联合体内公立医疗卫生机构编制分别核定、统筹使用,人员统一招聘和管理。改革公立医院岗位管理制度,优化基层医务人员招聘标准和程序。深化卫生专业技术人员职称制度改革,以品德能力业绩为导向,科学设置评价标准,把医德医风放在人才评价首位。

（四）深化薪酬制度改革

落实"允许医疗卫生机构突破现行事业单位工资调控水平,允许医疗服务收入扣除成本并按规定提取各项基金后主要用于人员奖励"要求,建立健全适应医疗卫生行业特点的薪酬制度。全面深化公立医院薪酬制度改革。合理核定专业公共卫生机构绩效工资总量和水平,切实保障公共卫生医师待遇。医疗机构公共卫生科室人员收入不低于所在医疗机构人员平均工资水平,探索建立相应津贴补贴制度。落实基层医疗卫生机构绩效工资政策,合理核定基层医疗卫生机构绩效工资总量和水平。落实基层符合条件的高层次人才工资分配激励政策。落实乡村医生待遇,做好乡村医生社会保障工作。

（五）发挥信息技术支撑作用

发展"互联网+医疗健康",建设面向医疗领域的工业互联网平台,加快推进互联网、区块链、物联网、人工智能、云计算、大数据等在医疗卫生领域中的应用,加强健康医疗大数据共享交换与保障体系建设。建立跨部门、跨机构公共卫生数据共享调度机制和智慧化预警多点触发机制。推进医疗联合体内信息系统统一运营和互联互通,加强数字化管理。加快健康医疗数据安全体系建设,强化数据安全监测和预警,提高医疗卫生机构数据安全防护能力,加强对重要信息的保护。

（六）加强综合监管

健全多元化综合监管体系,创新监管方式,重点加强服务要素准入、质量和安全、公共卫生、机构运行、从业人员、服务行为、医疗费用、行业秩序和健康产业监管。建立健全医疗卫生行业行风建设工作体系,开展廉洁从业专项行动,加大监督检查、执纪执法力度,维护公立医疗卫生机构公益性,依法规范社会办医疗机构执业行为。加强法治建设,推进相关领域法律法规制定和修订工作。健全依法联合惩戒体系,强化责任追究和联动问责。

# 七、组织实施

（一）加强组织领导

坚持和加强党的全面领导,强化地方各级党委对医疗卫生服务体系改革发展的领导责任。

各省（自治区、直辖市）政府要高度重视建设优质高效医疗卫生服务体系，将其列入政府工作目标和考核目标，制定具体实施方案，落实各项任务，因地制宜加强体制机制创新。

（二）细化配套措施

各相关部门要认真履行职责，协同推进医疗卫生服务体系建设工作，及时制定出台配套政策，加强协作配合，形成工作合力。以区域为单位、以整体绩效为重点，建立医疗卫生服务体系监测评价机制。

（三）加强宣传引导

围绕改革目标和重点任务，积极宣传工作进展和成效，做好政策解读和相关培训，及时总结推广地方好的做法和经验，主动回应社会关切，为医疗卫生服务体系改革发展营造良好社会环境。

# 关于进一步深化改革促进乡村医疗卫生体系健康发展的意见（节选）

（国务院公报 2023 年第 7 号，2023 年 2 月 23 日）

## 二、强化县域内医疗卫生资源统筹和布局优化

（五）强化和拓展县域医疗卫生体系服务功能

健全以县级医院为龙头、乡镇卫生院为枢纽、村卫生室为基础的乡村医疗卫生服务体系，推进县域内医疗卫生服务一体化。提高县级医院常见病、多发病、慢性病诊疗以及危急重症患者抢救和疑难复杂疾病向上转诊服务能力。支持县级医院设施和服务能力建设，力争常住人口超过 5 万人或服务半径大的县（市、旗）至少有 1 所县级医院（包含中医医院）达到二级甲等医院医疗服务能力。全面提升乡镇卫生院防病治病和健康管理能力，鼓励拓展康复医疗、医养结合、安宁疗护等服务功能。完善并提高乡镇卫生院建设和装备标准，健全急诊急救和巡诊服务体系，提升外科服务能力，使其可以按照相关诊疗规范开展常规手术。加强村卫生室能力建设，强化其基本医疗服务功能，允许具备条件的村卫生室拓展符合其功能定位的医疗服务。可以采取县域内医疗卫生机构整体参加医疗责任保险等方式，健全村卫生室医疗风险分担机制。坚持中西医并重，促进中医药传承创新发展，扩大乡村医疗卫生机构中医药服务供给。鼓励社会力量办诊所、门诊部、民营医院等，为农民群众提供多元化医疗服务，并参与承接政府购买公共卫生服务。

## 三、发展壮大乡村医疗卫生人才队伍

（八）多渠道引才用才

改革完善乡村医疗卫生人才培养机制，切实增加全科、儿科、儿童保健科、口腔科以及中医、护理、公共卫生、预防保健、心理健康、精神卫生、康复、职业健康等紧缺人才供给。逐步扩大农村订单定向免费医学生培养规模，完善协议服务政策，地方可根据实际需求面向农村规范培养拟从事全科医疗的高等职业教育层次医学生。落实艰苦边远地区县乡医疗卫生机构公开招聘倾斜政策。医学专业高等学校毕业生到乡村两级医疗卫生机构工作，按规定享受基层就业学费补偿国家助学贷款代偿政策。落实医学专业高等学校毕业生免试申请乡村医生执业注册政策，免试注册的大学生乡村医生应限期考取执业（助理）医师资格。积极组织执业（助理）医师参加全科医生转岗培训。引导符合条件的乡村医生参加执业（助理）医师资格考试，依法取得执业（助理）医师资格。到 2025 年，乡村医生中具备执业（助理）医师资格的人员比例提高到 45% 左右，逐步形成以执业（助理）医师为主体、全科专业为特色的乡村医疗卫生服务队伍。

# 高举中国特色社会主义伟大旗帜为全面建设社会主义现代化国家而团结奋斗
## ——在中国共产党第二十次全国代表大会上的报告（节选）

（2022年10月16日）

### 九、增进民生福祉，提高人民生活品质

（四）推进健康中国建设

人民健康是民族昌盛和国家强盛的重要标志。把保障人民健康放在优先发展的战略位置，完善人民健康促进政策。优化人口发展战略，建立生育支持政策体系，降低生育、养育、教育成本。实施积极应对人口老龄化国家战略，发展养老事业和养老产业，优化孤寡老人服务，推动实现全体老年人享有基本养老服务。深化医药卫生体制改革，促进医保、医疗、医药协同发展和治理。促进优质医疗资源扩容和区域均衡布局，坚持预防为主，加强重大慢性病健康管理，提高基层防病治病和健康管理能力。深化以公益性为导向的公立医院改革，规范民营医院发展。发展壮大医疗卫生队伍，把工作重点放在农村和社区。重视心理健康和精神卫生。促进中医药传承创新发展。创新医防协同、医防融合机制，健全公共卫生体系，提高重大疫情早发现能力，加强重大疫情防控救治体系和应急能力建设，有效遏制重大传染性疾病传播。深入开展健康中国行动和爱国卫生运动，倡导文明健康生活方式。

# 国务院办公厅关于印发"十四五"
# 国民健康规划的通知

国办发〔2022〕11 号

各省、自治区、直辖市人民政府，国务院各部委、各直属机构：

《"十四五"国民健康规划》已经国务院同意，现印发给你们，请认真贯彻执行。

国务院办公厅

2022 年 4 月 27 日

## "十四五"国民健康规划

为全面推进健康中国建设，根据《中华人民共和国国民经济和社会发展第十四个五年规划和 2035 年远景目标纲要》《"健康中国 2030"规划纲要》，编制本规划。

### 一、规划背景

"十三五"时期，以习近平同志为核心的党中央把保障人民健康放在优先发展的战略位置，作出实施健康中国战略的决策部署。党中央、国务院召开全国卫生与健康大会，印发《"健康中国 2030"规划纲要》。国务院印发《关于实施健康中国行动的意见》。各地各有关部门认真贯彻落实，扎实推进健康中国建设，启动实施健康中国行动，深入开展爱国卫生运动，持续完善国民健康政策。重大疾病防治成效显著，居民健康素养水平从 10.25% 提高到 23.15%，人均基本公共卫生服务经费补助标准提高到 74 元，多数疫苗可预防传染病发病率降至历史最低水平，重大慢性病过早死亡率呈现下降趋势。重点人群健康服务不断完善，危重孕产妇和新生儿救治转运体系基本建立，儿童青少年近视监测和干预持续加强，老年健康与医养结合服务列入基本公共卫生服务。医药卫生体制改革深入推进，公立医院综合改革全面推开，药品和医用耗材加成全部取消，二级以上公立医院绩效考核全面实施；职工基本医疗保险、城乡居民基本医疗保险政策范围内住院费用支付比例分别稳定在 80% 和 70% 左右；基本药物数量从 520 种增加到 685 种，药品集中带量采购改革形成常态化机制，国家集中采购中选药品价格平均下降 53%；医疗卫生服务体系不断完善，分级诊疗制度建设有序推进；社会办医稳步发展，健康产业规模显著扩大。健康扶贫任务全面完成，832 个脱贫县县级医院服务能力全面提升，远程医疗服务覆盖全部脱贫县并向乡镇卫生院延伸，历史性消除脱贫地区乡村医疗卫生机构和人员"空白点"；大病专项救治病种扩大到30种,高血压等4种慢性病患者优先纳入家庭医生签约服务,2 000多万贫困患者得到分类救治,近1 000万因病致贫返贫户成功脱贫,基本医疗有保障全面实现。中医药服务体系持续完善,独特优势日益彰显。

经过努力,人民健康水平不断提高。2015年至2020年,人均预期寿命从76.34岁提高到77.93岁,婴儿死亡率从8.1‰降至5.4‰,5岁以下儿童死亡率从10.7‰降至7.5‰,孕产妇死亡率从20.1/10万降至16.9/10万,主要健康指标居于中高收入国家前列,个人卫生支出占卫生总费用的比重下降到27.7%。同时也应看到,我国仍面临多重疾病威胁并存、多种健康影响因素交织的复杂局面。全球新冠肺炎疫情仍处于大流行状态,新发突发传染病风险持续存在,一些已经控制或消除的传染病面临再流行风险。慢性病发病率上升且呈年轻化趋势,患有常见精神障碍和心理行为问题人数逐年增多,食品安全、环境卫生、职业健康等问题仍较突出。同时,人口老龄化进程加快,康复、护理等需求迅速增长。优生优育、婴幼儿照护服务供给亟待加强。需要加快完善国民健康政策,持续推进健康中国建设,不断满足人民群众日益增长的健康需求。

## 二、总体要求

（一）指导思想

坚持以习近平新时代中国特色社会主义思想为指导,全面贯彻党的十九大和十九届历次全会精神,统筹推进"五位一体"总体布局,协调推进"四个全面"战略布局,认真落实党中央、国务院决策部署,坚持稳中求进工作总基调,立足新发展阶段,完整、准确、全面贯彻新发展理念,构建新发展格局,把人民群众生命安全和身体健康放在第一位,贯彻新时代党的卫生健康工作方针,全面推进健康中国建设,实施积极应对人口老龄化国家战略,加快实施健康中国行动,深化医药卫生体制改革,持续推动发展方式从以治病为中心转变为以人民健康为中心,为群众提供全方位全周期健康服务,不断提高人民健康水平。

（二）基本原则

健康优先,共建共享。加快构建保障人民健康优先发展的制度体系,推动把健康融入所有政策,形成有利于健康的生活方式、生产方式,完善政府、社会、个人共同行动的体制机制,形成共建共治共享格局。

预防为主,强化基层。把预防摆在更加突出的位置,聚焦重大疾病、主要健康危险因素和重点人群健康,强化防治结合和医防融合。坚持以基层为重点,推动资源下沉,密切上下协作,提高基层防病治病和健康管理能力。

提高质量,促进均衡。把提高卫生健康服务供给质量作为重点,加快优质医疗卫生资源扩容和区域均衡布局,不断提升基本医疗卫生服务公平性和可及性,缩小城乡、区域、人群之间资源配置、服务能力和健康水平差异。

改革创新,系统整合。坚持基本医疗卫生事业公益性,破除重点领域关键环节体制机制障碍。统筹发展和安全,提高重大风险防范处置能力。统筹预防、诊疗、康复,优化生命全周期、健康全过程服务。发挥中医药独特优势,促进中西医相互补充、协调发展。

（三）发展目标

到 2025 年,卫生健康体系更加完善,中国特色基本医疗卫生制度逐步健全,重大疫情和突发公共卫生事件防控应对能力显著提升,中医药独特优势进一步发挥,健康科技创新能力明显增强,人均预期寿命在 2020 年基础上继续提高 1 岁左右,人均健康预期寿命同比例提高。

——公共卫生服务能力显著增强。基本建成能有效应对重大疫情和突发公共卫生事件、适应国家公共卫生安全形势需要的强大公共卫生体系,早期监测、智能预警、快速反应、高效处置、综合救治能力显著提升。

——一批重大疾病危害得到控制和消除。艾滋病疫情继续控制在低流行水平,结核病发病率进一步降低,寄生虫病、重点地方病和人畜共患病危害持续得到控制和消除,重大慢性病发病率上升趋势得到遏制,心理相关疾病发生的上升趋势减缓,严重精神障碍、职业病得到有效控制。

——医疗卫生服务质量持续改善。基层医疗卫生服务能力不断提升,全方位全周期健康服务体系逐步健全,分级诊疗格局逐步构建,中医药特色优势进一步彰显。

——医疗卫生相关支撑能力和健康产业发展水平不断提升。适应行业特点的医学教育和人才培养体系逐步健全,卫生健康科技创新能力进一步增强,卫生健康信息化建设加快推进,健康服务、医药制造等健康产业持续发展。

——国民健康政策体系进一步健全。卫生健康法律法规体系更加完善,医药卫生体制改革持续深化,保障人民健康优先发展的制度体系和健康影响评价评估制度逐步建立,卫生健康治理能力和治理水平进一步提升。

**主要发展指标**

| 领域 | 主要指标 | 2020 年 | 2025 年 | 性质 |
|---|---|---|---|---|
| 健康水平 | 人均预期寿命（岁） | 77.93 | 提高 1 岁 | 预期性 |
| | 人均健康预期寿命（岁） | — | 同比例提高 | 预期性 |
| | 孕产妇死亡率（1/10 万） | 16.9 | ≤14.5 | 预期性 |
| | 婴儿死亡率（%） | 5.4 | ≤5.2 | 预期性 |
| | 5 岁以下儿童死亡率（‰） | 7.5 | ≤6.6 | 预期性 |
| | 重大慢性病过早死亡率（%） | 16.0 | ≤15.0 | 预期性 |
| 健康生活 | 居民健康素养水平（%） | 23.15 | 25.0 | 预期性 |
| | 经常参加体育锻炼人数比例（%） | 37.2 | 38.5 | 预期性 |
| | 15 岁以上人群吸烟率（%） | 25.8 | 23.3 | 预期性 |
| 健康服务 | 孕产妇系统管理率和 3 岁以下儿童系统管理率（%） | >85 | >85 | 预期性 |
| | 以乡（镇、街道）为单位适龄儿童免疫规划疫苗接种率（%） | >90 | >90 | 约束性 |
| | 严重精神障碍管理率（%） | 87 | ≥90 | 约束性 |
| | 全国儿童青少年总体近视率（%） | 52.7 | 力争每年降低 0.5 个百分点以上 | 约束性 |
| | 设置中医临床科室的二级以上公立综合医院比例（%） | 86.75 | 90 | 预期性 |

| 领域 | 主要指标 | 2020 年 | 2025 年 | 性质 |
|------|----------|---------|---------|------|
| 健康保障 | 个人卫生支出占卫生总费用的比重(%) | 27.7 | 27 | 约束性 |
| | 职工基本医疗保险政策范围内住院费用基金支付比例(%) | 85.2 | 保持稳定 | 预期性 |
| | 城乡居民基本医疗保险政策范围内住院费用基金支付比例(%) | 70 | 保持稳定 | 预期性 |
| 健康环境 | 地级及以上城市空气质量优良天数比率(%) | 87 | 87.50 | 约束性 |
| | 地表水达到或好于Ⅲ类水体比例(%) | 83.4 | 85 | 约束性 |
| | 国家卫生城市占比(%) | 57.5 | 持续提升 | 预期性 |
| 健康产业 | 健康服务业总规模(万亿元) | — | >11.5 | 预期性 |

展望 2035 年,建立与基本实现社会主义现代化相适应的卫生健康体系,中国特色基本医疗卫生制度更加完善,人均预期寿命达到 80 岁以上,人均健康预期寿命逐步提高。

## 三、织牢公共卫生防护网

（一）提高疾病预防控制能力

明确各级疾病预防控制机构职责定位,强化疾病预防控制体系军民融合、防治结合、全社会协同,强化上级疾病预防控制机构对下级机构的业务领导和工作协同,强化医疗机构公共卫生责任。落实城乡基层医疗卫生机构疾病预防控制、公共卫生管理服务职责,完善疾病预防控制部门与城乡社区联动机制,夯实联防联控、群防群控的基础。创新医防协同机制,加强疾病预防控制机构对医疗机构疾病预防控制工作的技术指导和监督考核,建立完善人员通、信息通、资源通和监督监管相互制约的机制。探索推进疾病预防控制机构专业人员参与医疗联合体工作,推动县级疾病预防控制机构与县域医共体协同发展。持续完善国家基本公共卫生服务项目和重大传染病防控等项目,优化服务内涵,提高服务质量,实行科学动态调整,做到有进有出,提高防治结合和健康管理服务水平,推进基本公共卫生服务均等化。

（二）完善监测预警机制

完善传染病疫情和突发公共卫生事件监测系统,改进不明原因疾病和异常健康事件监测机制,强化公共卫生信息系统与医疗机构信息系统对接协同。充分发挥国家监测预警信息平台作用,探索建立跨区域疫情监测站点,实现不明原因传染病疫情和突发公共卫生事件实时分析、集中研判、及时报告。研究建立完善新发未知传染病多点触发预警机制,依托公共卫生、动物疫病、口岸检疫、食品安全、生态环境等系统拓展信息报告渠道,打通科研院所和第三方检测机构报告渠道,开通社会公众主动报告渠道。压实信息报告责任,明确传染病疫情和突发公共卫生事件的报告内容、程序、方式和时限等具体要求。健全风险评估方法和制度,提高监测分析、综合评价和潜在隐患早期识别能力。

（三）健全应急响应和处置机制

发挥集中统一高效的应急指挥体系作用,完善体制机制,实现监测预警、发现报告、风险评估、信息发布、应急处置和医疗救治等环节职责清晰、无缝对接,确保指令清晰、系统有序、条块畅达、执行有力。构建分层分类、高效实用的应急预案体系。完善传染病疫情和突发公共卫生事件分级应急响应机制,规范决策主体和处置原则,明确相关部门及机构的职责分工和工作机制。提升医务人员早期识别和应急处置水平,完善首诊负责、联合会诊等制度和处置流程,提高各级各类医疗卫生机构规范化处置能力。完善重大疫情医疗废物应急处置机制。依托大型综合医院,建立健全分级分类的卫生应急队伍,提高紧急医学救援能力。建立重大传染病疫情和突发事件国家救援力量整体调动与支援机制。

(四)提高重大疫情救治能力

全面提高二级以上综合医院(含中医医院,下同)感染性疾病科和发热门诊、留观室服务能力,全面提升急诊、重症、呼吸、检验、麻醉、消化、心血管、护理、康复等专科服务能力。提高医疗卫生机构实验室检测能力。依托高水平医疗卫生机构,发挥国家重大传染病防治基地作用,提高辐射带动能力。提高中医疫病防治能力。进一步完善地市级传染病救治网络,提高县级医院传染病检测和诊治能力。强化基层医疗卫生机构传染病防控能力。提升边境地区执法执勤力量科学应对重大疫情能力。加强医疗机构应急物资配置,鼓励企业、机关单位和居民参与储备,建立健全应急物资调配协同联动机制。

---

**专栏 1  构建强大公共卫生体系项目**

国家基本公共卫生服务项目:优化服务内涵,提高服务质量。

重大疫情防控救治能力提升:提升监测预警能力、实验室检测能力、应急响应和处置能力、紧急医学救援能力、传染病救治能力、边境地区疫情防控救治能力。

---

## 四、全方位干预健康问题和影响因素

(一)普及健康生活方式

加强健康促进与教育。完善国家健康科普专家库和资源库,构建全媒体健康科普知识发布和传播机制,鼓励医疗机构和医务人员开展健康促进与健康教育。深入开展健康知识宣传普及,提升居民健康素养。开展健康县区建设,国家和省级健康县区比例不低于40%。进一步推进健康促进医院建设,二级以上医院中健康促进医院比例不低于50%。持续推进中小学健康促进专项行动,深化学校健康教育改革,切实保证学校健康教育时间,提升健康教育教学效果。

推行健康生活方式。全面实施全民健康生活方式行动,推进"三减三健"(减盐、减油、减糖、健康口腔、健康体重、健康骨骼)等专项行动。实施国民营养计划和合理膳食行动,倡导树立珍惜食物的意识和养成平衡膳食的习惯,推进食品营养标准体系建设,健全居民营养监测制度,强化重点区域、重点人群营养干预。开展控烟行动,大力推进无烟环境建设,持续推进控烟立法,综合运用价格、税收、法律等手段提高控烟成效,强化戒烟服务。加强限酒健康教育,控制酒精过度使用,减少酗酒。

开展全民健身运动。深化体卫融合,举办全民健身主题示范活动,倡导主动健康理念,普及运动促进健康知识。构建更高水平的全民健身公共服务体系,推进公共体育场馆和学校体育场馆开放共享,提高健身步道等便民健身场所覆盖面。保障学校体育课和课外锻炼时间。落实国民体质监测制度,推动国民体质监测站点与医疗卫生机构合作,在有条件的社区医疗卫生机构设立科学健身门诊。针对特殊人群开展体育健身指导,加强非医疗健康干预,建立完善运动处方库,推进处方应用。

(二)加强传染病、寄生虫病和地方病防控

做好重点传染病防控。做好新冠肺炎疫情防控,完善落实常态化防控措施,巩固疫情防控成果。坚持多病共防,进一步加强流感、登革热等重点传染病监测和分析研判,统筹做好人感染禽流感、埃博拉出血热等新发突发传染病防控,有效防控霍乱、手足口病、麻疹等重点传染病疫情。强化鼠疫自然疫源地、重点地区和疫源不明地区动物间鼠疫的监测、疫源性调查、风险评估和及时处置,加强区域鼠疫联防联控。继续将艾滋病疫情控制在低流行水平,突出重点地区、重点人群和重点环节,有效落实宣传教育、综合干预、检测咨询、治疗随访、综合治理等防治措施。全面实施病毒性肝炎防治措施,开展消除丙肝公共卫生危害行动。全面落实结核病防治策略,加强肺结核患者发现和规范化诊疗,实施耐药高危人群筛查,强化基层医疗卫生机构结核病患者健康管理,加大肺结核患者保障力度。实施以传染源控制为主的狂犬病、布病等人畜共患病综合治理,加大动物源头防控力度。

强化疫苗预防接种。加强疫苗可预防传染病监测。稳妥有序做好新冠病毒疫苗接种工作,加强全流程管理,确保接种安全,逐步提高人群接种率。做好流感疫苗供应保障,推动重点人群流感疫苗接种。根据需要适时调整国家免疫规划疫苗种类。加强免疫规划冷链系统管理,提升追溯能力。加大疑似预防接种异常反应监测力度。

巩固重点寄生虫病、地方病防治成果。在血吸虫病流行区坚持以控制传染源为主的综合防治策略,加强黑热病等虫媒传染病防控,实施包虫病综合防治策略,持续保持消除疟疾状态。完善地方病防控策略,确保持续消除碘缺乏危害,保持基本消除燃煤污染型氟砷中毒、大骨节病和克山病危害,有效控制饮水型氟砷中毒、饮茶型地氟病和水源性高碘危害。

(三)强化慢性病综合防控和伤害预防干预

实施慢性病综合防控策略。加强国家慢性病综合防控示范区建设,到 2025 年覆盖率达到 20%。提高心脑血管疾病、癌症、慢性呼吸系统疾病、糖尿病等重大慢性病综合防治能力,强化预防、早期筛查和综合干预,逐步将符合条件的慢性病早诊早治适宜技术按规定纳入诊疗常规。针对 35 岁以上门诊首诊患者,积极推进二级以下医院和基层医疗卫生机构开展血压普查工作。在医院就诊人群中开展心脑血管疾病机会性筛查。推进机关、企事业单位、公共场所设置免费自助血压检测点,引导群众定期检测。推进"三高"(高血压、高血糖、高血脂)共管,高血压、2 型糖尿病患者基层规范管理服务率达到 65% 以上。将肺功能检查纳入 40 岁以上人群常规体检,推行高危人群首诊测量肺功能,提升呼吸系统疾病早期筛查和干预能力。多渠道扩大癌症早诊早治覆盖范围,指导各地结合实际普遍开展重点癌症机会性筛查。以龋病、牙周病等口腔常见病防治为重点,加强口腔健康工作,12 岁儿童龋患率控制在 30% 以内。强化死因监测、肿瘤随访登记和慢性病与营养监测体系建设,探索建立健康危险因素监测评估制度。逐步建立完善慢性病健康管理制度和管理体系,推动防、治、康、管整体融合发展。

加强伤害预防干预。完善全国伤害监测体系,拓展儿童伤害监测,开发重点伤害干预技术标准和指南。实施交通安全生命防护工程,减少交通伤害事件的发生。加强儿童和老年人伤害预防和干预,减少儿童溺水和老年人意外跌倒。完善产品伤害监测体系,建立健全消费品质量安全事故强制报告制度,加强召回管理,减少消费品安全伤害。

(四)完善心理健康和精神卫生服务

促进心理健康。健全社会心理健康服务体系,加强心理援助热线的建设与宣传,为公众提供公益服务。加强抑郁症、焦虑障碍、睡眠障碍、儿童心理行为发育异常、老年痴呆等常见精神障碍和心理行为问题干预。完善心理危机干预机制,将心理危机干预和心理援助纳入突发事件应急预案。

提高精神卫生服务能力。推广精神卫生综合管理机制,完善严重精神障碍患者多渠道管理服务。按规定做好严重精神障碍患者等重点人群救治救助综合保障。提高常见精神障碍规范化诊疗能力,鼓励上级精神卫生专业机构为县(市、区、旗)、乡镇(街道)开展远程服务。建立精神卫生医疗机构、社区康复机构及社会组织、家庭相衔接的精神障碍社区康复服务模式。

(五)维护环境健康与食品药品安全

加强环境健康管理。深入开展污染防治行动,基本消除重污染天气,完善水污染防治流域协同机制,基本消除劣Ⅴ类国控断面和城市黑臭水体。加强噪声污染治理,全国声环境功能区夜间达标率达到85%。加强噪声对心脑血管、心理等疾病的健康风险研究。加强餐饮油烟治理。持续推进北方地区城市清洁取暖,加强农村生活和冬季取暖散煤替代。开展新污染物健康危害识别和风险评估。强化公共场所及室内环境健康风险评价。完善环境健康风险评估技术方法、监测体系和标准体系,逐步建立国家环境与健康监测、调查和风险评估制度。探索建立重大工程、重大项目健康影响评估技术体系。开展药品环境风险评估制度研究。加强医疗机构内部废弃物源头分类和管理,加快建设地级及以上城市医疗废弃物集中处置设施。加强排放物中粪大肠菌群、肠道病毒等指标监测。提升居民环境与健康素养,构建各方积极参与、协作共建健康环境的格局。

强化食品安全标准与风险监测评估。完善食品安全风险监测与评估工作体系和食品安全技术支持体系,提高食品安全标准和风险监测评估能力。实施风险评估和标准制定专项行动,加快制修订食品安全国家标准,基本建成涵盖从农田到餐桌全过程的最严谨食品安全标准体系,提高食品污染物风险识别能力。全面提升食源性疾病调查溯源能力。

保障药品质量安全。完善国家药品标准体系,推进仿制药质量和疗效一致性评价。建立符合中药特点的质量和疗效评价体系。构建药品和疫苗全生命周期质量管理机制,推动信息化追溯体系建设,实现重点类别来源可溯、去向可追。稳步实施医疗器械唯一标识制度。

(六)深入开展爱国卫生运动

全面推进卫生城镇和健康城镇建设。深入推进国家卫生城镇创建,优化评审流程,引导推进全域创建和城乡均衡发展。总结推广健康城市试点的有效经验,打造一批健康城市样板,创造健康支持性环境。广泛开展健康县区、健康乡镇和健康细胞(健康村、健康社区、健康企业、健康机关、健康学校、健康促进医院、健康家庭等)建设,培育一批健康细胞建设特色样板。

改善城乡环境卫生。完善城乡环境卫生治理长效机制,提高基础设施现代化水平,统筹推进城乡环境卫生整治。加强城市垃圾和污水处理设施建设,推进城市生活垃圾分类和资源回收利用。推行县域生活垃圾和污水统筹治理,持续开展村庄清洁行动,建立健全农村村庄保洁机制和垃圾收运处置体系,选择符合农村实际的生活污水处理技术,推进农村有机废弃物资源化利用。加快研发干旱寒冷地区卫生厕所适用技术和产品,加强中西部地区农村户用厕所改造,加强厕所粪污无害化处理和资源化利用,务实推进农村厕所革命。实施农村供水保障工程。推进农贸市场标准化建设。强化以环境治理为主、以专业防制为辅的病媒生物防制工作。

创新社会动员机制。推动爱国卫生运动与传染病、慢性病防控等紧密结合,通过爱国卫生月等活动,加大科普力度,倡导文明健康、绿色环保的生活方式。制止餐饮浪费行为,坚决革除滥食野生动物等陋习,推广分餐公筷、垃圾分类投放等生活习惯。促进爱国卫生与基层治理工作相融合,发挥村规民约、居民公约的积极作用,推广居民健康管理互助小组、周末大扫除、卫生清洁日、环境卫生红黑榜、积分兑换等经验,完善社会力量参与机制,培育相关领域社会组织和专业社工、志愿者队伍,推动爱国卫生运动融入群众日常生活。

---

**专栏2　全方位干预主要健康问题和影响因素项目**

　　重大疾病及危害因素监测:人禽流感、非典型性肺炎(SARS)监测,鼠疫监测,麻风病监测,流感、手足口病、病毒性腹泻、布病、狂犬病、出血热、登革热等重点传染病监测和评估,疟疾等寄生虫病监测,青少年、成年人、高校大学生烟草流行监测,慢性病与营养监测,肿瘤随访登记,死因监测,饮用水和环境卫生及学生常见病监测,全国伤害监测。

　　健康促进与教育:居民健康素养监测,健康素养促进,健康知识进万家,基层健康教育讲堂试点,健康小屋,烟草控制。

　　重点传染病和地方病防控:根据需要适时调整国家免疫规划疫苗种类,艾滋病、结核病、包虫病、血吸虫病、地方病防治,鼠疫防控。

　　慢性病综合防控:癌症早诊早治,心脑血管疾病、慢性阻塞性肺疾病高危人群筛查干预,口腔疾病综合干预,"三高"(高血压、高血糖、高血脂)共管,糖尿病高危人群干预试点,糖尿病患者并发症早期筛查试点。

　　心理健康和精神卫生促进:精神障碍管理治疗,农村癫痫防治管理,精神科医师转岗培训,心理治疗师培训,心理援助热线建设。

　　环境健康促进:公共卫生危害治理,饮用水、公共场所、人体生物监测等环境健康监测,消毒支撑体系建设。

　　食品安全:食品安全风险监测评估,食品安全国家标准制修订。

　　爱国卫生:卫生城镇创建,健康县区、健康细胞建设。

---

## 五、全周期保障人群健康

### (一) 完善生育和婴幼儿照护服务

优化生育服务与保障。实施三孩生育政策,完善相关配套支持措施。继续做好生育保险对参保女职工生育医疗费用、生育津贴待遇等的保障,做好城乡居民医保参保人生育医疗费用保障,减轻生育医疗费用负担。做好生育咨询指导服务。推进"出生一件事"联办。完善国家生命登记管理制度,建立人口长期均衡发展指标体系,健全覆盖全人群、全生命周期的人口监测体系和预测预警制度。发挥计生协会组织作用,深入开展家庭健康促进行动。对全面两孩政策实施前的独生子女家庭和农村计划生育双女家庭,继续实行现行各项奖励扶助制度和优惠政策。动态调整扶助标准,建立健全计划生育特殊家庭全方位帮扶保障制度。支持有资质的社会组织接受计划生育特殊家庭委托,开展生活照料、精神慰藉等服务,依法代办入住养老机构、就医陪护等事务。

促进婴幼儿健康成长。完善托育服务机构设置标准和管理规范,建立健全备案登记、信息公示和质量评估等制度,加快推进托育服务专业化、标准化、规范化。研究制定托育从业人员学历教育和相关职业标准,提高保育保教质量和水平。鼓励和引导社会力量提供普惠托育服务,发展集中管理运营的社区托育服务网络,完善社区婴幼儿活动场所和设施。支持有条件的用人单位单独或联合相关单位在工作场所为职工提供托育服务。加强对家庭的婴幼儿早期发展指导,研究出台家庭托育点管理办法,支持隔代照料、家庭互助等照护模式,鼓励专业机构和社会组织提供家庭育儿指导服务。支持"互联网＋托育服务"发展,打造一批关键共性技术网络平台及直播教室,支持优质机构、行业协会开发公益课程,增强家庭的科学育儿能力。加强婴幼儿照护服务机构的卫生保健工作,预防控制传染病,降低常见病的发病率,保障婴幼儿的身心健康。

(二)保护妇女和儿童健康

改善优生优育全程服务。实施母婴安全行动提升计划,全面落实妊娠风险筛查与评估、高危孕产妇专案管理、危急重症救治、孕产妇死亡个案报告和约谈通报等母婴安全五项制度,提供优质生育全程医疗保健服务。实施出生缺陷综合防治能力提升计划,构建覆盖城乡居民,涵盖婚前、孕前、孕期、新生儿和儿童各阶段的出生缺陷防治体系。加强婚前保健,推广婚姻登记、婚育健康宣传教育、生育指导"一站式"服务,为拟生育家庭提供科学备孕指导、孕前优生健康检查和增补叶酸指导服务,加强产前筛查和产前诊断。到2025年,孕前优生健康检查目标人群覆盖率不低于80%,产前筛查率不低于75%,新生儿遗传代谢性疾病筛查率达到98%以上。强化先天性心脏病、听力障碍、苯丙酮尿症、地中海贫血等重点疾病防治,推动围孕期、产前产后一体化管理服务和多学科诊疗协作。医疗卫生机构开展孕育能力提升专项攻关,规范人类辅助生殖技术应用,做好不孕不育诊治服务。支持妇幼保健机构整合预防保健和临床医疗服务。

加强妇女健康服务。发展妇女保健特色专科,提高服务能力,针对青春期、育龄期、孕产期、更年期和老年期妇女的健康需求,提供女性内分泌调节、心理、营养等预防保健服务以及妇女常见疾病治疗等涵盖生理、心理和社会适应的整合型医疗保健服务。促进生殖健康服务,推进妇女宫颈癌、乳腺癌防治,进一步提高筛查率和筛查质量。

促进儿童和青少年健康。实施母乳喂养促进行动,开展婴幼儿养育专业指导,加强婴幼儿辅食添加指导,实施学龄前儿童营养改善计划,降低儿童贫血患病率和生长迟缓率。实施健康儿童行动提升计划,完善儿童健康服务网络,建设儿童友好医院,加强儿科建设,推动儿童保健门诊标准化、规范化建设,加强儿童保健和医疗服务。加强对儿童青少年贫血、视力不良、肥胖、龋齿、心理行为发育异常、听力障碍、脊柱侧弯等风险因素和疾病的筛查、诊断和干预。指导学校和家长对学生实施防控综合干预,抓好儿童青少年近视防控。加强儿童心理健康教育和服务,强化儿童孤独症筛查和干预。推广青春健康教育工作,开展青少年性与生殖健康教育。统筹推进各级疾病预防控制机构学校卫生队伍和能力建设,加强对辖区学校卫生工作的指导。开展儿童健康综合发展示范县(市、区、旗)创建活动。

(三)促进老年人健康

强化老年预防保健。开发老年健康教育科普教材,开展老年人健康素养促进项目,做好老年健康教育。加强老年期重点疾病的早期筛查和健康管理,到 2025 年,65 岁及以上老年人城乡社区规范健康管理服务率达到 65% 以上。实施老年人失能预防与干预、老年人心理关爱、老年口腔健康、老年营养改善和老年痴呆防治等行动,延缓功能衰退。

提升老年医疗和康复护理服务水平。推动开展老年人健康综合评估和老年综合征诊治,促进老年医疗服务从单病种向多病共治转变。到 2025 年,二级以上综合医院设立老年医学科的比例达到 60% 以上。完善从居家、社区到专业机构的长期照护服务模式。提升基层医疗卫生机构康复护理服务能力,开展老年医疗照护、家庭病床、居家护理等服务,推动医疗卫生服务向社区、家庭延伸。支持有条件的医疗机构与残疾人康复机构等开展合作。稳步扩大安宁疗护试点。

提升医养结合发展水平。健全医疗卫生机构和养老服务机构合作机制,为老年人提供治疗期住院、康复期护理、稳定期生活照料、安宁疗护一体化的服务。进一步增加居家、社区、机构等医养结合服务供给。鼓励农村地区通过托管运营、毗邻建设、签约合作等多种方式实现医养资源共享。开展医养结合示范项目,提升服务质量和水平。

(四)加强职业健康保护

强化职业健康危害源头防控和风险管控。建立健全职业病和职业病危害因素监测评估制度,扩大主动监测范围,到 2025 年,工作场所职业病危害因素监测合格率达到 85% 以上。开展尘肺病筛查和新兴行业及工作相关疾病等职业健康损害监测。完善用人单位职业健康信息及风险评估基础数据库,构建职业病危害风险分类分级、预测预警和监管机制,对职业病危害高风险企业实施重点监管。强化重点行业职业病危害专项治理。鼓励企业完善职业病防护设施,改善工作场所劳动条件。

完善职业病诊断和救治保障。健全职业病诊断与鉴定制度,优化诊断鉴定程序。强化尘肺病等职业病救治保障,实施分类救治救助,对未参加工伤保险且用人单位不存在或无法确定劳动关系的尘肺病患者,按规定落实基本医疗保障和基本生活救助政策。

加强职业健康促进。推动用人单位开展职工健康管理,加强职业健康管理队伍建设,提升职业健康管理能力。全面提高劳动者职业健康素养,倡导健康工作方式,显著提升工作相关的肌肉骨骼疾病、精神和心理疾病等防治知识普及率。推动健康企业建设,培育一批健康企业特色样板。深入开展争做"职业健康达人"活动。

(五)保障相关重点人群健康服务

巩固拓展健康扶贫成果同乡村振兴有效衔接。过渡期内保持现有健康帮扶政策总体稳定,调整优化支持政策,健全因病返贫致贫动态监测机制,建立农村低收入人口常态化精准健康帮扶机制。加大对脱贫地区、"三区三州"、原中央苏区、易地扶贫搬迁安置地区等县级医院支持力度,鼓励开展对口帮扶、合作共建医疗联合体,重点提高传染病疫情和突发公共卫生事件监测预警、应急处置和医疗救治能力。加强脱贫地区乡村医疗卫生服务体系达标提质建设,支持采用巡诊派驻等方式保障乡村医疗卫生服务覆盖面,确保乡村医疗卫生机构和人员"空白点"持续实现动态清零。结合脱贫地区实际,推广大病专项救治模式,巩固并逐步提高重点人群家庭医生签约服务覆盖面和服务质量。

维护残疾人健康。加强残疾人健康管理,全面推进残疾人家庭医生签约服务。加强和改善残疾人医疗服务,完善医疗机构无障碍设施,强化残疾人服务设施和综合服务能力建设。建成康复大学,加快培养高素质、专业化康复人才。加强残疾人康复服务,提升康复医疗、康复训练、辅助器具适配等服务质量。建立儿童残疾筛查、诊断、康复救助衔接机制,确保残疾儿童得到及时有效的康复服务。加强残疾人心理健康工作,做好残疾人健康状况评估。贯彻实施《国家残疾预防行动计划(2021—2025 年)》。继续开展防盲治盲,推动实施全面眼健康行动。继续推进防聋治聋,提升耳与听力健康水平。

---

**专栏 3　生命全周期健康保障项目**

优生优育:孕前优生健康检查,基本避孕服务,人口监测体系建设。

妇女儿童健康:妇幼健康监测,0~6 岁儿童健康管理,0~6 岁儿童孤独症筛查和干预,农村妇女"两癌"(乳腺癌、宫颈癌)筛查,增补叶酸预防神经管缺陷,地中海贫血防治,脱贫地区儿童营养改善,母婴安全和健康儿童行动提升计划,近视、肥胖、脊柱侧弯等学生常见病监测与干预行动、适宜技术试点,农村义务教育学生营养改善计划,学校卫生队伍建设。

职业健康保护:职业病监测,尘肺病患者健康管理,职业性放射性疾病监测,工作场所职业病危害因素监测,医疗机构放射性危害因素监测。

老年健康促进:医院老年医学科、社区护理站建设,安宁疗护试点,老年人失能预防干预。

巩固拓展健康扶贫成果:因病返贫致贫动态监测。

残疾人健康维护:残疾人家庭医生签约,医疗机构无障碍设施建设,残疾人康复服务,防盲治盲,防聋治聋。

---

## 六、提高医疗卫生服务质量

### (一)优化医疗服务模式

推行预约诊疗和日间服务。建立健全预约诊疗制度,全面推行分时段预约诊疗和检查检验集中预约服务,有序推进检查检验结果互认。推动三级医院日间手术等服务常态化、制度化,逐步扩大日间手术病种范围,稳步提高日间手术占择期手术的比例。鼓励有条件的医院设置日间病房、日间治疗中心等,为患者提供日间化疗、日间照射治疗等服务。

推广多学科诊疗。针对肿瘤、多系统多器官疾病、疑难复杂疾病等,推动建立多学科诊疗制度。鼓励将麻醉、医学检验、医学影像、病理、药学等专业技术人员纳入多学科诊疗团队,提升综合诊治水平。鼓励医疗机构采取多种方式设置服务协调员,在患者诊疗过程中予以指导协助和跟踪管理。

创新急诊急救服务。优化院前医疗急救网络。继续推进胸痛、卒中、创伤、危重孕产妇救治、危重新生儿和儿童救治等中心建设,为患者提供医疗救治绿色通道和一体化综合救治服务,提升重大急性疾病医疗救治质量和效率。完善智能化调度系统,推动院前医疗急救网络与院内急诊有效衔接,实现患者信息院前院内共享,构建快速、高效、全覆盖的急危重症医疗救治体系。

强化医防融合。依托国家基本公共卫生服务项目,以高血压和 2 型糖尿病为切入点,实施城乡社区慢病医防融合能力提升工程,为每个乡镇卫生院和社区卫生服务中心培养 1~2 名具备医防管等能力的复合型骨干人员,探索建立以基层医生团队为绩效考核单元、以健康结果和居民满意度为导向的考核体系。推动预防、治疗、护理、康复有机衔接,形成"病前主动防,病后科学管,跟踪服务不间断"的一体化健康管理服务。

(二)加强医疗质量管理

完善医疗质量管理与控制体系。强化医疗质量安全核心制度,健全国家、省、市三级质控组织体系,完善覆盖主要专业和重点病种的质控指标。完善国家、省、医疗机构三级感染监测体系,逐步将基层医疗卫生机构纳入监测。完善诊疗规范和技术指南,全面实施临床路径管理。可以在有条件的医疗联合体内探索建立一体化临床路径,为患者提供顺畅转诊和连续诊疗服务。

优化护理服务。健全护理服务体系,增加护士配备。强化基础护理,实施以病人为中心的责任制整体护理,开展延续护理服务。进一步扩大优质护理服务覆盖面,逐步实现二级以上医院全覆盖。通过培训、指导、远程等方式,在医疗联合体内将优质护理、康复护理、安宁疗护等延伸至基层医疗卫生机构。

提高合理用药水平。完善覆盖全国二级以上医院的合理用药监测系统,逐步将基层医疗卫生机构纳入监测。加强医疗机构药事管理,以抗菌药物、抗肿瘤药物、其他重点监控药物等为重点,加强用药监测和合理用药考核,抗菌药物使用强度符合规定要求。以临床需求为导向,推进药品使用监测和药品临床综合评价体系建设。加强药品不良反应监测。发挥临床药师作用,开设合理用药咨询或药物治疗管理门诊,开展精准用药服务。推动医疗联合体内药学服务下沉,临床药师指导基层医疗卫生机构提高合理用药水平,重点为签约服务的慢性病患者提供用药指导。

加强平安医院建设。严格落实医院安保主体责任,健全涉医矛盾纠纷多元化解机制,构建系统、科学、智慧的医院安全防范体系。建立完善医警数据共享和联动处置机制,依法严厉打击涉医违法犯罪特别是伤害医务人员的暴力犯罪行为。加强医疗服务人文关怀,大力推行医务社工、志愿者服务,构建和谐医患关系。

(三)加快补齐服务短板

巩固提升基层服务网络。把乡村医疗卫生服务体系纳入乡村振兴战略全局统筹推进,提高县域医疗卫生服务整体水平。采取派驻、邻村延伸服务、流动巡诊等方式,保障乡、村两级医疗卫生服务全覆盖。开展基层卫生健康综合试验区建设。

提升血液供应保障能力。完善采供血网络布局。巩固血液核酸检测全覆盖成果。建立血液应急保障指挥平台,健全巩固常态化全国血液库存监测制度和血液联动保障机制,提高血液应急保障能力。加大无偿献血宣传动员力度,提升献血率。

## 七、促进中医药传承创新发展

### （一）充分发挥中医药在健康服务中的作用

实施中医药振兴发展重大工程。实施中医药健康促进行动,推进中医治未病健康工程升级。提升地市级以上中医医院优势专科和县级中医医院特色专科服务能力,力争全部县级中医医院达到医疗服务能力基本标准。丰富中医馆服务内涵,促进中医适宜技术推广应用。探索有利于发挥中医药优势的康复服务模式。建立和完善国家重大疑难疾病中西医协作工作机制与模式。推进中医药博物馆事业发展,实施中医药文化传播行动,推动中医药文化进校园。发展中医药健康旅游。

### （二）夯实中医药高质量发展基础

开展中医药活态传承、古籍文献资源保护与利用。提升中医循证能力。促进中医药科技创新。加快古代经典名方制剂研发。加强中药质量保障,建设药材质量标准体系、监测体系、可追溯体系。推动教育教学改革,构建符合中医药特点的人才培养模式。健全中医医师规范化培训制度和全科医生、乡村医生中医药知识培训机制。

## 八、做优做强健康产业

### （一）推动医药工业创新发展

鼓励新药研发创新和使用,加快临床急需重大疾病治疗药物的研发和产业化,支持优质仿制药研发。加快构建药品快速应急研发生产体系,针对新发突发传染病以及其他涉及国家公共卫生安全的应急需求,加强对防控所需药品和医疗器械应急研发、检验检测、体系核查、审评审批、监测评价等工作的统一指挥与协调。建立国家参考品原料样本和病患信息应急调用机制,完善药品紧急研发攻关机制。深化药品医疗器械审评审批制度改革,对符合要求的创新药、临床急需的短缺药品和医疗器械、罕见病治疗药品等,加快审评审批。强化对经济实惠的精神疾病药物和长效针剂的研发攻坚。

### （二）促进高端医疗装备和健康用品制造生产

优化创新医疗装备注册评审流程。开展原创性技术攻关,推出一批融合人工智能等新技术的高质量医疗装备。鼓励有条件的地方建设医疗装备应用推广基地,打造链条完善、特色鲜明的医疗装备产业集群。完善养老托育等相关用品标准体系,支持前沿技术和产品研发应用。围绕健康促进、慢病管理、养老服务等需求,重点发展健康管理、智能康复辅助器具、科学健身、中医药养生保健等新型健康产品,推动符合条件的人工智能产品进入临床试验。推进智能服务机器人发展,实施康复辅助器具、智慧老龄化技术推广应用工程。

### （三）促进社会办医持续规范发展

鼓励社会力量在医疗资源薄弱区域和康复、护理、精神卫生等短缺领域举办非营利性医疗机构。引导促进医学检验中心、医学影像中心等独立设置机构规范发展,鼓励有经验的执业医师开办诊所。增加规范化健康管理服务供给,发展高危人群健康体检、健康风险评估、健康咨询和健康干预等服务。落实行业监管职责,促进社会办医规范发展。

(四)增加商业健康保险供给

鼓励围绕特需医疗、前沿医疗技术、创新药、高端医疗器械应用以及疾病风险评估、疾病预防、中医治未病、运动健身等服务,增加新型健康保险产品供给。鼓励保险机构开展管理式医疗试点,建立健康管理组织,提供健康保险、健康管理、医疗服务、长期照护等服务。在基本签约服务包基础上,鼓励社会力量提供差异化、定制化的健康管理服务包,探索将商业健康保险作为筹资或合作渠道。进一步完善商业长期护理保险支持政策。搭建高水平公立医院及其特需医疗部分与保险机构的对接平台,促进医、险定点合作。加快发展医疗责任险、医疗意外保险,鼓励保险机构开发托育机构责任险和运营相关保险。

(五)推进健康相关业态融合发展

促进健康与养老、旅游、互联网、健身休闲、食品等产业融合发展,壮大健康新业态、新模式。支持面向老年人的健康管理、预防干预、养生保健、健身休闲、文化娱乐、旅居养老等业态深度融合,创新发展健康咨询、紧急救护、慢性病管理、生活照护等智慧健康养老服务。强化国有经济在健康养老领域有效供给。推动健康旅游发展,加快健康旅游基地建设。选择教学科研资源丰富、医疗服务能力强、产业实力雄厚的城市或区域,以高水平医院为基础,完善综合协同政策,打造健康产业集群。

## 九、强化国民健康支撑与保障

(一)深化医药卫生体制改革

加快建设分级诊疗体系。加强城市医疗集团网格化布局管理,整合医疗机构和专业公共卫生机构,为网格内居民提供一体化、连续性医疗卫生服务。加快推动县域综合医改,推进紧密型县域医共体建设,推进专科联盟和远程医疗协作网发展。稳步扩大家庭医生签约服务覆盖范围,加强基本公共卫生服务与家庭医生签约服务的衔接,提高签约服务质量。明确各级医疗卫生机构在相关疾病诊疗中的职责分工、转诊标准和转诊程序,形成连续通畅的双向转诊服务路径。推动三级医院提高疑难危重症和复杂手术占比,缩短平均住院日。

推动公立医院高质量发展。健全现代医院管理制度,充分发挥公立医院党委把方向、管大局、作决策、促改革、保落实的领导作用,健全全面预算管理、成本管理、预算绩效管理、内部审计和信息公开机制,推动医院管理科学化、精细化、规范化。全面开展公立医院绩效考核,持续优化绩效考核指标体系和方法。大力弘扬伟大抗疫精神和崇高职业精神,在全社会营造尊医重卫的良好氛围。推进优抚医院改革发展。提高监管场所医疗机构专业化水平。

深化相关领域联动改革。发挥好福建省三明市作为全国医改经验推广基地的作用,加大经验推广力度,按照"腾空间、调结构、保衔接"的路径,加快推进综合改革。健全全民医保制度,开展按疾病诊断相关分组、按病种分值付费,对于精神病、安宁疗护和医疗康复等需要长期住院治疗且日均费用较稳定的疾病推进按床日付费,将符合条件的互联网医疗服务按程序纳入医保支付范围。稳步建立长期护理保险制度。完善药品供应保障体系,扩大药品和高值医用耗材集中采购范围,落实集中采购医保资金结余留用政策,完善短缺药品监测网络和信息直报制度,保障儿童等特殊人群用药。深化医疗服务价格改革,规范管理医疗服务价格项目,建立灵敏有度的价格动态调整机制,优化中医医疗服务价格政策。深化人事薪酬制度改革,落实医疗卫生机构内部分配自主权,建立主要体现岗位职责和知识价值的薪酬体系。

健全医疗卫生综合监管制度。建立健全机构自治、行业自律、政府监管、社会监督相结合的医疗卫生综合监督管理体系,加强对服务要素准入、质量安全、公共卫生、机构运行、医疗保障基金、健康养老、托育服务和健康产业等的监管。积极培育医疗卫生行业组织,在制定行业管理规范和技术标准、规范执业行为、维护行业信誉、调解处理服务纠纷等方面更好发挥作用。提升卫生健康监督执法能力。构建更为严密的医疗卫生机构安全生产责任体系,加强医疗卫生机构危险化学品使用管理,落实医疗卫生机构消防安全管理责任,深入开展从业人员消防安全教育培训。

---

**专栏4　深化医药卫生体制改革项目**

紧密型医疗联合体等网格化布局,公立医院高质量发展,公立医院综合改革示范,公立医院薪酬制度改革,医疗服务价格改革,药品、高值医用耗材集中采购,全国医疗服务成本价格监测网络,地方医改监测评价。

---

（二）强化卫生健康人才队伍建设

强化医教协同,推进以胜任力为导向的教育教学改革,优化医学专业结构。完善毕业后医学教育制度,支持新进医疗岗位的本科及以上学历临床医师均接受住院医师规范化培训。健全继续医学教育制度。强化基层人才队伍建设,加强全科医生临床培养培训,深入实施全科医生特岗计划、农村订单定向医学生免费培养和助理全科医生培训,有条件的地区探索实施"县聘乡用、乡聘村用"。开发退休医务人员人力资源,支持城市二级以上医院在职或退休医师到乡村医疗卫生机构多点执业或开办诊所。加强乡村卫生人才在岗培训和继续教育。加强疾控骨干人才队伍建设,提升现场流行病学调查等核心能力。完善公共卫生人员准入、使用和考核评价等机制。加强职业卫生复合型人才培养。加强药师队伍建设和配备使用。改革完善医务人员评价机制,坚持分层分类评价,突出品德能力业绩导向,增加临床工作数量和质量指标,探索试行成果代表作制度,淡化论文数量要求。

（三）加快卫生健康科技创新

推进医学科技创新体系的核心基地建设。新布局一批国家临床医学研究中心,形成覆盖全国的协同研究网络。加强疾病防控和公共卫生科研攻关体系与能力建设,汇聚力量协同开展重大传染病防控全链条研究。面向人民生命健康,开展卫生健康领域科技体制改革试点,启动卫生健康领域科技创新2030—重大项目、"十四五"重点研发计划等国家科技计划,实施"脑科学与类脑研究"等重大项目以及"常见多发病防治研究""生育健康及妇女儿童健康保障"等重点专项。健全涉及人的医学研究管理制度,规范生物医学新技术临床研究与转化应用管理。加快推广应用适合基层和边远地区的适宜医疗卫生技术。完善审批程序,加强实验室生物安全管理,强化运行评估和监管。完善高级别病原微生物实验室运行评价和保障体系,完善国家病原微生物菌(毒)种和实验细胞等可培养物保藏体系。

（四）促进全民健康信息联通应用

落实医疗卫生机构信息化建设标准与规范。依托实体医疗机构建设互联网医院,为签约服务重点人群和重点随访患者提供远程监测和远程治疗,推动构建覆盖诊前、诊中、诊后的线上线下一体化医疗服务模式。支持医疗联合体运用互联网技术便捷开展预约诊疗、双向转诊、远程医疗等服务。优化"互联网+"签约服务,全面对接居民电子健康档案、电子病历,逐步接入更广泛的健康数据,为签约居民在线提供健康咨询、预约转诊、慢性病随访、健康管理、延伸处方等服务。推动"互联网+慢性病(糖尿病、高血压)管理",实现慢性病在线复诊、处方流转、医保结算和药品配送。推广应用人工智能、大数据、第五代移动通信(5G)、区块链、物联网等新兴信息技术,实现智能医疗服务、个人健康实时监测与评估、疾病预警、慢病筛查等。指导医疗机构合理保留传统服务方式,着力解决老年人等群体运用智能技术困难的问题。构建权威统一、互联互通的全民健康信息平台,完善全民健康信息核心数据库,推进各级各类医疗卫生机构统一接入和数据共享。探索建立卫生健康、医疗保障、药监等部门信息共享机制,通过全国一体化政务服务平台,实现跨地区、跨部门数据共享。研究制定数据开放清单,开展政府医疗健康数据授权运营试点。严格规范公民健康信息管理使用,强化数据资源全生命周期安全保护。

（五）完善卫生健康法治体系

贯彻落实基本医疗卫生与健康促进法,加快推动传染病防治法、突发公共卫生事件应对法、职业病防治法、中医药传统知识保护条例等法律法规的制修订工作,构建系统完备的卫生健康法律体系。加快完善医疗卫生技术标准体系,针对"互联网+医疗健康"等新业态加快标准制修订。加强普法宣传。持续深化卫生健康领域"放管服"改革。

（六）加强交流合作

全方位推进卫生健康领域国际合作,推动构建人类卫生健康共同体。完善政策对话与协作机制,深入参与相关国际标准、规范、指南等的研究、谈判与制定。健全跨境卫生应急沟通协调机制。完善我国参与国际重特大突发公共卫生事件应对机制。深化中医药领域国际交流合作。促进"一带一路"卫生健康合作,推进健康丝绸之路建设。创新卫生发展援助与合作模式。深化与港澳台地区卫生健康交流合作。

## 十、强化组织实施

（一）加强组织领导

加强党对卫生健康工作的领导,强化政府责任,健全部门协作机制,及时细化完善政策措施,完善国民健康政策,推动各项任务落实。加快建立健康影响评价评估制度,推动经济社会发展规划中突出健康目标指标、公共政策制定实施中向健康倾斜、公共资源配置上优先满足健康发展需要。

（二）动员各方参与

强化跨部门协作,发挥工会、共青团、妇联、残联、计生协会等群团组织以及其他社会组织的作用,调动各企(事)业单位、学校、村(社区)积极性和创造性,鼓励相关行业学会、协会等充分发挥专业优势,将卫生健康工作纳入基层治理,引导群众主动落实健康主体责任、践行健康生活方式。

(三)做好宣传引导

发挥基层首创精神,鼓励地方结合实际积极探索创新。及时总结推广地方好的经验和做法,发挥示范引领作用。积极宣传推进健康中国建设相关政策措施,做好信息发布,加强正面宣传和典型报道。加强舆论引导,及时回应社会关切。

(四)强化监测评价

健全卫生健康规划体系,加强不同层级规划衔接。各有关部门要加强对地方的指导。建立健全规划实施监测评价机制,加强监测评估能力建设,对规划实施进行年度监测和中期、末期评估,及时发现和统筹研究解决实施中的问题。

# 国务院关于印发"十四五"国家老龄事业发展和养老服务体系规划的通知

国发〔2021〕35号

各省、自治区、直辖市人民政府,国务院各部委、各直属机构:

现将《"十四五"国家老龄事业发展和养老服务体系规划》印发给你们,请认真贯彻执行。

国务院

2021 年 12 月 30 日

## "十四五"国家老龄事业发展和养老服务体系规划(节选)

### 六、完善老年健康支撑体系

(十三) 加强老年健康教育和预防保健

完善健康教育和健康管理。开发老年健康教育科普教材,通过老年健康宣传周等多种活动,利用多种传播媒介普及健康知识和健康生活方式,提高老年人健康素养。落实基本公共卫生服务老年人健康管理项目,做实老年人家庭医生签约服务。加强老年人群重大传染病的早期筛查、干预,鼓励有条件的地方开展阿尔茨海默病、帕金森病等神经退行性疾病的早期筛查和健康指导。

实施老年健康促进工程。加强老年人群重点慢性病的早期筛查、干预及分类指导,开展老年口腔健康、老年营养改善、老年痴呆防治和心理关爱行动。推动老年健康领域科研成果转化,遴选推广一批老年健康适宜技术,提高基层的老年健康服务能力。发挥中医药在老年病、慢性病防治等方面的优势和作用。

---

**专栏3 老年健康服务体系建设行动**

老年健康促进工程。监测老年人健康素养状况,开展有针对性的健康教育活动。将老年心理关爱行动覆盖至所有县(市、区、旗)。在先行试点的基础上,实施老年口腔健康行动和老年营养改善行动。实施老年痴呆防治行动,提升老年痴呆防治水平。

老年健康服务体系建设工程。构建综合连续、覆盖城乡的老年健康服务体系。加强综合性医院老年医学科以及老年医院、康复医院、护理院(中心、站)、安宁疗护机构建设。鼓励社会力量开办护理院(中心、站)。在国家安宁疗护试点市(区),每个县(市、区、旗)至少设立 1 个安宁疗护病区,有条件的社区卫生服务中心和乡镇卫生院设立安宁疗护病床。

---

## 七、大力发展银发经济

（十八）促进老年用品科技化、智能化升级

发展健康促进类康复辅助器具。加快人工智能、脑科学、虚拟现实、可穿戴等新技术在健康促进类康复辅助器具中的集成应用。发展外骨骼康复训练、认知障碍评估和训练、沟通训练、失禁康复训练、运动肌力和平衡训练、老年能力评估和日常活动训练等康复辅助器具。发展用药和护理提醒、呼吸辅助器具、睡眠障碍干预以及其他健康监测检测设备。

---

**专栏6　老年用品研发制造应用重大科技攻关**

结合"十四五"国家重点研发计划相关专项的实施，加强对高龄老年人机能增强和照护、失能老年人用品等的研发。围绕神经系统损伤、损伤后脑认知功能障碍、瘫痪助行等康复治疗需求，突破脑机交互等技术，开发用于不同损伤康复的辅助机器人系列产品，实施智能服务机器人发展行动计划。研发穿戴式动态心电监测设备和其他生理参数检测设备，发展便携式健康监测设备、自助式健康检测设备等健康监测产品，开发新型信号采集芯片和智能数字医疗终端。

---

## 九、营造老年友好型社会环境

（二十六）培育敬老爱老助老社会风尚

积极发挥多方合力。建立健全为老志愿服务项目库，鼓励机构开发志愿服务项目，支持公益慈善类社会组织参与，引导在校生志愿服务和暑期实践、相关专业学生社会实习、社会爱心人士志愿服务等与老年人生活服务、健康服务、精神慰藉、法律援助等需求有效对接。围绕关爱老年人开展慈善募捐、慈善信托等慈善活动，依法加强对慈善组织和慈善活动的扶持和监管。

## 十、增强发展要素支撑体系

（三十）加强人才队伍建设

拓宽人才培养途径。引导有条件的高校开设老年学、老年医学、老年护理学、老年心理学、老年社会学、老年营养学、老年服务与管理、老年社会工作等课程，鼓励高校自主培养积极应对人口老龄化相关领域的高水平人才，加大新技术新应用新业态的引才用人力度，为智慧健康养老、老龄科研、适老化产品研发制造等领域培养引进和储备专业人才。

# 国务院办公厅关于印发国家残疾预防行动计划（2021—2025 年）的通知

国办发〔2021〕50 号

各省、自治区、直辖市人民政府，国务院各部委、各直属机构：

《国家残疾预防行动计划(2021—2025 年)》已经国务院同意，现印发给你们，请认真贯彻执行。

国务院办公厅

2021 年 12 月 14 日

## 国家残疾预防行动计划（2021—2025 年）

残疾严重损害个人健康、家庭幸福，影响经济社会健康发展，做好残疾预防对于保障人民群众生命安全和身体健康、提高全民族健康素质、促进经济社会高质量发展具有重大意义。"十三五"期间，通过制定实施《国家残疾预防行动计划(2016—2020 年)》，残疾预防工作取得显著成效。政府主导、多部门协调联动、社会共同参与的残疾预防工作格局初步形成，残疾预防法规政策更加完善，遗传和发育、疾病、伤害致残防控及残疾康复服务各项任务有效落实、工作目标如期实现。

当前，我国发展已进入新阶段，为贯彻落实党中央、国务院关于健康中国建设和新时代残疾人工作的决策部署，进一步加强残疾预防，有效减少和控制残疾发生、发展，依据《残疾预防和残疾人康复条例》等法规、政策，制定本行动计划。

### 一、总体要求

（一）指导思想

以习近平新时代中国特色社会主义思想为指导，全面贯彻党的十九大和十九届历次全会精神，认真落实党中央、国务院决策部署，坚持以人民为中心的发展思想，贯彻预防为主的方针，以基层为重点，以改革创新为动力，将残疾预防融入经济社会发展各领域，全民动员、科学施策、依法推进，提高全社会残疾风险综合防控能力，有力保障人民群众生命安全和身体健康。

（二）基本原则

政府主导，联防联控。进一步完善政府主导、多部门协调联动、社会共同参与的残疾预防工作格局。强化政府责任,加强跨部门协作,完善防治策略、制度安排和保障政策。落实单位、个人责任,调动全社会积极性,形成政府、社会、个人协同推进残疾预防的合力。

人人尽责,共建共享。倡导每个人是自己健康第一责任人的理念,把增强公民个人残疾预防意识和能力作为残疾预防的基础工程抓紧、抓实,广泛开展残疾预防宣传教育,让残疾预防知识、行为和技能成为全民普遍具备的素养和能力。

系统推进,早期干预。全面实施覆盖全人群全生命周期的残疾预防三级防控策略,着力推进关口前移、早期干预。针对各阶段主要致残因素采取综合干预措施,推进健康教育、健康促进,提供系统连续的筛查、诊断、治疗、康复一体化服务。

（三）工作目标

到 2025 年,覆盖经济社会发展各领域的残疾预防政策体系进一步完善,全人群全生命周期残疾预防服务网络更加健全,全民残疾预防素养明显提升,遗传和发育、疾病、伤害等主要致残因素得到有效防控,残疾康复服务状况持续改善,残疾预防主要指标处于中高收入国家前列。

（四）主要指标

| 领域 | | 指标 | 2020 年 | 2025 年 |
|---|---|---|---|---|
| 残疾预防知识普及行动 | 1 | 重点人群残疾预防知识普及率 | — | >80% |
| 出生缺陷和发育障碍致残防控行动 | 2 | 婚前医学检查率 | 68.5% | >70% |
| | 3 | 孕前优生健康检查目标人群覆盖率 | >80% | >80% |
| | 4 | 孕产妇系统管理率 | >90% | >90% |
| | 5 | 产前筛查率 | >60% | >75% |
| | 6 | 新生儿遗传代谢性疾病筛查率 | ≥98% | ≥98% |
| | 7 | 新生儿听力筛查率 | 86.5% | ≥90% |
| | 8 | 3 岁以下儿童系统管理率 | ≥80% | ≥85% |
| 疾病致残防控行动 | 9 | 高血压患者基层规范管理服务率 | >60% | ≥65% |
| | 10 | 2 型糖尿病患者基层规范管理服务率 | >60% | ≥65% |
| | 11 | 百万人口白内障复明手术率 | >2 000 | >3 000 |
| | 12 | 以社区为单位心理咨询室或社会工作室建成率 | — | >80% |
| | 13 | 登记在册的严重精神障碍患者规范管理率 | >80% | >83% |
| | 14 | 适龄儿童免疫规划疫苗接种率 | >90% | >90% |
| | 15 | 控制和消除重大地方病的县（市、区、旗） | >95% | >95% |
| | 16 | 接触职业病危害的劳动者在岗期间职业健康检查率 | ≥90% | ≥90% |
| 伤害致残防控行动 | 17 | 生产安全事故发生起数 | 比 2016 年下降 10% 以上 | 比 2020 年下降 10% 以上 |
| | 18 | 声环境功能区夜间达标率 | 80.1% | 达到 85% |

续表

| 领域 | | 指标 | 2020 年 | 2025 年 |
|---|---|---|---|---|
| 康复服务促进行动 | 19 | 每 10 万人口康复医师人数 | — | 力争达到 8 人 |
| | 20 | 65 岁以上失能老年人健康服务率 | >80% | >80% |
| | 21 | 开展精神障碍社区康复服务的县(市、区、旗) | — | >80% |
| | 22 | 开展精神障碍社区康复服务的县(市、区、旗)的居家患者接受社区康复服务比率 | — | >60% |
| | 23 | 残疾人基本康复服务覆盖率 | >80% | >85% |
| | 24 | 残疾人辅助器具适配率 | >80% | >85% |
| | 25 | 公共建筑无障碍设施建设率 | — | 100% |

注:"十三五"期间未开展数据统计工作的指标 2020 年数据标注为"—"。

## 二、主要行动

(一)残疾预防知识普及行动

建立完善残疾预防科普知识资源库。出版、遴选、推介一批残疾预防科普读物,针对重点人群、主要致残因素定期更新、发布残疾预防核心知识。推动将残疾预防和出生缺陷防治核心知识纳入全科医生、专科医生、妇幼保健人员、社会工作人员、残疾人工作者等职业培训课程和教材内容,形成残疾预防知识科普骨干队伍,确保残疾预防知识规范、有效传播。(中国残联、国家卫生健康委牵头,中央宣传部、中央网信办、教育部、司法部、生态环境部、交通运输部、应急部、广电总局、国家疾控局、全国总工会、共青团中央按职责分工负责)

加强重点人群残疾预防知识普及。面向儿童、青少年、新婚夫妇、孕产妇、婴幼儿家长、老年人、高危职业从业者等重点人群开展针对性宣传教育,主动提供残疾预防和出生缺陷防治科普知识,普及遗传和发育、疾病、伤害等致残防控的科学知识、方法;面向伤病者、残疾人,加强康复知识宣传普及,着力提升康复意识、能力。(中国残联、国家卫生健康委牵头,教育部、民政部、司法部、生态环境部、交通运输部、应急部、国家疾控局、全国总工会、共青团中央、全国妇联按职责分工负责)

组织实施重点宣传教育行动。持续开展残疾预防日宣传教育活动,同时利用爱耳日、爱眼日、世界噪音日、防治碘缺乏病日、预防出生缺陷日、精神卫生日、防灾减灾日、全国消防日、全国交通安全日等宣传节点,加强残疾预防知识专题宣传,充分利用群众喜闻乐见的活动形式、传播方式,提升各类宣传教育活动的影响力、实效性。(中国残联、国家卫生健康委、中央宣传部牵头,中央网信办、教育部、工业和信息化部、公安部、民政部、司法部、人力资源社会保障部、生态环境部、交通运输部、应急部、广电总局、国家疾控局、全国总工会、共青团中央、全国妇联按职责分工负责)

(二)出生缺陷和发育障碍致残防控行动

加强婚前、孕前保健。推进婚前保健,加强对遗传性疾病、指定传染病、严重精神障碍的检查并提出医学意见,指导婚前医学检查服务机构科学优化婚前医学检查场所布局及服务流程,加强婚姻登记场所婚姻家庭健康咨询室建设,加大健康婚育指导力度。深入实施孕前优生健康检查、增补叶酸等基本公共卫生服务,指导科学备孕,为计划怀孕夫妇提供健康教育、咨询指导、筛查评估、综合干预等孕前优生服务,推进补服叶酸预防神经管缺陷。(国家卫生健康委牵头,民政部、全国妇联按职责分工负责)

做好产前筛查、诊断。提供生育全程基本医疗保健服务,广泛开展产前筛查,加强对常见胎儿染色体病、严重胎儿结构畸形、单基因遗传病等重大出生缺陷的产前筛查和诊断。推进高龄孕产妇等重点人群的分类管理和服务,落实妊娠风险筛查与评估、高危孕产妇专案管理等制度,强化县、乡、村三级妇幼卫生服务网络建设,完善基层网底和转诊网络。(国家卫生健康委负责)

加强儿童早期筛查和早期干预。全面开展新生儿苯丙酮尿症、先天性甲状腺功能减低症等遗传代谢性疾病和听力筛查,逐步扩大致残性疾病筛查病种范围,推进早筛、早诊、早治。规范婴幼儿早期发展服务,加强对家庭和托幼机构儿童早期发展服务的指导,深入实施中央专项彩票公益金出生缺陷干预救助项目。做实0—6岁儿童健康管理工作,大力推进0—6岁儿童致残性疾病筛查,建立筛查、诊断、康复救助衔接机制,不断提升儿童致残性疾病早发现、早诊断、早干预、早康复能力和效果。(国家卫生健康委、中国残联牵头,教育部、全国妇联按职责分工负责)

(三)疾病致残防控行动

加强慢性病致残防控。推广健康生活方式,提倡戒烟限酒、合理膳食、均衡营养、科学运动,减少每日食用油、盐、糖摄入量。开展全民健身行动,发挥好体育健身在主动健康干预、慢性病防治、康复中的作用。加强高血压、糖尿病等慢性病患者规范管理,做好并发症筛查和干预。丰富家庭医生签约服务内容,提高服务质量,推进基层慢性病医防融合管理。持续开展脑卒中等高危人群筛查与干预项目。着力做好防盲治盲、防聋治聋工作。(国家卫生健康委、国家疾控局牵头,教育部、体育总局、中国残联按职责分工负责)

加强社会心理服务和精神疾病防治。构建社会心理健康服务体系,强化重点人群心理健康服务、社会工作服务和个体危机干预,加强群体危机管理,将心理援助纳入突发事件应急预案,为遭遇突发公共事件群体提供心理援助服务。加强对精神分裂症、阿尔茨海默病、抑郁症、孤独症等主要致残性精神疾病的筛查识别和治疗。做好严重精神障碍患者规范管理,落实监管责任,加强救治救助。(中央政法委、公安部、民政部、国家卫生健康委、应急部、国家中医药局、国家疾控局、全国妇联、中国残联按职责分工负责)

加强传染病及地方病致残防控。全面实施国家免疫规划,继续将脊髓灰质炎、流行性乙型脑炎等致残性传染病的疫苗接种率维持在高水平。落实《中华人民共和国疫苗管理法》,保证疫苗使用安全。加强传染病防控,做好传染病报告及患者医疗救治。针对地方病流行状况,实行重点地方病监测全覆盖,持续消除碘缺乏病、大骨节病、氟骨症等重大地方病致残。(国家卫生健康委、国家疾控局牵头,各省级人民政府负责)

加强职业病致残防控。加强职业健康监管体系建设,做好重点行业职业健康管理,督促用人单位落实职业病防治主体责任,提升职业健康工作水平。落实防尘、防毒、防噪声、防辐射等重点措施,减少工作场所职业危害因素。加强重点人群劳动保护,避免接触有毒有害因素。加强严重致残职业病患者救治,预防尘肺病、职业中毒、噪声等致残。(国家卫生健康委牵头,国家发展改革委、人力资源社会保障部、应急部、全国总工会按职责分工负责)

（四）伤害致残防控行动

加强安全生产和消防安全监督管理。加大安全生产监管执法力度,排查治理重点行业领域重大事故隐患,持续改善工矿行业劳动条件。大力推进工伤预防工作,减少因工伤致残。加强消防安全治理,排查治理客运车站、码头、医院、学校、幼儿园、养老院、儿童福利机构、未成年人救助保护机构及劳动密集型企业等人员密集场所的消防安全隐患,完善消防安全设施,提高防范火灾能力。(应急部牵头,教育部、民政部、人力资源社会保障部、住房城乡建设部、交通运输部、国家卫生健康委、全国总工会按职责分工负责)

加强道路交通和运输安全管理。加强交通安全系统治理、依法治理、综合治理、源头治理,深化隐患排查治理,提升道路设施安全保障水平,加大严重交通违法行为查处力度。加强道路运输指挥调度、动态监测、应急处置。加强旅游包车、班线客车、危险货物运输车、货车等重点车辆安全管理,推动落实政府领导责任、行业部门监管责任和企业安全主体责任。加强机动车生产、改装、登记、检验等环节监管。加强道路交通事故伤者救援渠道和救治网络建设,减少交通事故致残。(公安部、交通运输部牵头,工业和信息化部、文化和旅游部、国家卫生健康委、应急部、市场监管总局按职责分工负责)

加强儿童伤害和老年人跌倒致残防控。开展学校、幼儿园、社区、家庭儿童伤害综合干预,推广"四安全"儿童伤害综合干预模式,积极开展针对儿童溺水、道路交通伤害、跌落、烧烫伤、中毒、暴力等风险的安全教育,健全儿童用品强制性国家标准体系,加强对玩具、电子产品的监督和管理。推广使用儿童安全座椅。加强老年友好环境建设,鼓励家居环境适老化改造,改造易致跌倒的危险环境。开展老年人跌倒干预和健康指导,提高老年人及其照料者预防跌倒的意识和能力。提高对儿童伤害和老年人跌倒的救援、救治水平。(教育部、公安部、民政部、国家卫生健康委、市场监管总局、国家疾控局、全国妇联按职责分工负责)

增强防灾减灾能力。加强灾害风险隐患排查及群众性应急演练。做好灾害监测预警、应急准备、应急救援、生活救助、恢复重建等工作,加强社区、学校、幼儿园、医院、车站、工厂等人员密集场所灾害防御,依托现有资源,推动建设全国应急救援医疗平台,提高突发灾害现场应急处置能力和水平。完善应急医疗技能实战训练、救援人员康复治疗技能培训、移动医院和医疗救援装备储备等。(应急部牵头,教育部、民政部、自然资源部、交通运输部、水利部、国家卫生健康委、中国气象局按职责分工负责)

加强农产品和食品药品安全监管。聚焦突出问题,防范化解农产品质量安全风险隐患,推进农产品质量安全治理现代化。完善食品生产安全风险防控体系和分级管理制度,加强食品安全风险动态排查,定期开展风险评估研判,加强生产经营过程监管,加大抽检力度,严惩重处违法行为,压实企业主体责任。严厉打击制售假劣药品、无证医疗器械违法行为,持续加强药品不良反应和医疗器械不良事件监测。(市场监管总局牵头,农业农村部、国家卫生健康委、国家药监局按

职责分工负责）

保障饮用水安全和加强空气、噪声污染治理。全面开展城乡饮用水卫生监测，及时掌握全国饮用水水质基本状况，确保达到生活饮用水卫生标准。加强水源保护和水质保障，推动城市供水设施建设改造，保障城市供水安全，推进农村饮水安全向农村供水保障转变。持续开展大气污染防治行动，强化工业企业无组织排放管控，推进工业污染源全面达标排放，加大超标处罚和联合惩戒力度。大力推进企业清洁生产，推动重点行业污染治理升级改造，积极推进钢铁等行业超低排放改造，深入推进柴油货车污染治理，实施清洁取暖等措施，加强环境空气质量监测，做好重污染天气应急响应。加强噪声污染治理，推动地级及以上城市全面实现功能区声环境质量自动监测。强化生态环境与健康管理，减少饮用水、空气、噪声等环境污染致残。（生态环境部牵头，自然资源部、住房城乡建设部、水利部、国家卫生健康委按职责分工负责）

（五）康复服务促进行动

加强康复医疗服务。贯彻落实国家卫生健康委等八部门印发的《关于加快推进康复医疗工作发展的意见》，提高康复医疗服务能力，完善康复医疗服务指南和技术规范，积极发展中医特色康复服务。加强康复医疗人才教育培养，加快建设康复大学，鼓励有条件的院校设置康复治疗、康复工程等相关学科和专业。积极发展社区和居家康复医疗，鼓励有条件的医疗机构将机构内康复医疗服务延伸至社区和家庭。（国家发展改革委、教育部、民政部、国家卫生健康委、国家中医药局、中国残联按职责分工负责）

保障残疾人基本康复服务。落实政府基本公共服务责任，开展残疾人基本需求与服务状况调查，持续组织实施残疾人精准康复服务行动，为残疾人提供康复医疗、康复训练、康复辅助器具配置等基本康复服务。加强残疾人康复机构规范化建设，着力推进精神障碍、智力残疾等社区康复服务。健全基本康复服务、康复辅助器具适配服务标准规范，持续提升残疾康复服务质量。落实残疾儿童康复救助制度，合理确定救助标准，增加康复服务供给，确保残疾儿童得到及时有效的康复服务。有条件的地方可对城乡困难残疾人、重度残疾人基本型辅助器具适配给予补贴。（中国残联牵头，教育部、民政部、国家卫生健康委按职责分工负责）

加强长期照护服务。完善居家、社区、机构相衔接的专业化长期照护服务体系，改善失能老年人照护服务质量，努力延缓残疾发生、发展。落实经济困难的失能老年人补贴制度，加强与残疾人两项补贴政策衔接。稳步推进长期护理保险制度试点，推动形成符合我国国情的长期护理保险制度。鼓励发展商业性长期护理保险产品，为参保人提供个性化长期照护服务。（民政部、国家卫生健康委、市场监管总局、国家医保局、银保监会按职责分工负责）

提升无障碍设施建设水平。修订完善无障碍环境建设标准，组织创建全国无障碍建设城市，持续推动城市道路、公共交通、居住社区、公共服务设施和残疾人服务设施等加快无障碍建设和改造。实施困难重度残疾人家庭无障碍改造，提高残疾人家庭无障碍改造水平。探索传统无障碍设施设备数字化、智能化升级。加快发展信息无障碍，加快普及互联网网站、移动互联网应用程序和自助公共服务设备无障碍。（住房城乡建设部牵头，中央网信办、工业和信息化部、交通运输部、广电总局、中国残联按职责分工负责）

## 三、保障措施

（一）加强组织领导

国务院残疾人工作委员会负责组织实施本行动计划,指导各地、各有关部门及单位落实相关工作任务,定期召开会议,听取汇报,通报情况,开展调度,研究解决重大问题。各地要结合实际研究制定本地残疾预防行动计划,健全工作推进机制,保障工作条件,加强统筹调度,确保实现各项任务目标。各有关部门要按照职责分工,将所承担的残疾预防工作任务纳入重点工作安排,逐项抓好落实。（各级残疾人工作委员会及其成员单位、有关单位按职责分工负责）

（二）健全技术支撑体系

完善国家残疾预防专家咨询委员会,建立健全各省（自治区、直辖市）残疾预防专家咨询委员会,承担咨询、评估、宣教等任务,为本行动计划实施提供技术支持。加强残疾预防科技攻关、示范应用,针对残疾预防重点难点,结合中央财政科技计划（专项、基金等）以及地方科技发展专项等给予支持。强化残疾预防信息支撑,推动残疾预防信息跨部门跨区域共享。确定残疾预防重点联系地区,加强监测,探索经验,开展残疾预防新技术示范应用。（教育部、科技部、公安部、民政部、财政部、人力资源社会保障部、生态环境部、住房城乡建设部、交通运输部、国家卫生健康委、应急部、市场监管总局、国家疾控局、中国残联按职责分工负责）

（三）开展监测评估

国务院残疾人工作委员会成员单位和有关单位按职责分工做好相关任务指标年度监测,及时收集、分析反映相关任务落实情况的数据和信息。国务院残疾人工作委员会组织开展中期及终期评估,通过评估了解掌握本行动计划实施进展情况,系统分析评价目标任务完成情况,总结经验做法,找出突出问题,提出对策建议。地方各级残疾人工作委员会负责组织有关单位,做好本地残疾预防行动计划实施情况监测评估。对进度滞后、工作不力的地区、部门和单位,及时督促整改。（各级残疾人工作委员会及其成员单位、有关单位按职责分工负责）

（四）做好宣传引导

采取多种方式,强化舆论宣传,编写发布解读材料,宣传介绍实施本行动计划的重大意义、目标任务和主要举措,帮助社会各界了解掌握核心内容,鼓励引导社会广泛参与、支持实施。及时宣传报道实施进展、阶段性成效,做好经验交流分享,为推进实施营造良好氛围。（中国残联、国家卫生健康委牵头,中央宣传部、中央网信办、教育部、工业和信息化部、公安部、民政部、司法部、生态环境部、住房城乡建设部、交通运输部、应急部、市场监管总局、广电总局、国家疾控局、全国总工会、共青团中央、全国妇联按职责分工负责）

# 国务院关于印发中国妇女发展纲要和
# 中国儿童发展纲要的通知

国发〔2021〕16号

各省、自治区、直辖市人民政府,国务院各部委、各直属机构:

现将《中国妇女发展纲要(2021—2030年)》和《中国儿童发展纲要(2021—2030年)》印发给你们,请认真贯彻执行。

国务院

2021年9月8日

## 中国妇女发展纲要(2021—2030年)(节选)

### 二、发展领域、主要目标和策略措施

(一)妇女与健康

主要目标:

6. 妇女心理健康素养水平不断提升。妇女焦虑障碍、抑郁症患病率上升趋势减缓。

策略措施:

7. 加强艾滋病梅毒乙肝母婴传播防治。全面落实预防艾滋病、梅毒和乙肝母婴传播综合干预措施,提高孕早期检测率,孕产妇艾滋病、梅毒和乙肝检测率达到98%以上,艾滋病、梅毒孕产妇感染者治疗率达到95%以上。加大艾滋病防控力度,加强艾滋病防治知识和相关政策宣传教育,提高妇女的防范意识和能力。加强对妇女感染者特别是流动和欠发达地区妇女感染者的医疗服务,提高随访率。为孕产妇感染者及其家庭提供多种形式的健康咨询、心理和社会支持等服务。

8. 促进妇女心理健康。加强心理健康相关知识宣传,根据妇女需要开展心理咨询、评估和指导,促进妇女掌握基本的心理调适方法,预防抑郁、焦虑等心理问题。在心理健康和精神卫生服务体系建设中,重点关注青春期、孕产期、更年期和老年期妇女的心理健康。强化心理咨询和治疗技术在妇女保健和疾病防治中的应用。加大应用型心理健康和社会工作人员培养力度,促进医疗机构、心理健康和社会工作服务机构提供规范服务。鼓励社区为有需要的妇女提供心理健康服务支持。

9. 提升妇女健康素养。实施健康知识普及行动,加大妇女健康知识普及力度,建立完

善健康科普专家库和资源库,持续深入开展健康科普宣传教育,规范发布妇女健康信息,引导妇女树立科学的健康理念,学习健康知识,掌握身心健康、预防疾病、科学就医、合理用药等知识技能。提高妇女参与传染病防控、应急避险的意识和能力。面向妇女开展控制烟草危害、拒绝酗酒、远离毒品宣传教育。引导妇女积极投身爱国卫生运动,养成文明健康生活方式。

(二)妇女与教育

策略措施:

13. 构建平等尊重和安全友善的校园环境。促进建立相互尊重、平等和睦的师生、同学关系,鼓励学校设置生命教育、心理健康教育和防性侵、防性骚扰的相关课程,提高学生的自我保护意识和能力。中小学校建立完善预防性侵未成年人工作机制,高校建立完善预防性侵和性骚扰工作机制,加强日常管理、预防排查、投诉受理和调查处置。加强师德师风建设,履行查询法定义务,对不符合条件的教职人员进行处置。

(五)妇女与社会保障

策略措施:

9. 保障妇女享有基本养老服务。加快建设居家社区机构相协调、医养康养相结合的养老服务体系,大力发展普惠型养老服务。完善社区居家养老服务网络,推进公共设施适老化改造,推动专业机构服务向社区和家庭延伸。提升公办养老机构服务能力和水平,完善公建民营管理机制,结合服务能力适当拓展服务对象,重点为经济困难的失能失智、计划生育特殊家庭老年人提供托养服务。促进养老机构提供多元化、便利化、个性化服务,提高老年妇女生活照料、紧急救援、精神慰藉等服务水平。支持社会力量扩大普惠型养老服务供给,支持邻里之间的互助性养老。加大养老护理型人才培养力度,建设高素质、专业化的养老服务队伍。

10. 探索建立多层次长期照护保障制度。稳步建立长期护理保险制度,将符合条件的失能妇女按规定纳入保障范围,妥善解决其护理保障问题。加强长期护理保险制度与长期照护服务体系有机衔接。探索建立相关保险、福利、救助相衔接的长期照护保障制度,扩大养老机构护理型床位供给,提高护理服务质量。为家庭照料者提供照护培训、心理疏导等支持。

11. 提高对妇女的关爱服务水平。开展农村留守妇女关爱行动。对农村留守妇女进行摸底排查,建立完善以县级为单位的信息台账。积极为农村留守妇女创业发展搭建平台、提供服务。支持农村留守妇女参与乡村振兴和家庭文明建设,在乡村治理、邻里互助、留守老人儿童关爱服务中发挥积极作用。完善特殊困难失能留守老年人探访关爱制度,不断拓展对妇女群体的关爱服务,支持社会力量参与,重点为生活困难、残疾、重病等妇女群体提供权益保护、生活帮扶、精神抚慰等关爱服务。

(七)妇女与环境

策略措施:

10. 在突发事件应对中关切妇女特别是孕期、哺乳期妇女及困难妇女群体的特殊需求。在突发事件应急体系建设、预防和应急处置机制建设、相关应急预案和规划制订中统筹考虑妇女特殊需求,优先保障女性卫生用品、孕产妇用品和重要医用物资供给。面向妇女开展突发事件预防应对知识和自救互救技能指导培训,提高妇女的防灾减灾意识和自救互救能力。在应对突发事件中加强对有需求妇女群体的救助服务和心理疏导。引导妇女积极参与防灾减灾工作。

（八）妇女与法律

策略措施:

4. 加大反家庭暴力法的实施力度。健全完善预防和制止家庭暴力多部门合作机制,适时出台落实反家庭暴力法的司法解释、指导意见或实施细则,发布反家庭暴力的典型案例或指导性案例。推动省(自治区、直辖市)、市(地、州、盟)出台反家庭暴力地方性法规。加强宣传教育、预防排查,建立社区网格化家庭暴力重点监控机制。完善落实家庭暴力发现、报告、处置机制,强化相关主体强制报告意识,履行强制报告义务。加大接处警工作力度,开展家庭暴力警情、出具告诫书情况统计。对构成犯罪的施暴人依法追究刑事责任,从严处理重大恶性案件。及时签发人身保护令,提高审核签发率,加大执行力度。加强紧急庇护场所管理,提升庇护服务水平。加强对家庭暴力受害妇女的心理抚慰和生活救助,帮助其身心康复。加强对施暴者的教育警示、心理辅导和行为矫治。开展家庭暴力案件跟踪回访。加强反家庭暴力业务培训和统计。

7. 有效控制和严厉惩处强奸、猥亵、侮辱妇女特别是女童和智力、精神残疾妇女的违法犯罪行为。加强防性侵教育,提高妇女尤其是女童的防性侵意识和能力。建立完善重点人群和家庭关爱服务机制、侵权案件发现报告机制、多部门联防联动机制和侵权案件推进工作督查制度。完善立案侦查制度,及时、全面、一次性收集固定证据,避免受害妇女遭受"二次伤害"。建立性侵害违法犯罪人员信息查询系统,完善和落实从业禁止制度。加强对受害妇女的隐私保护、心理疏导和干预。

# 中国儿童发展纲要（2021—2030 年）（节选）

## 二、发展领域、主要目标和策略措施

（一）儿童与健康

主要目标:

11. 增强儿童心理健康服务能力,提升儿童心理健康水平。

策略措施:

3. 加大儿童健康知识宣传普及力度。强化父母或其他监护人是儿童健康第一责任人的理念,依托家庭、社区、学校、幼儿园、托育机构,加大科学育儿、预防疾病、及时就医、合理用药、合理膳食、应急避险、心理健康等知识和技能宣传普及力度,促进儿童养成健康行为习惯。构建全媒体健康知识传播机制。发挥健康科普专家库和资源库作用。推进医疗机构规范设置"孕妇学校"和家长课堂,鼓励医疗机构、医务人员、相关社会组织等开展健康科普活动。预防和制止儿童吸烟(含电子烟)、酗酒,保护儿童远离毒品。

7. 强化儿童疾病防治。以早产、低出生体重、贫血、肥胖、心理行为异常、视力不良、龋齿等儿童健康问题为重点,推广儿童疾病防治适宜技术,建立早期筛查、诊断和干预服务机制。加强儿童口腔保健,12 岁儿童龋患率控制在 25% 以内。加强儿童重大传染性疾病、新发传染病管理以及艾滋病、梅毒、乙肝母婴阻断工作。完善儿童血液病、恶性肿瘤等重病诊疗体系、药品供应制度、综合保障制度,开发治疗恶性肿瘤等疾病的特效药。科学合理制定罕见病目录,加强罕见病管理。推广应用中医儿科适宜技术。

13. 加强儿童心理健康服务。构建儿童心理健康教育、咨询服务、评估治疗、危机干预和心理援助公共服务网络。中小学校配备心理健康教育教师。积极开展生命教育和挫折教育,培养儿童珍爱生命意识和自我情绪调适能力。关注和满足孤儿、事实无人抚养儿童、留守儿童和困境儿童心理发展需要。提高教师、家长预防和识别儿童心理行为异常的能力,加强儿童医院、精神专科医院和妇幼保健机构儿童心理咨询及专科门诊建设。大力培养儿童心理健康服务人才。

(二) 儿童与安全

策略措施:

9. 加强对学生欺凌的综合治理。完善落实学生欺凌综合治理的部门合作工作机制。营造文明安全校园环境,加强思想道德教育、法治教育和心理健康教育,培养学生的健全人格和社会交往能力。严格学校日常安全管理,健全学生欺凌早期预警、事中处理、事后干预等工作机制,提高教职员工、家长、学生对欺凌的预防和处置能力。依法依规调查和处置欺凌事件,发挥教育惩戒作用。强化校园周边综合治理,将学生欺凌专项治理纳入社会治安综合治理工作。

(三) 儿童与教育

策略措施:

3. 培养儿童良好思想道德素质、法治意识和行为习惯。加强理想教育、道德教育、法治教育、劳动教育,养成良好道德品质、法治意识和行为习惯,形成积极健康的人格和良好心理品质。中小学、幼儿园广泛开展性别平等教育。完善德育工作体系,深化课程育人、文化育人、活动育人、实践育人、管理育人、协同育人。创新德育工作形式,丰富德育内容,增强德育工作吸引力、感染力和实效性。

8. 保障特殊儿童群体受教育权利。完善特殊教育保障机制,推进适龄残疾儿童教育全覆盖,提高特殊教育质量。坚持以普通学校随班就读为主体,以特殊教育学校为骨干,以送教上门和远程教育为补充,全面推进融合教育。大力发展残疾儿童学前教育,进一步提高残疾儿童义务教育巩固水平,加快发展以职业教育为重点的残疾人高中阶段教育。推进孤独症儿童教育工作。

保障农业转移人口随迁子女平等享有基本公共教育服务。加强家庭经济困难学生精准资助，完善奖学金、助学金和助学贷款政策。加强对留守儿童和困境儿童的法治教育、安全教育和心理健康教育，优先满足留守儿童寄宿需求。在特殊教育学校大力推广国家通用手语和国家通用盲文。

（四）儿童与福利

策略措施：

9. 加强留守儿童关爱保护。进一步完善留守儿童关爱保护工作体系。强化家庭监护主体责任，提高监护能力。强化县、乡级政府属地责任，落实关爱帮扶政策措施。常态化开展寒暑假特别关爱行动，充分发挥群团组织以及社会组织、社会工作者、志愿者等作用，加强对留守儿童心理、情感、行为和安全自护的指导服务。积极倡导企业履行社会责任，为务工人员加强与留守未成年子女的联系沟通提供支持。落实支持农民工返乡就业创业相关政策措施，从源头上减少留守儿童现象。

（七）儿童与法律保护

策略措施：

3. 健全未成年人司法工作体系。公安机关、人民检察院、人民法院和司法行政部门应当确定专门机构或者指定专门人员负责办理涉及未成年人案件。完善未成年人司法保护工作评价考核标准。加强专业化办案与社会化保护配合衔接，加强司法机关与政府部门、人民团体、社会组织和社会工作者等的合作，共同做好未成年人心理干预、社会观护、教育矫治、社区矫正等工作。

4. 加强对未成年人的特殊司法保护。依法保障涉案未成年人的隐私权、名誉权以及知情权、参与权等诉讼权利。落实未成年人犯罪案件特别程序关于严格限制适用逮捕措施、法律援助、社会调查、心理评估、法定代理人或合适成年人到场、附条件不起诉、不公开审理、犯罪记录封存等规定。增强未成年人社区矫正实施效果。落实涉案未成年人与成年人分别关押、分别管理、分别教育制度。

10. 预防和依法严惩性侵害儿童违法犯罪行为。加强儿童预防性侵害教育，提高儿童、家庭、学校、社区识别防范性侵害和发现报告的意识和能力，落实强制报告制度。建立全国统一的性侵害、虐待、拐卖、暴力伤害等违法犯罪人员信息查询系统，完善落实入职查询、从业禁止制度。探索建立性侵害儿童犯罪人员信息公开制度，严格落实外籍教师无犯罪证明备案制度。加强立案和立案监督，完善立案标准和定罪量刑标准。依法严惩对儿童负有特殊职责人员实施的性侵害行为，依法严惩组织、强迫、引诱、容留、介绍未成年人卖淫犯罪。建立未成年被害人"一站式"取证机制，保护未成年被害人免受"二次伤害"。探索制定性侵害儿童案件特殊证据标准。对遭受性侵害或者暴力伤害的未成年被害人及其家庭实施必要的心理干预、经济救助、法律援助、转学安置等保护措施。

11. 预防和依法严惩对儿童实施家庭暴力的违法犯罪行为。加强反家庭暴力宣传，杜绝针对儿童的家庭暴力以及严重忽视等不利于儿童身心健康的行为。落实强制报告制度，及时受理、调查、立案和转处儿童遭受家庭暴力案件。出台关于反家庭暴力法的司法解释、指导意见或实施细则,充分运用告诫书、人身安全保护令、撤销监护人资格等措施,加强对施暴人的惩戒和教育。对构成犯罪的施暴人依法追究刑事责任,从严处理重大恶性案件。保护未成年被害人的隐私和安全,及时为未成年被害人及目睹家庭暴力的儿童提供心理疏导、医疗救治和临时庇护。

# 中华人民共和国国民经济和社会发展第十四个五年规划和 2035 年远景目标纲要（节选）

（2021 年 3 月 11 日第十三届全国人民代表大会第四次会议通过）

## 第四十四章　全面推进健康中国建设

把保障人民健康放在优先发展的战略位置,坚持预防为主的方针,深入实施健康中国行动,完善国民健康促进政策,织牢国家公共卫生防护网,为人民提供全方位全生命期健康服务。

### 第一节　构建强大公共卫生体系

改革疾病预防控制体系,强化监测预警、风险评估、流行病学调查、检验检测、应急处置等职能。建立稳定的公共卫生事业投入机制,改善疾控基础条件,强化基层公共卫生体系。落实医疗机构公共卫生责任,创新医防协同机制。完善突发公共卫生事件监测预警处置机制,加强实验室检测网络建设,健全医疗救治、科技支撑、物资保障体系,提高应对突发公共卫生事件能力。建立分级分层分流的传染病救治网络,建立健全统一的国家公共卫生应急物资储备体系,大型公共建筑预设平疫结合改造接口。筑牢口岸防疫防线。加强公共卫生学院和人才队伍建设。完善公共卫生服务项目,扩大国家免疫规划,强化慢性病预防、早期筛查和综合干预。完善心理健康和精神卫生服务体系。

## 第五十章　保障妇女未成年人和残疾人基本权益

坚持男女平等基本国策,坚持儿童优先发展,提升残疾人关爱服务水平,切实保障妇女、未成年人、残疾人等群体发展权利和机会。

### 第二节　提升未成年人关爱服务水平

深入实施儿童发展纲要,优化儿童发展环境,切实保障儿童生存权、发展权、受保护权和参与权。完善儿童健康服务体系,预防和控制儿童疾病,减少儿童死亡和严重出生缺陷发生,有效控制儿童肥胖和近视,实施学龄前儿童营养改善计划。保障儿童公平受教育权利,加强儿童心理健康教育和服务。加强困境儿童分类保障,完善农村留守儿童关爱服务体系,健全孤儿和事实无人抚养儿童保障机制。完善落实未成年人监护制度,严厉打击侵害未成年人权益的违法犯罪行为,完善未成年人综合保护体系。深入实施青年发展规划,促进青年全面发展,搭建青年成长成才和建功立业的平台,激发青年创新创业活力。

# 第五十一章　构建基层社会治理新格局

健全党组织领导的自治、法治、德治相结合的城乡基层社会治理体系,完善基层民主协商制度,建设人人有责、人人尽责、人人享有的社会治理共同体。

## 第二节　健全社区管理和服务机制

推动社会治理和服务重心下移、资源下沉,提高城乡社区精准化精细化服务管理能力。推进审批权限和公共服务事项向基层延伸,构建网格化管理、精细化服务、信息化支撑、开放共享的基层管理服务平台,推动就业社保、养老托育、扶残助残、医疗卫生、家政服务、物流商超、治安执法、纠纷调处、心理援助等便民服务场景有机集成和精准对接。完善城市社区居委会职能,督促业委会和物业服务企业履行职责,改进社区物业服务管理。构建专职化、专业化的城乡社区工作者队伍。

# 第五十五章　维护社会稳定和安全

正确处理新形势下人民内部矛盾,加强社会治安防控,编织全方位、立体化、智能化社会安全网。

## 第一节　健全社会矛盾综合治理机制

坚持和发展新时代"枫桥经验",构建源头防控、排查梳理、纠纷化解、应急处置的社会矛盾综合治理机制。畅通和规范群众诉求表达、利益协调、权益保障通道,完善人民调解、行政调解、司法调解联动工作体系。健全矛盾纠纷多元化解机制,充分发挥调解、仲裁、行政裁决、行政复议、诉讼等防范化解社会矛盾的作用。完善和落实信访制度,依法及时就地解决群众合理诉求。健全社会矛盾风险防控协同机制。健全社会心理服务体系和危机干预机制。

# 国务院办公厅转发国家卫生健康委、人力资源社会保障部、财政部关于改善一线医务人员工作条件切实关心医务人员身心健康若干措施的通知

国办发〔2020〕4号

各省、自治区、直辖市人民政府，国务院各部委、各直属机构：

国家卫生健康委、人力资源社会保障部、财政部《关于改善一线医务人员工作条件切实关心医务人员身心健康的若干措施》已经国务院同意，现转发给你们，请认真贯彻执行。

国务院办公厅

2020年2月10日

## 关于改善一线医务人员工作条件
## 切实关心医务人员身心健康的若干措施

国家卫生健康委　人力资源社会保障部　财政部

新冠肺炎疫情发生以来，广大医务人员积极响应党中央号召，不顾个人安危，迎难而上，英勇奋战在抗击疫情的最前线，为保护人民生命健康作出了重大贡献，用实际行动践行了"敬佑生命、救死扶伤、甘于奉献、大爱无疆"的崇高精神。当前，全国疫情防控进入关键时期，医务人员面临着工作任务重、感染风险高、工作和休息条件有限、心理压力大等困难。保护关爱医务人员是打赢疫情防控阻击战的重要保障，为改善一线医务人员工作条件，切实关心医务人员身心健康，使他们更好地投入疫情防控工作，现提出以下工作措施：

### 一、改善医务人员工作和休息条件

加强医疗卫生机构硬件设施改造，加强医务人员职业暴露的防护设施建设和设备配置，使收治病人的医疗卫生机构满足传染病诊疗和防控要求。要重点改造医生办公室、值班室和休息室，营造有利于医务人员工作的良好环境。要为医务人员提供良好后勤服务，保障医务人员充足的睡眠和饮食。县级以上地方人民政府可依法征用医院周边酒店作为医务人员休息场所，以满足一线医务人员单人单间休息条件，并对基本生活用品保证供应。

## 二、维护医务人员身心健康

（一）要合理安排医务人员作息时间。根据疫情防控实际，科学测算医务人员工作负荷，合理配置医务人员，既满足医疗服务需求，又保障医务人员休息时间。对于因执行疫情防控不能休假的医务人员，在防控任务结束后，由所在医疗卫生机构优先安排补休。允许需要紧急补充医护人员等疫情防控工作人员的相关医疗卫生机构简化招聘程序。

（二）加强医务人员个人防护，最大限度减少院内感染。要尽一切可能配齐防护物资和防护设备，防护用品调配要向临床一线倾斜。

（三）组织做好一线医务人员健康体检，发现医务人员感染及时隔离，尽最大可能减少医务人员之间、医务人员与病人之间交叉感染。

（四）加强医务人员心理危机干预和心理疏导。开展医务人员心理健康评估，强化心理援助措施，有针对性地开展干预和心理疏导，减轻医务人员心理压力。

## 三、落实医务人员待遇

（一）各地要按照《人力资源社会保障部 财政部关于建立传染病疫情防治人员临时性工作补助的通知》（人社部规〔2016〕4 号）和《财政部 国家卫生健康委关于新型冠状病毒感染肺炎疫情防控有关经费保障政策的通知》（财社〔2020〕2 号）有关要求，统计疫情防控一线医务人员和防疫工作者工作情况，由同级卫生健康部门会同人力资源社会保障、财政部门按月审核，报经国家卫生健康委审核并报人力资源社会保障部、财政部审定后，由同级财政部门在次月垫付临时性工作补助经费，中央财政据实结算。

（二）各级人力资源社会保障、财政部门要会同卫生健康部门，在同级政府领导下，根据实际情况，因地制宜及时向防控任务重、风险程度高的医疗卫生机构核增不纳入基数的一次性绩效工资总量，并指导有关单位搞好内部分配，向加班加点特别是作出突出贡献的一线人员倾斜。

（三）各地要落实好《人力资源社会保障部 财政部 国家卫生健康委关于因履行工作职责感染新型冠状病毒肺炎的医护及相关工作人员有关保障问题的通知》（人社部函〔2020〕11 号），开通工伤认定绿色通道，切实保障好医务人员合法权益。

## 四、提高卫生防疫津贴标准

为进一步保障新冠肺炎疫情防疫人员权益，根据《国务院办公厅关于加强传染病防治人员安全防护的意见》（国办发〔2015〕1 号），出台提高卫生防疫津贴标准的政策。各地要按照政策规定及时抓好落实，特别是对参与新冠肺炎疫情防疫人员，要及时足额发放到位。

## 五、加强对医务人员的人文关怀

各地要动员组织社会力量，发动志愿者或专门人员，对一线医务人员展开慰问，定期了解他们的需求和困难，建立台账，积极协调解决。加大对参与疫情防控工作医务人员的关怀力度，为一线医务人员和家属建立沟通联络渠道,尽量不安排双职工的医务人员同时到一线工作,对家有老人和孩子需要照顾的医务人员要尽可能创造条件使其兼顾家庭。要安排志愿者或专门人员对有家庭困难的一线医务人员家属进行对口帮扶。

## 六、创造更加安全的执业环境

严格落实国家卫生健康委、最高人民法院、最高人民检察院、公安部《关于做好新型冠状病毒肺炎疫情防控期间保障医务人员安全维护良好医疗秩序的通知》(国卫医函〔2020〕43 号)的各项安全防范措施,加大警力投入,完善问责机制,对发现有歧视孤立一线医务人员及其家属行为的,要及时进行批评教育,情节严重的依法予以处理。对在疫情防控工作中伤害医务人员的,要坚决依法严肃查处,维护正常医疗卫生秩序。

## 七、弘扬职业精神做好先进表彰工作

利用多种形式加大对医务人员职业精神的宣传力度,深入挖掘宣传在抗击疫情工作中作出突出贡献的医务团队和个人,共同营造尊医重卫的良好氛围。将医务人员在重大自然灾害或突发公共卫生事件中的表现作为职称评审中医德医风考核的重要内容。可根据《事业单位工作人员奖励规定》开展及时奖励,并结合疫情防控工作进展,做好对作出突出贡献的医务团队和个人的及时性表彰工作,为做好疫情防控工作增强信心、凝聚力量。

各地卫生健康、人力资源社会保障和财政等相关部门要按照党中央、国务院决策部署,密切配合,全力做好各项工作,以高度负责的态度、务实到位的举措,切实改善一线医务人员工作条件,关心医务人员身心健康,保障医务人员权益,为坚决打赢疫情防控阻击战提供有力保障。

# 健康中国行动（2019—2030 年）（节选）

健康中国行动推进委员会

（2019 年 7 月 9 日）

## 三、重大行动

（五）心理健康促进行动

心理健康是人在成长和发展过程中，认知合理、情绪稳定、行为适当、人际和谐、适应变化的一种完好状态，是健康的重要组成部分。当前，我国常见精神障碍和心理行为问题人数逐年增多，个人极端情绪引发的恶性案（事）件时有发生。我国抑郁症患病率达到 2.1%，焦虑障碍患病率达 4.98%。截至 2017 年底，全国已登记在册的严重精神障碍患者 581 万人。同时，公众对常见精神障碍和心理行为问题的认知率仍比较低，更缺乏防治知识和主动就医意识，部分患者及家属仍然有病耻感。加强心理健康促进，有助于促进社会稳定和人际关系和谐、提升公众幸福感。

行动目标：

到 2022 年和 2030 年，居民心理健康素养水平提升到 20% 和 30%；失眠现患率、焦虑障碍患病率、抑郁症患病率上升趋势减缓；每 10 万人口精神科执业（助理）医师达到 3.3 名和 4.5 名；抑郁症治疗率在现有基础上提高 30% 和 80%；登记在册的精神分裂症治疗率达到 80% 和 85%；登记在册的严重精神障碍患者规范管理率达到 80% 和 85%；建立精神卫生医疗机构、社区康复机构及社会组织、家庭相互衔接的精神障碍社区康复服务体系，建立和完善心理健康教育、心理热线服务、心理评估、心理咨询、心理治疗、精神科治疗等衔接合作的心理危机干预和心理援助服务模式。

提倡成人每日平均睡眠时间为 7~8 小时；鼓励个人正确认识抑郁和焦虑症状，掌握基本的情绪管理、压力管理等自我心理调适方法；各类临床医务人员主动掌握心理健康知识和技能，应用于临床诊疗活动中。

——个人和家庭：

1. 提高心理健康意识，追求心身共同健康。每个人一生中可能会遇到多种心理健康问题，主动学习和了解心理健康知识，科学认识心理健康与身体健康之间的相互影响，保持积极健康的情绪，避免持续消极情绪对身体健康造成伤害。倡导养德养生理念，保持中和之道，提高心理复原力。在身体疾病的治疗中，要重视心理因素的作用。自我调适不能缓解时，可选择寻求心理咨询与心理治疗，及时疏导情绪，预防心理行为问题和精神障碍发生。

2. 使用科学的方法缓解压力。保持乐观、开朗、豁达的生活态度，合理设定自己的目标。正确认识重大生活、工作变故等事件对人的心理造成的影响，学习基本的减压知识，学会科学有益的心理调适方法。学习并运用健康的减压方式，避免使用吸烟、饮酒、沉迷网络或游戏等不健康的减压方式。学会调整自己的状态，找出不良情绪背后的消极想法，根据客观现实进行调整，减少非理性的认识。建立良好的人际关系,积极寻求人际支持,适当倾诉与求助。保持健康的生活方式,积极参加社会活动,培养健康的兴趣爱好。

3. 重视睡眠健康。每天保证充足的睡眠时间,工作、学习、娱乐、休息都要按作息规律进行,注意起居有常。了解睡眠不足和睡眠问题带来的不良心理影响,出现睡眠不足及时设法弥补,出现睡眠问题及时就医。要在专业指导下用科学的方法改善睡眠,服用药物需遵医嘱。

4. 培养科学运动的习惯。选择并培养适合自己的运动爱好,积极发挥运动对情绪的调节作用,在出现轻度情绪困扰时,可结合运动促进情绪缓解。

5. 正确认识抑郁、焦虑等常见情绪问题。出现心情压抑、愉悦感缺乏、兴趣丧失,伴有精力下降、食欲下降、睡眠障碍、自我评价下降、对未来感到悲观失望等表现,甚至有自伤、自杀的念头或行为,持续存在 2 周以上,可能患有抑郁障碍;突然或经常莫名其妙地感到紧张、害怕、恐惧,常伴有明显的心慌、出汗、头晕、口干、呼吸急促等躯体症状,严重时有濒死感、失控感,如频繁发生,可能患有焦虑障碍。一过性的或短期的抑郁、焦虑情绪,可通过自我调适或心理咨询予以缓解和消除,不用过分担心。抑郁障碍、焦虑障碍可以通过药物、心理干预或两者相结合的方式治疗。

6. 出现心理行为问题要及时求助。可以向医院的相关科室、专业的心理咨询机构和社会工作服务机构等寻求专业帮助。要认识到求助于专业人员既不等于自己有病,更不等于病情严重,而是负责任、有能力的表现。

7. 精神疾病治疗要遵医嘱。诊断精神疾病,要去精神专科医院或综合医院专科门诊。确诊后应及时接受正规治疗,听从医生的建议选择住院治疗或门诊治疗,主动执行治疗方案,遵照医嘱全程、不间断、按时按量服药,在病情得到有效控制后,不急于减药、停药。门诊按时复诊,及时、如实地向医生反馈治疗情况,听从医生指导。精神类药物必须在医生的指导下使用,不得自行任意服用。

8. 关怀和理解精神疾病患者,减少歧视。学习了解精神疾病的基本知识,知道精神疾病是可以预防和治疗的,尊重精神病人,不歧视患者。要认识到精神疾病在得到有效治疗后,可以缓解和康复,可以承担家庭功能与工作职能。要为精神疾病患者及其家属、照护者提供支持性的环境,提高患者心理行为技能,使其获得自我价值感。

9. 关注家庭成员心理状况。家庭成员之间要平等沟通交流,尊重家庭成员的不同心理需求。当与家庭成员发生矛盾时,不采用过激的言语或伤害行为,不冷漠回避,而是要积极沟通加以解决。及时疏导不良情绪,营造相互理解、相互信任、相互支持、相互关爱的家庭氛围和融洽的家庭关系。

——社会:

1. 各级各类医疗机构和专业心理健康服务机构对发现存在心理行为问题的个体,提供规范的诊疗服务,减轻患者心理痛苦,促进患者康复。医务人员应对身体疾病,特别是癌症、心脑血管疾病、糖尿病、消化系统疾病等患者及其家属适当辅以心理调整。鼓励医疗机构开展睡眠相关诊疗服务,提供科学睡眠指导,减少成年人睡眠问题的发生。专业人员可指导使用运动方案辅助治疗抑郁、焦虑等常见心理行为问题。鼓励相关社会组织、高等院校、科研院所、医疗机构对心理健康从业人员开展服务技能和伦理道德的培训,提升服务能力。

2. 发挥精神卫生医疗机构作用,对各类临床科室医务人员开展心理健康知识和技能培训,普及心理咨询和治疗技术在临床诊疗中的应用,提高抑郁、焦虑、认知障碍、孤独症等心理行为问题和常见精神障碍的筛查、识别、处置能力。推广中医心理调摄特色技术方法在临床诊疗中的应用。

3. 各机关、企事业单位、高校和其他用人单位把心理健康教育融入员工(学生)思想政治工作,鼓励依托本单位党团、工会、人力资源部门、卫生室等设立心理健康辅导室并建立心理健康服务团队,或通过购买服务形式,为员工(学生)提供健康宣传、心理评估、教育培训、咨询辅导等服务,传授情绪管理、压力管理等自我心理调适方法和抑郁、焦虑等常见心理行为问题的识别方法,为员工(学生)主动寻求心理健康服务创造条件。对处于特定时期、特定岗位,或经历特殊突发事件的员工(学生),及时进行心理疏导和援助。

4. 鼓励老年大学、老年活动中心、基层老年协会、妇女之家、残疾人康复机构及有资质的社会组织等宣传心理健康知识。培训专兼职社会工作者和心理工作者,引入社会力量,为空巢、丧偶、失能、失智老年人,留守妇女儿童,残疾人和计划生育特殊家庭成员提供心理辅导、情绪疏解、悲伤抚慰、家庭关系调适等心理健康服务。

——政府:

1. 充分利用广播、电视、书刊、动漫等形式,广泛运用门户网站、微信、微博、移动客户端等平台,组织创作、播出心理健康宣传教育精品和公益广告,传播自尊自信、乐观向上的现代文明理念和心理健康知识。(中央宣传部、中央网信办、卫生健康委、广电总局按职责分工负责)

2. 依托城乡社区综治中心等综合服务管理机构及设施建立心理咨询(辅导)室或社会工作室(站),配备专兼职心理健康辅导人员或社会工作者,搭建基层心理健康服务平台。整合社会资源,设立市县级未成年人心理健康辅导中心,完善未成年人心理健康辅导网络。培育社会化的心理健康服务机构,鼓励心理咨询专业人员创办社会心理服务机构。通过向社会心理服务机构购买服务等方式,逐步扩大服务覆盖面。(中央政法委、中央文明办、教育部、民政部、卫生健康委按职责分工负责)

3. 加大应用型心理健康工作人员培养力度,推进高等院校开设相关专业。进一步加强心理健康工作人员培养和使用的制度建设,积极设立心理健康服务岗位。支持精神卫生医疗机构能力建设,完善人事薪酬分配制度,体现心理治疗服务的劳务价值。逐步将心理健康工作人员纳入专业技术岗位设置与管理体系,畅通职业发展渠道。(教育部、财政部、人力资源社会保障部、卫生健康委、医保局按职责分工负责)

4. 各级政法、卫生健康部门会同公安、民政、司法行政、残联等单位建立精神卫生综合管理机制,多渠道开展严重精神障碍患者日常发现、登记、随访、危险性评估、服药指导等服务,动员社区组织、患者家属参与居家患者管理服务。建立精神卫生医疗机构、社区康复机构及社会组织、家庭相互衔接的精神障碍社区康复服务体系,加强精神卫生医疗机构对社区康复机构的技术指导。到2030年底,80%以上的县(市、区)开展社区康复服务,在开展精神障碍社区康复的县

(市、区),60% 以上的居家患者接受社区康复服务。鼓励和引导通过举办精神障碍社区康复机构或通过政府购买服务等方式委托社会组织提供精神卫生社区康复服务。(中央政法委、公安部、民政部、司法部、卫生健康委、中国残联按职责分工负责)

5. 重视并开展心理危机干预和心理援助工作。卫生健康、政法、民政等单位建立和完善心理健康教育、心理热线服务、心理评估、心理咨询、心理治疗、精神科治疗等衔接合作的心理危机干预和心理援助服务模式。将心理危机干预和心理援助纳入各类突发事件应急预案和技术方案,加强心理危机干预和心理援助队伍的专业化、系统化建设。相关部门推动建立为公众提供公益服务的心理援助热线,由专业人员接听,对来电者开展心理健康教育、心理咨询和心理危机干预,降低来电者自杀或自伤的风险。(卫生健康委牵头,中央政法委、公安部、民政部按职责分工负责)

(七) 妇幼健康促进行动

——个人和家庭:

1. 积极准备,孕育健康新生命。主动了解妇幼保健和出生缺陷防治知识,充分认识怀孕和分娩是人类繁衍的正常生理过程,建议做到有计划、有准备。积极参加婚前、孕前健康检查,选择最佳的生育年龄,孕前 3 个月至孕后 3 个月补充叶酸。预防感染、戒烟戒酒、避免接触有毒有害物质和放射线。

2. 定期产检,保障母婴安全。发现怀孕要尽早到医疗卫生机构建档建册,进行妊娠风险筛查与评估,按照不同风险管理要求主动按时接受孕产期保健服务,掌握孕产期自我保健知识和技能。孕期至少接受 5 次产前检查(孕早期 1 次,孕中期 2 次,孕晚期 2 次),有异常情况者建议遵医嘱适当增加检查次数,首次产前检查建议做艾滋病、梅毒和乙肝检查,定期接受产前筛查。35 岁以上的孕妇属于高龄孕妇,高龄高危孕妇建议及时到有资质的医疗机构接受产前诊断服务。怀孕期间,如果出现不适情况,建议立即去医疗卫生机构就诊。孕妇宜及时住院分娩,提倡自然分娩,减少非医学需要的剖宫产。孕妇宜保证合理膳食,均衡营养,维持合理体重。保持积极心态,放松心情有助于预防孕期和产后抑郁。产后 3~7 天和 42 天主动接受社区医生访视,并结合自身情况,选择合适的避孕措施。

3. 科学养育,促进儿童健康成长。强化儿童家长为儿童健康第一责任人的理念,提高儿童家长健康素养。母乳是婴儿理想的天然食物,孩子出生后尽早开始母乳喂养,尽量纯母乳喂养 6 个月,6 个月后逐渐给婴儿补充富含铁的泥糊状食物,1 岁以下婴儿不宜食用鲜奶。了解儿童发展特点,理性看待孩子间的差异,尊重每个孩子自身的发展节奏和特点,理解并尊重孩子的情绪和需求,为儿童提供安全、有益、有趣的成长环境。避免儿童因压力过大、缺乏运动、缺乏社交等因素影响大脑发育,妨碍心理成长。发现儿童心理行为问题,不要过于紧张或过分忽视,建议及时向专业人员咨询、求助。避免儿童发生摔伤、烧烫伤、窒息、中毒、触电、溺水、动物抓咬等意外伤害。

4. 加强保健,预防儿童疾病。做好儿童健康管理,按照免疫规划程序进行预防接种。接受苯丙酮尿症、先天性甲状腺功能减低症和听力障碍等新生儿疾病筛查和视力、听力、智力、肢体残疾及孤独症筛查等 0~6 岁儿童残疾筛查,筛查阳性者需主动接受随访、确诊、治疗和干预。3 岁以下儿童应到乡镇卫生院或社区卫生服务中心接受 8 次健康检查,4~6 岁儿童每年应接受一次健康检查。

5. 关爱女性,促进生殖健康。建议女性提高生殖健康意识和能力,主动获取青春期、生育期、更年期和老年期保健相关知识,注意经期卫生,熟悉生殖道感染、乳腺疾病和宫颈癌等妇女常见疾病的症状和预防知识。建议家属加强对特殊时期妇女的心理关怀。掌握避孕方法知情选择,知晓各种避孕方法,了解自己使用的避孕方法的注意事项。认识到促进生殖健康对个人、家庭和社会的影响,增强性道德、性健康、性安全意识,拒绝不安全性行为,避免意外妊娠、过早生育以及性相关疾病传播。

——社会和政府:

9. 以贫困地区为重点,逐步扩大农村妇女“两癌”筛查项目覆盖面,继续实施预防艾滋病、梅毒和乙肝母婴传播项目,尽快实现消除艾滋病母婴传播的目标。以肺炎、腹泻、贫血、哮喘、龋齿、视力不良、心理行为问题等为重点,推广儿童疾病综合管理适宜技术。(卫生健康委牵头,财政部、全国妇联按职责分工负责)

(八)中小学健康促进行动

中小学生处于成长发育的关键阶段。加强中小学健康促进,增强青少年体质,是促进中小学生健康成长和全面发展的需要。根据 2014 年中国学生体质与健康调研结果,我国 7~18 岁城市男生和女生的肥胖检出率分别为 11.1% 和 5.8%,农村男生和女生的肥胖检出率分别为 7.7% 和 4.5%。2018 年全国儿童青少年总体近视率为 53.6%。其中,6 岁儿童为 14.5%,小学生为 36.0%,初中生为 71.6%,高中生为 81.0%。中小学生肥胖、近视等健康问题突出。

行动目标:

到 2022 年和 2030 年,国家学生体质健康标准达标优良率分别达到 50% 及以上和 60% 及以上;全国儿童青少年总体近视率力争每年降低 0.5 个百分点以上和新发近视率明显下降;小学生近视率下降到 38% 以下;符合要求的中小学体育与健康课程开课率达到 100%;中小学生每天校内体育活动时间不少于 1 小时;学校眼保健操普及率达到 100%;寄宿制中小学校或 600 名学生以上的非寄宿制中小学校配备专职卫生专业技术人员、600 名学生以下的非寄宿制中小学校配备专兼职保健教师或卫生专业技术人员的比例分别达到 70% 及以上和 90% 及以上;未配齐卫生专业技术人员的学校应由当地政府统一建立基层医疗卫生机构包片制度,实现中小学校全覆盖;配备专兼职心理健康工作人员的中小学校比例分别达到 80% 以上和 90% 以上;将学生体质健康情况纳入对学校绩效考核,与学校负责人奖惩挂钩,将高中体育科目纳入高中学业水平测试或高考综合评价体系;鼓励高校探索在特殊类型招生中增设体育科目测试。

——个人:

5. 掌握科学的应对方法,促进心理健康。保持积极向上的健康心理状态,积极参加文体活动和社会实践。了解不良情绪对健康的影响,掌握调控情绪的基本方法。正确认识心理问题,学会积极暗示,适当宣泄,可以通过深呼吸或找朋友倾诉、写日记、画画、踢球等方式,将心中郁积的不良情绪如痛苦、委屈、愤怒等发泄出去,可向父母、老师、朋友等寻求帮助,还可主动接受心理辅导(心理咨询与治疗等)。

——家庭:

1. 通过亲子读书、参与讲座等多种方式给予孩子健康知识,以身作则,带动和帮助孩子形成良好健康行为,合理饮食,规律作息,每天锻炼。

2. 注重教养方式方法,既不溺爱孩子,也不粗暴对待孩子。做孩子的倾听者,帮助孩子正确面对问题、处理问题,关注孩子的心理健康。

——学校:

6. 根据学校教育的不同阶段,设置相应的体育与健康教育课程,向学生教授健康行为与生活方式、疾病防控、心理健康、生长发育与青春期保健、安全应急与避险等知识,提高学生健康素养,积极利用多种形式对学生和家长开展健康教育。培训培养健康教育教师,开发和拓展健康教育课程资源。

9. 中小学校配备专兼职心理健康工作人员。关心留守儿童、流动儿童心理健康,为学生提供及时的心理干预。

(九) 职业健康保护行动

我国是世界上劳动人口最多的国家,2017 年我国就业人口 7.76 亿人,占总人口的 55.8%,多数劳动者职业生涯超过其生命周期的二分之一。工作场所接触各类危害因素引发的职业健康问题依然严重,职业病防治形势严峻、复杂,新的职业健康危害因素不断出现,疾病和工作压力导致的生理、心理等问题已成为亟待应对的职业健康新挑战。实施职业健康保护行动,强化政府监管职责,督促用人单位落实主体责任,提升职业健康工作水平,有效预防和控制职业病危害,切实保障劳动者职业健康权益,对维护全体劳动者身体健康、促进经济社会持续健康发展至关重要。

(十) 老年健康促进行动

行动目标:

到 2022 年和 2030 年,65~74 岁老年人失能发生率有所下降;65 岁及以上人群老年期痴呆患病率增速下降;二级以上综合性医院设老年医学科比例分别达到 50% 及以上和 90% 及以上;三级中医医院设置康复科比例分别达到 75% 和 90%;养老机构以不同形式为入住老年人提供医疗卫生服务比例、医疗机构为老年人提供挂号就医等便利服务绿色通道比例分别达到 100%;加强社区日间照料中心等社区养老机构建设,为居家养老提供依托;逐步建立支持家庭养老的政策体系,支持成年子女和老年父母共同生活,推动夯实居家社区养老服务基础。

提倡老年人知晓健康核心信息;老年人参加定期体检,经常监测呼吸、脉搏、血压、大小便情况,接受家庭医生团队的健康指导;鼓励和支持老年大学、老年活动中心、基层老年协会、有资质的社会组织等为老年人组织开展健康活动;鼓励和支持社会力量参与、兴办居家养老服务机构。

——个人和家庭:

5. 促进精神健康。了解老年是生命的一个过程,坦然面对老年生活身体和环境的变化。多运动、多用脑、多参与社会交往,通过健康的生活方式延缓衰老、预防精神障碍和心理行为问题。

老年人及其家属要了解老年期痴呆等疾病的有关知识,发现可疑症状及时到专业机构检查,做到早发现、早诊断、早治疗。一旦确诊老年人患有精神疾病,家属应注重对患者的关爱和照护,帮助患者积极遵循治疗训练方案。对认知退化严重的老年人,要照顾好其饮食起居,防止走失。

7. 注重家庭支持。提倡家庭成员学习了解老年人健康维护的相关知识和技能,照顾好其饮食起居,关心关爱老年人心理、身体和行为变化情况,及早发现异常情况,及时安排就诊,并使家居环境保证足够的照明亮度,地面采取防滑措施并保持干燥,在水池旁、马桶旁、浴室安装扶手,预防老年人跌倒。

——社会:

1. 全社会进一步关注和关爱老年人,构建尊老、孝老的社区环境,鼓励老年大学、老年活动中心、基层老年协会、有资质的社会组织等宣传心理健康知识,组织开展有益身心的活动;培训专兼职社会工作者和心理工作者。引入社会力量,为有需要的老年人提供心理辅导、情绪疏解、悲伤抚慰等心理健康服务。

——政府:

2. 实施老年人心理健康预防和干预计划,为贫困、空巢、失能、失智、计划生育特殊家庭和高龄独居老年人提供日常关怀和心理支持服务。加强对老年严重精神障碍患者的社区管理和康复治疗,鼓励老年人积极参与社会活动,促进老年人心理健康。(卫生健康委牵头,中医药局按职责负责)

8. 支持高等院校和职业院校开设老年医学相关专业或课程,以老年医学、康复、护理、营养、心理和社会工作等为重点,加快培养适应现代老年医学理念的复合型多层次人才。将老年医学、康复、护理人才作为急需紧缺人才纳入卫生人员培训规划,加强专业技能培训。(教育部、卫生健康委按职责分工负责)

(十二)癌症防治行动

——个人:

7. 重视康复治疗。要正视癌症,积极调整身体免疫力,保持良好心理状态,达到病情长期稳定。疼痛是癌症患者最常见、最主要的症状,可以在医生帮助下通过科学的止痛方法积极处理疼痛。

——社会和政府:

3. 制定并推广应用常见癌症诊疗规范和临床路径,创新中医药与现代技术相结合的中医癌症诊疗模式,提高临床疗效。做好患者康复指导、疼痛管理、长期护理、营养和心理支持,提高癌症患者生存质量。重视对癌症晚期患者的管理,推进安宁疗护试点工作。(卫生健康委、中医药局牵头,科技部、民政部按职责分工负责)

# 决胜全面建成小康社会
# 夺取新时代中国特色社会主义伟大胜利
## ——在中国共产党第十九次全国代表大会上的报告
## （节选）

（2017 年 10 月 18 日）

### 八、提高保障和改善民生水平，加强和创新社会治理

（五）实施健康中国战略

人民健康是民族昌盛和国家富强的重要标志。要完善国民健康政策，为人民群众提供全方位全周期健康服务。深化医药卫生体制改革，全面建立中国特色基本医疗卫生制度、医疗保障制度和优质高效的医疗卫生服务体系，健全现代医院管理制度。加强基层医疗卫生服务体系和全科医生队伍建设。全面取消以药养医，健全药品供应保障制度。坚持预防为主，深入开展爱国卫生运动，倡导健康文明生活方式，预防控制重大疾病。实施食品安全战略，让人民吃得放心。坚持中西医并重，传承发展中医药事业。支持社会办医，发展健康产业。促进生育政策和相关经济社会政策配套衔接，加强人口发展战略研究。积极应对人口老龄化，构建养老、孝老、敬老政策体系和社会环境，推进医养结合，加快老龄事业和产业发展。

（六）打造共建共治共享的社会治理格局

加强社会治理制度建设，完善党委领导、政府负责、社会协同、公众参与、法治保障的社会治理体制，提高社会治理社会化、法治化、智能化、专业化水平。加强预防和化解社会矛盾机制建设，正确处理人民内部矛盾。树立安全发展理念，弘扬生命至上、安全第一的思想，健全公共安全体系，完善安全生产责任制，坚决遏制重特大安全事故，提升防灾减灾救灾能力。加快社会治安防控体系建设，依法打击和惩治黄赌毒黑拐骗等违法犯罪活动，保护人民人身权、财产权、人格权。加强社会心理服务体系建设，培育自尊自信、理性平和、积极向上的社会心态。加强社区治理体系建设，推动社会治理重心向基层下移，发挥社会组织作用，实现政府治理和社会调节、居民自治良性互动。

# 国务院办公厅关于深化医教协同进一步推进医学教育改革与发展的意见（节选）

国办发〔2017〕63号

## 三、促进医学人才供给与需求有效衔接，全面优化人才培养结构

（九）建立健全医学人才培养供需平衡机制

统筹卫生与健康事业各类医学人才需求，制定卫生与健康人才培养规划，加强全科、儿科、妇产科、精神科、病理、老年医学、公共卫生、护理、助产、康复、心理健康等紧缺人才培养。制定服务健康事业和健康产业人才培养的引导性专业目录，推动医学院校进一步优化学科专业结构。严格医学教育准入标准，规范医学专业办学，强化监督管理，新增医学类专业布点重点向中西部医学教育资源匮乏的地区倾斜。省级教育、卫生计生行政部门要定期沟通，坚持按需招生、以用定招，探索建立招生、人才培养与就业联动机制，省级卫生计生行政部门要定期制定和发布人才需求规划，省级教育行政部门及医学院校要根据人才需求及医学教育资源状况，合理确定医学专业招生规模及结构。

## 五、完善人才使用激励政策

（十六）提升医疗卫生行业职业吸引力

深化医药卫生体制改革，理顺医疗服务价格，合理体现医务人员专业技术劳务价值，加快建立适应行业特点的人事薪酬制度，吸引优秀人才从事医疗卫生工作，特别是全科、儿科、精神科、公共卫生等紧缺专业。建立健全符合行业特点的人才评价机制，坚持德才兼备，注重凭能力、实绩和贡献评价人才，克服唯学历、唯资历、唯论文等倾向。完善职称晋升办法，拓宽医务人员职业发展空间。本科及以上学历毕业生参加住院医师规范化培训合格并到基层医疗卫生机构（新疆、西藏及四省藏区等艰苦边远地区可放宽到县级医疗卫生机构，下同）工作的，可直接参加中级职称考试，考试通过的直接聘任中级职称，增加基层医疗卫生机构的中高级专业技术岗位比例。对"定向评价、定向使用"的基层医疗卫生机构高级专业技术岗位实行总量控制、比例单列，不占各地高级岗位比例。

根据医疗卫生机构功能定位和工作特点，分层分类完善临床、公共卫生、护理、康复、医学技术等各类专业人才准入和评价标准。创新人才使用机制，落实公立医院用人自主权，对急需引进的高层次人才、紧缺专业人才以及具有高级专业技术职务或住院医师规范化培训合格证书、专科医师规范化培训合格证书的人员，可由医院采取考察的方式予以公开招聘。基层卫生计生事业单位招聘高层次和全科等急需紧缺专业技术人才，可直接考察聘用。

# "健康中国 2030"规划纲要(节选)

（国务院公报 2016 年第 32 号,2016 年 10 月 20 日）

## 第五章　塑造自主自律的健康行为

### 第三节　促进心理健康

加强心理健康服务体系建设和规范化管理。加大全民心理健康科普宣传力度,提升心理健康素养。加强对抑郁症、焦虑症等常见精神障碍和心理行为问题的干预,加大对重点人群心理问题早期发现和及时干预力度。加强严重精神障碍患者报告登记和救治救助管理。全面推进精神障碍社区康复服务。提高突发事件心理危机的干预能力和水平。到 2030 年,常见精神障碍防治和心理行为问题识别干预水平显著提高。

### 第四节　减少不安全性行为和毒品危害

强化社会综合治理,以青少年、育龄妇女及流动人群为重点,开展性道德、性健康和性安全宣传教育和干预,加强对性传播高危行为人群的综合干预,减少意外妊娠和性相关疾病传播。大力普及有关毒品危害、应对措施和治疗途径等知识。加强全国戒毒医疗服务体系建设,早发现、早治疗成瘾者。加强戒毒药物维持治疗与社区戒毒、强制隔离戒毒和社区康复的衔接。建立集生理脱毒、心理康复、就业扶持、回归社会于一体的戒毒康复模式,最大限度减少毒品社会危害。

## 第十章　加强重点人群健康服务

### 第二节　促进健康老龄化

推进老年医疗卫生服务体系建设,推动医疗卫生服务延伸至社区、家庭。健全医疗卫生机构与养老机构合作机制,支持养老机构开展医疗服务。推进中医药与养老融合发展,推动医养结合,为老年人提供治疗期住院、康复期护理、稳定期生活照料、安宁疗护一体化的健康和养老服务,促进慢性病全程防治管理服务同居家、社区、机构养老紧密结合。鼓励社会力量兴办医养结合机构。加强老年常见病、慢性病的健康指导和综合干预,强化老年人健康管理。推动开展老年心理健康与关怀服务,加强老年痴呆症等的有效干预。推动居家老人长期照护服务发展,全面建立经济困难的高龄、失能老人补贴制度,建立多层次长期护理保障制度。进一步完善政策,使老年人更便捷获得基本药物。

# 第二十二章　加强健康人力资源建设

## 第一节　加强健康人才培养培训

加强医教协同,建立完善医学人才培养供需平衡机制。改革医学教育制度,加快建成适应行业特点的院校教育、毕业后教育、继续教育三阶段有机衔接的医学人才培养培训体系。完善医学教育质量保障机制,建立与国际医学教育实质等效的医学专业认证制度。以全科医生为重点,加强基层人才队伍建设。完善住院医师与专科医师培养培训制度,建立公共卫生与临床医学复合型高层次人才培养机制。强化面向全员的继续医学教育制度。加大基层和偏远地区扶持力度。加强全科、儿科、产科、精神科、病理、护理、助产、康复、心理健康等急需紧缺专业人才培养培训。加强药师和中医药健康服务、卫生应急、卫生信息化复合人才队伍建设。加强高层次人才队伍建设,引进和培养一批具有国际领先水平的学科带头人。推进卫生管理人员专业化、职业化。调整优化适应健康服务产业发展的医学教育专业结构,加大养老护理员、康复治疗师、心理咨询师等健康人才培养培训力度。支持建立以国家健康医疗开放大学为基础、中国健康医疗教育慕课联盟为支撑的健康教育培训云平台,便捷医务人员终身教育。加强社会体育指导员队伍建设,到2030 年,实现每千人拥有社会体育指导员 2.3 名。

# 国务院关于印发"十三五"卫生与健康规划的通知

国发〔2016〕77号

各省、自治区、直辖市人民政府,国务院各部委、各直属机构:

现将《"十三五"卫生与健康规划》印发给你们,请认真贯彻执行。

国务院

2016 年 12 月 27 日

## "十三五"卫生与健康规划(节选)

### 一、规划背景

(二)"十三五"时期面临的机遇和挑战

党中央、国务院高度重视卫生与健康事业发展,提出推进健康中国建设,将卫生与健康事业发展摆在了经济社会发展全局的重要位置。人民群众对全面建成小康社会美好生活的追求激发多层次、多样化的健康需求,为健康服务业创造更为广阔的发展空间。全面依法治国深入推进,为提升卫生与健康治理体系和治理能力现代化水平提供坚实的法治保障。卫生与健康事业发展面临难得的历史机遇。

同时,卫生与健康事业发展也面临新的挑战。人口结构性问题日益突出,出生人口素质有待提高。全面两孩政策实施,老龄化进程加速,城镇化率不断提高,部分地区医疗卫生资源供需矛盾将更加突出。经济社会转型中居民生活环境与生活方式快速变化,慢性病成为主要的健康问题。重大传染病和重点寄生虫病等疾病威胁持续存在。境内外交流的日趋频繁加大传染病疫情和病媒生物输入风险。大气等环境污染和食品安全问题严重影响人民健康。经济发展进入新常态,互联网等新兴信息技术快速发展,要求卫生与健康领域加快转变发展方式,创新服务模式和管理方式。

此外,制约卫生与健康事业改革发展的内部结构性问题依然存在。一是资源总量不足、布局结构不合理尚未根本改变,优质医疗资源尤其缺乏。二是基层服务能力仍是突出的薄弱环节,基层医务人员技术水平亟待提高,服务设施和条件需要持续改善。三是深化改革需要进一步破解深层次的体制机制矛盾。四是计划生育工作思路和方法亟须转变。

### 三、主要任务

(一)加强重大疾病防治

强化精神疾病防治。加强严重精神障碍患者报告登记、服务管理和救治救助,在册的严重精神障碍患者管理率达到 80% 以上。逐步建立和完善精神障碍患者社区康复服务体系。开展焦虑、抑郁等常见精神障碍早期筛查和干预试点,抑郁症治疗率显著提高。加强心理健康服务。(国家卫生计生委牵头,公安部、民政部、中国残联等相关部门和单位参与)

---

**专栏 1　重大疾病防治项目**

慢性病综合防控:慢性病综合防控示范区,慢性病与营养监测及综合干预,癌症早诊早治,脑卒中、心血管病、慢性呼吸系统疾病筛查干预,高血压、糖尿病高危人群健康干预,重点人群口腔疾病综合干预。(国家卫生计生委负责)

重大传染病防控:艾滋病防控,结核病防控,流感和不明原因肺炎监测,手足口病、狂犬病、布病、流行性出血热、登革热、麻风病等传染病的监测及早期干预,突发急性传染病防控。(国家卫生计生委负责)

精神疾病防治:严重精神障碍患者管理治疗,心理健康服务,精神卫生综合管理试点。(国家卫生计生委负责)

扩大国家免疫规划:扩大国家免疫规划,急性弛缓性麻痹病例及麻疹、乙肝等疫苗可预防重点传染病监测。(国家卫生计生委负责)

重点寄生虫病及地方病防控:血吸虫病防控,疟疾、包虫病等重点寄生虫病防治,重点地方病防控。(国家卫生计生委负责)

职业病防治:重点职业病监测与职业健康风险评估,职业性放射性疾病监测与职业健康风险评估,医疗卫生机构医用辐射防护监测。(国家卫生计生委负责)

基本公共卫生服务项目:居民健康档案、健康教育、预防接种、儿童健康管理、孕产妇健康管理、老年人健康管理、慢性病(高血压、2 型糖尿病)患者健康管理、严重精神障碍患者管理、结核病患者健康管理、中医药健康管理、卫生计生监督协管、传染病和突发公共卫生事件报告和处理等。(国家卫生计生委、国家中医药局、财政部负责)

---

(二) 推动爱国卫生运动与健康促进

深入开展全民健康教育和健康促进活动。广泛开展全民健康素养促进行动和健康中国行等活动,普及合理营养、合理用药、科学就医和灾害自救互救等知识,提高全民健康素养。加强健康科普规范化管理,建立健全健康知识和技能核心信息发布制度。倡导健康文明的生活方式,实施国民营养计划,引导群众加强自我健康管理,深入推进以减盐、减油、减糖、健康口腔、健康体重、健康骨骼为重点的全民健康生活方式行动,广泛宣传合理膳食、适量运动、戒烟限酒、心理平衡等健康科普知识,开展家庭和高危个体健康生活方式强化指导和干预。加强健康教育能力建设,推进医疗机构开展健康教育和健康促进工作。全面推进控烟履约工作,加快控烟立法,大力开展无烟环境建设,全面推进公共场所禁烟,强化戒烟服务,预防和控制被动吸烟。健全健康素养和烟草流行监测体系,15 岁以上人群烟草使用流行率控制在 25% 以下。(国家卫生计生委牵头,中央宣传部、工业和信息化部、体育总局、国务院法制办等相关部门参与)

(三) 加强妇幼卫生保健和生育服务

关爱青少年健康。以中小学为重点,加强学校卫生工作。开展学生健康危害因素监测与评价,加强学生近视、龋齿、肥胖等常见病防治工作。加大学校健康教育与健康促进工作力度,将健康教育纳入国民教育体系。在总结好国家试点经验的基础上,实施农村义务教育学生营养改善计划,建立学生营养与健康监测评估制度,加大对学校集体供餐的食品安全和营养质量监管、指导力度。加强学校结核病、艾滋病等传染病防治和心理健康服务。关爱青少年生殖健康,减少非意愿妊娠。加强托幼机构卫生保健工作,托幼机构卫生保健指导实现全覆盖。(国家卫生计生委、教育部、食品药品监管总局负责)

| 专栏 3 重点人群健康改善项目 |
|---|
| 　　**健康老龄化**：老年人健康管理，老年心理健康与心理关怀，医养结合试点示范，长期护理保险试点。（国家卫生计生委、人力资源社会保障部、民政部负责） |
| 　　**健康妇幼**：农村妇女"两癌"检查，计划生育技术服务基本项目和避孕药具，再生育技术服务，预防艾滋病、梅毒、乙肝母婴传播。（国家卫生计生委、财政部负责） |
| 　　**出生缺陷综合防治**：农村夫妇免费孕前优生健康检查、增补叶酸预防神经管缺陷、孕期唐氏综合征产前筛查和产前诊断、新生儿疾病筛查、地中海贫血防控、先天性心脏病防治。（国家卫生计生委、财政部负责） |
| 　　**青少年健康**：学生健康危害因素和常见病监测及防治，心理健康教育。（国家卫生计生委、教育部负责） |
| 　　**健康扶贫**：对符合条件的因病致贫人口提供医疗救助，省级巡回医疗队建设，三级医院与重点贫困县医院对口帮扶，二级以上医疗卫生机构对口帮扶贫困县卫生院。（国家卫生计生委、国务院扶贫办、民政部负责） |
| 　　**流动人口健康维护**：流动人口基本公共卫生计生服务均等化、流动人口健康促进行动、流动人口卫生计生动态监测。（国家卫生计生委负责） |

# 国务院办公厅关于转发卫生计生委等部门全国精神卫生工作规划(2015—2020年)的通知

国办发〔2015〕44号

各省、自治区、直辖市人民政府,国务院各部委、各直属机构:

卫生计生委、中央综治办、发展改革委、教育部、公安部、民政部、司法部、财政部、人力资源社会保障部、中国残联《全国精神卫生工作规划(2015—2020年)》已经国务院同意,现转发给你们,请结合实际认真贯彻执行。

国务院办公厅

2015年6月4日

## 全国精神卫生工作规划(2015—2020年)

卫生计生委　中央综治办　发展改革委　教育部　公安部

民政部　司法部　财政部　人力资源社会保障部　中国残联

精神卫生是影响经济社会发展的重大公共卫生问题和社会问题。加强精神卫生工作,是深化医药卫生体制改革、维护和增进人民群众身心健康的重要内容,是全面推进依法治国、创新社会治理、促进社会和谐稳定的必然要求,对于建设健康中国、法治中国、平安中国具有重要意义。为深入贯彻落实《中华人民共和国精神卫生法》和《中共中央　国务院关于深化医药卫生体制改革的意见》,加强精神障碍的预防、治疗和康复工作,推动精神卫生事业全面发展,制定本规划。

### 一、规划背景

党和政府高度重视精神卫生工作,先后采取一系列政策措施,推动精神卫生事业发展。特别是"十二五"期间,精神卫生工作作为保障和改善民生以及加强和创新社会管理的重要举措,被列入国民经济和社会发展总体规划。在党中央、国务院的重视与支持下,有关部门加强协作,围绕《中华人民共和国精神卫生法》的贯彻落实,组织实施精神卫生防治体系建设与发展规划,安排资金改扩建精神卫生专业机构,改善精神障碍患者就医条件,通过基本公共卫生服务项目和重大公共卫生专项支持各地开展严重精神障碍患者管理服务,将严重精神障碍纳入城乡居民大病保险、重大疾病保障及城乡医疗救助制度范围,依法依规对不负刑事责任的精神障碍患者实施强制医疗,积极开展复员退伍军人、流浪乞讨人员、"三无"(无劳动能力、无生活来源且无法定赡养、抚养、扶养义务人,或者其法定赡养、抚养、扶养义务人无赡养、抚养、扶养能力)人员中精神障碍患者救治救助。各地认真贯彻党中央、国务院部署要求,落实政府责任,完善保障机制,强化工作措施,深入开展严重精神障碍管理治疗工作,取得了显著成效,各级精神卫生工作政府领导与部门协调机制逐步建立,全国精神卫生防治体系和服务网络基本形成。截至2014年底,全国已登记在册严重精神障碍患者430万人,其中73.2%的患者接受了基层医疗卫生机构提供的随访管理及康复指导服务。

随着经济社会快速发展,生活节奏明显加快,心理应激因素日益增加,焦虑症、抑郁症等常见精神障碍及心理行为问题逐年增多,心理应激事件及精神障碍患者肇事肇祸案(事)件时有发生,老年痴呆症、儿童孤独症等特定人群疾病干预亟需加强,我国精神卫生工作仍然面临严峻挑战。

目前,我国精神卫生服务资源十分短缺且分布不均,全国共有精神卫生专业机构1650家,精神科床位22.8万张,精神科医师2万多名,主要分布在省级和地市级,精神障碍社区康复体系尚未建立。部分地区严重精神障碍患者发现、随访、管理工作仍不到位,监护责任难以落实,部分贫困患者得不到有效救治,依法被决定强制医疗和有肇事肇祸行为的患者收治困难。公众对焦虑症、抑郁症等常见精神障碍和心理行为问题认知率低,社会偏见和歧视广泛存在,讳疾忌医多,科学就诊少。总体上看,我国现有精神卫生服务能力和水平远不能满足人民群众的健康需求及国家经济建设和社会管理的需要。世界卫生组织《2013—2020年精神卫生综合行动计划》提出,心理行为问题在世界范围内还将持续增多,应当引起各国政府的高度重视。

## 二、总体要求

### (一)指导思想

以邓小平理论、"三个代表"重要思想、科学发展观为指导,深入贯彻党的十八大和十八届二中、三中、四中全会精神,认真实施《中华人民共和国精神卫生法》,按照党中央、国务院部署要求,以健全服务体系为抓手,以加强患者救治管理为重点,以维护社会和谐为导向,统筹各方资源,完善工作机制,着力提高服务能力与水平,健全患者救治救助制度,保障患者合法权益,维护公众身心健康,推动精神卫生事业全面发展。

### (二)总体目标

到2020年,普遍形成政府组织领导、各部门齐抓共管、社会组织广泛参与、家庭和单位尽力尽责的精神卫生综合服务管理机制。健全完善与经济社会发展水平相适应的精神卫生预防、治疗、康复服务体系,基本满足人民群众的精神卫生服务需求。健全精神障碍患者救治救助保障制度,显著减少患者重大肇事肇祸案(事)件发生。积极营造理解、接纳、关爱精神障碍患者的社会氛围,提高全社会对精神卫生重要性的认识,促进公众心理健康,推动社会和谐发展。

（三）具体目标

到 2020 年：

1. 精神卫生综合管理协调机制更加完善。省、市、县三级普遍建立精神卫生工作政府领导与部门协调机制。70% 的乡镇（街道）建立由综治、卫生计生、公安、民政、司法行政、残联、老龄等单位参与的精神卫生综合管理小组。

2. 精神卫生服务体系和网络基本健全。健全省、市、县三级精神卫生专业机构，服务人口多且地市级机构覆盖不到的县（市、区）可根据需要建设精神卫生专业机构，其他县（市、区）至少在一所符合条件的综合性医院设立精神科。积极探索通过政府购买服务方式鼓励社会力量参与相关工作。

3. 精神卫生专业人员紧缺状况得到初步缓解。全国精神科执业（助理）医师数量增加到 4 万名。东部地区每 10 万人口精神科执业（助理）医师数量不低于 3.8 名，中西部地区不低于 2.8 名。基层医疗卫生机构普遍配备专职或兼职精神卫生防治人员。心理治疗师、社会工作师基本满足工作需要，社会组织及志愿者广泛参与精神卫生工作。

4. 严重精神障碍救治管理任务有效落实。掌握严重精神障碍患者数量，登记在册的严重精神障碍患者管理率达到 80% 以上，精神分裂症治疗率达到 80% 以上，符合条件的贫困严重精神障碍患者全部纳入医疗救助，患者肇事肇祸案（事）件特别是命案显著减少，有肇事肇祸行为的患者依法及时得到强制医疗或住院治疗。

5. 常见精神障碍和心理行为问题防治能力明显提升。公众对抑郁症等常见精神障碍的认识和主动就医意识普遍提高，医疗机构识别抑郁症的能力明显提升，抑郁症治疗率在现有基础上提高 50%。各地普遍开展抑郁症等常见精神障碍防治，每个省（区、市）至少开通 1 条心理援助热线电话，100% 的省（区、市）、70% 的市（地、州、盟）建立心理危机干预队伍；发生突发事件时，均能根据需要及时、科学开展心理援助工作。

6. 精神障碍康复工作初具规模。探索建立精神卫生专业机构、社区康复机构及社会组织、家庭相互支持的精神障碍社区康复服务体系。70% 以上的县（市、区）设有精神障碍社区康复机构或通过政府购买服务等方式委托社会组织开展康复工作。在开展精神障碍社区康复的县（市、区），50% 以上的居家患者接受社区康复服务。

7. 精神卫生工作的社会氛围显著改善。医院、学校、社区、企事业单位、监管场所普遍开展精神卫生宣传及心理卫生保健。城市、农村普通人群心理健康知识知晓率分别达到 70%、50%。高等院校普遍设立心理咨询与心理危机干预中心（室）并配备专职教师，中小学设立心理辅导室并配备专职或兼职教师，在校学生心理健康核心知识知晓率达到 80%。

## 三、策略与措施

（一）全面推进严重精神障碍救治救助

加强患者登记报告。各级卫生计生、综治、公安、民政、司法行政、残联等单位要加强协作，全方位、多渠道开展严重精神障碍患者日常发现登记和发病报告。村（居）民委员会要积极发现辖区内的疑似精神障碍患者,可应其家属请求协助其就医。具有精神障碍诊疗资质的医疗机构要落实严重精神障碍发病报告管理制度,按要求报告确诊的严重精神障碍患者。基层医疗卫生机构发现辖区内的确诊严重精神障碍患者要及时登记,并录入国家严重精神障碍信息管理系统。

做好患者服务管理。各地要按照"应治尽治、应管尽管、应收尽收"的要求,积极推行"病重治疗在医院,康复管理在社区"的服务模式,对于急性期和病情不稳定的患者,基层医疗卫生机构要及时转诊到精神卫生专业机构进行规范治疗,病情稳定后回到村(社区)接受精神科基本药物维持治疗。各级综治组织应当协调同级相关部门,推动乡镇(街道)建立精神卫生综合管理小组,动员社区组织、患者家属参与居家患者管理。基层医疗卫生机构要按照国家基本公共卫生服务规范要求,为辖区内严重精神障碍患者建立健康档案,提供随访管理、危险性评估、服药指导等服务。基层医务人员、民警、民政干事、综治干部、网格员、残疾人专职委员等要协同随访病情不稳定患者,迅速应对突发事件苗头,协助患者及其家属解决治疗及生活中的难题。各级政府及相关部门要研究建立肇事肇祸精神障碍患者收治管理机制,畅通有肇事肇祸行为或危险的严重精神障碍患者收治渠道,设立应急医疗处置"绿色通道",并明确经费来源及其他保障措施。中央财政继续通过重大公共卫生专项对各地严重精神障碍管理治疗工作予以支持。

落实救治救助政策。各地要做好基本医疗保险、城乡居民大病保险、医疗救助、疾病应急救助等制度的衔接,发挥整合效应,逐步提高精神障碍患者医疗保障水平。对于符合条件的贫困患者,要按照有关规定,资助其参加基本医疗保险并对其难以负担的基本医疗费用给予补助。对于无法查明身份患者所发生的急救费用和身份明确但无力缴费患者所拖欠的急救费用,要按照有关规定,先由责任人、工伤保险和基本医疗保险等各类保险,以及医疗救助基金、道路交通事故社会救助基金等渠道支付;无上述渠道或上述渠道费用支付有缺口时,由疾病应急救助基金给予补助。对于因医保统筹地区没有符合条件的精神卫生专业机构而转诊到异地就医的患者,医保报销比例应当按照参保地政策执行。民政、卫生计生、人力资源社会保障、财政等部门要研究完善符合精神障碍诊疗特点的社会救助制度,做好贫困患者的社会救助工作。对于符合最低生活保障条件的,各级民政部门要及时纳入低保;对于不符合低保条件但确有困难的,或获得最低生活保障后生活仍有困难的,应当通过临时救助等措施帮助其解决基本生活困难。

完善康复服务。各地要逐步建立健全精神障碍社区康复服务体系,大力推广社会化、综合性、开放式的精神障碍和精神残疾康复工作模式,建立完善医疗康复和社区康复相衔接的服务机制,加强精神卫生专业机构对社区康复机构的技术指导。研究制定加快精神卫生康复服务发展的政策意见,完善精神卫生康复服务标准和管理规范。加强复员退伍军人、特困人员、低收入人员、被监管人员等特殊群体中精神障碍患者的康复服务保障。随着保障能力的提升,逐步扩大基本医疗保险对符合条件的精神障碍治疗性康复服务项目的支付范围。开展精神障碍社区康复机构示范性项目建设,促进社区康复机构增点拓面,通过政府购买服务鼓励和引导社会资源提供精神障碍社区康复服务,促进精神障碍患者回归社会。

（二）逐步开展常见精神障碍防治

各级各类医疗卫生机构要开展医务人员精神障碍相关知识与技能培训,高等院校要加强对其心理咨询机构工作人员和学生工作者相关知识与技能培训,对就诊或求助者中的疑似精神障碍患者及时提供就医指导或转诊服务。精神卫生专业机构要建立会诊、转诊制度,指导其他医疗机构正确识别并及时转诊疑似精神障碍患者;要按照精神障碍分类及诊疗规范,提供科学规范合理的诊断与治疗服务,提高患者治疗率。各地要将抑郁症、儿童孤独症、老年痴呆症等常见精神障碍作为工作重点,关注妇女、儿童、老年人、职业人群的心理行为问题,探索适合本地区实际的常见精神障碍防治模式,鼓励有条件的地区为抑郁症患者提供随访服务。充分发挥中医药的作用,加强中医医疗机构精神类临床科室能力建设,鼓励中医专业人员开展常见精神障碍及心理行为问题防治和研究。

（三）积极开展心理健康促进工作

各地要依法将心理援助内容纳入地方各级政府突发事件应急预案,依托现有精神科医师、心理治疗师、社会工作师和护士,分级组建突发事件心理危机干预队伍,定期开展培训和演练,发生突发事件后及时组织开展心理援助。鼓励、支持社会组织提供规范的心理援助服务信息,引导其有序参与灾后心理援助。具备条件的城市要依托12320热线及精神卫生专业机构建设心理援助热线和网络平台,向公众提供心理健康公益服务。精神卫生专业机构应当配备心理治疗人员,为精神障碍患者及高危人群提供专业的心理卫生服务。综合性医院及其他专科医院要对就诊者进行心理健康指导,基层医疗卫生机构要向辖区内居民提供心理健康指导。各级各类学校应当设置心理健康教育机构并配备专职人员,建立学生心理健康教育工作机制,制订校园突发危机事件处理预案。高等院校要与精神卫生专业机构建立稳定的心理危机干预联动协调机制,并设立心理健康教育示范中心。用人单位应当将心理健康知识纳入岗前和岗位培训,创造有益于职工身心健康的工作环境。监狱、看守所、拘留所、强制隔离戒毒所等要加强对被监管人员的心理咨询和心理辅导。

（四）着力提高精神卫生服务能力

加强机构能力建设。"十三五"期间,国家有关部门重点支持各地提高基层精神卫生服务能力。各地要充分利用现有资源,大力加强县级精神卫生专业机构和精神障碍社区康复机构服务能力建设。各级卫生计生部门要委托同级精神卫生专业机构承担精神卫生技术管理和指导职能,负责医疗、预防、医学康复、健康教育、信息收集、培训和技术指导等工作。暂无精神卫生专业机构的地区,卫生计生部门要委托上一级或邻近地区精神卫生专业机构承担技术指导任务,并指定同级疾病预防控制机构负责相关业务管理。要鼓励社会资本举办精神卫生专业机构和社区康复机构,并通过政府购买服务发挥其在精神卫生防治管理工作中的作用。尚未建立强制医疗所的省（区、市）,当地政府应当指定至少一所精神卫生专业机构履行强制医疗职能,并为其正常运转提供必要保障。

加强队伍建设。各地要建立健全精神卫生专业队伍,合理配置精神科医师、护士、心理治疗师,探索并逐步推广康复师、社会工作师和志愿者参与精神卫生服务的工作模式。各级精神卫生专业机构要按照区域内人口数及承担的精神卫生防治任务配置公共卫生人员,确保预防工作落实。每个基层医疗卫生机构至少配备 1 名专职或兼职人员承担严重精神障碍患者服务管理任务。教育部门要加强精神医学、应用心理学、社会工作学等精神卫生相关专业的人才培养工作;鼓励有条件的地区和高等院校举办精神医学本科专业;在医学教育中保证精神病学、医学心理学等相关课程的课时。卫生计生部门要加强精神科住院医师规范化培训、精神科护士培训;开展在精神科从业但执业范围为非精神卫生专业医师的变更执业范围培训,以及县级综合医院和乡镇卫生院(社区卫生服务中心)中临床类别执业医师或全科医师增加精神卫生执业范围的上岗培训。开展中医类别医师精神障碍防治培训,鼓励基层符合条件的精神卫生防治人员取得精神卫生执业资格。制订支持心理学专业人员在医疗机构从事心理治疗工作的政策,卫生计生、人力资源社会保障部门共同完善心理治疗人员职称评定办法。落实国家对精神卫生工作人员的工资待遇政策,提高其待遇水平,稳定精神卫生专业队伍。

(五)逐步完善精神卫生信息系统

国家有关部门将精神卫生纳入全民健康保障信息化工程。省级卫生计生部门要统筹建设本地区精神卫生信息系统,并使其逐步与居民电子健康档案、电子病历和全员人口数据库对接。承担精神卫生技术管理与指导任务的机构要做好严重精神障碍患者信息审核、分析等,定期形成报告,为相关部门决策提供依据。各地应当逐级建立卫生计生、综治、公安、民政、人力资源社会保障、司法行政、残联等单位的严重精神障碍患者信息共享机制,重视并加强患者信息及隐私保护工作。要依法建立精神卫生监测网络,基本掌握精神障碍患者情况和精神卫生工作信息,有条件的地区每 5 年开展一次本地区精神障碍流行病学调查。

(六)大力开展精神卫生宣传教育

各地要将宣传教育摆到精神卫生工作的重要位置。宣传部门要充分发挥传统媒体和新媒体作用,广泛宣传"精神疾病可防可治,心理问题及早求助,关心不歧视,身心同健康"等精神卫生核心知识,以及患者战胜疾病、回归社会的典型事例,引导公众正确认识精神障碍和心理行为问题,正确对待精神障碍患者。要规范对有关肇事肇祸案(事)件的报道,未经鉴定避免使用"精神病人"称谓进行报道,减少负面影响。教育、司法行政、工会、共青团、妇联、老龄等单位要针对学生、农村妇女和留守儿童、职业人群、被监管人员、老年人等重点人群分别制订宣传教育策略,有针对性地开展心理健康教育活动。各级卫生计生部门要组织医疗卫生机构开展多种形式的精神卫生宣传,增进公众对精神健康及精神卫生服务的了解,提高自我心理调适能力。

## 四、保障措施

(一)加强政府领导

各地要认真贯彻实施《中华人民共和国精神卫生法》,将精神卫生工作纳入当地国民经济和社会发展总体规划,制订年度工作计划和实施方案。建立完善精神卫生工作政府领导和部门协调机制。充分发挥基层综合服务管理平台作用,统筹规划,整合资源,切实加强本地区精神卫生服务体系建设。要将精神卫生有关工作作为深化医药卫生体制改革的重点内容,统筹考虑精神障碍患者救治救助、专业人才培养、专业机构运行保障等,推动精神卫生事业持续、健康、稳定发展。

(二)落实部门责任

各有关部门要按照《中华人民共和国精神卫生法》规定及相关政策要求,切实履行责任,形成工作合力,确保工作落到实处。综治组织要发挥综合治理优势,推动精神卫生工作重点、难点问题的解决。各级综治组织要加强调查研究、组织协调和督导检查,将严重精神障碍患者救治救助工作纳入社会治安综合治理(平安建设)考评,加大检查考核力度,对因工作不重视、监督不到位、救治不及时,导致发生已登记严重精神障碍患者肇事肇祸重大案(事)件的,严肃追究相关责任人和部门的责任。发展改革、卫生计生、公安、民政、司法行政等部门要按照"应治尽治、应管尽管、应收尽收"的要求,切实加强精神卫生防治网络建设。综治、卫生计生、公安、民政、司法行政、残联等单位要强化协作,进一步完善严重精神障碍防治管理与康复服务机制。发展改革、卫生计生、人力资源社会保障等部门要加强对包括精神障碍在内的医疗服务价格形成机制的研究与指导。民政部门要会同残联、发展改革、卫生计生、财政等单位探索制订支持精神障碍患者康复服务工作发展的保障政策,加强康复服务机构管理,不断提高康复服务规范化、专业化水平。各级残联组织要认真贯彻落实《中华人民共和国残疾人保障法》有关规定和中国残疾人事业发展纲要提出的精神残疾防治康复工作要求,推行有利于精神残疾人参与社会生活的开放式管理模式,依法保障精神残疾人的合法权益。卫生计生、人力资源社会保障、工商行政管理等部门要加强研究论证,探索心理咨询机构的管理模式,制订发展和规范心理咨询机构的相关政策。

(三)保障经费投入

各级政府要将精神卫生工作经费列入本级财政预算,根据精神卫生工作需要,加大财政投入力度,保障精神卫生工作所需经费,并加强对任务完成情况和财政资金使用绩效的考核,提高资金使用效益。各地要扎实推进基本公共卫生服务项目和严重精神障碍管理治疗工作,落实政府对精神卫生专业机构的投入政策。要建立多元化资金筹措机制,积极开拓精神卫生公益性事业投融资渠道,鼓励社会资本投入精神卫生服务和社区康复等领域。

(四)加强科学研究

各地区、各有关部门及研究机构要围绕精神卫生工作的发展要求,针对精神分裂症等重点疾病,以及儿童青少年、老年人等重点人群的常见、多发精神障碍和心理行为问题,开展基础和临床应用性研究。重点研发精神障碍早期诊断技术以及精神科新型药物和心理治疗等非药物治疗适宜技术。加强精神障碍流行病学调查、精神卫生法律与政策等软科学研究,为精神卫生政策制订与法律实施提供科学依据。促进精神障碍和心理行为问题的生物、心理、社会因素综合研究和相关转化医学研究。加强国际交流,吸收、借鉴和推广国际先进科学技术及成功经验,及时将国内外相关研究成果应用于精神卫生工作实践。

## 五、督导与评估

卫生计生委要会同有关部门制订规划实施分工方案,相关部门各负其责,共同组织本规划实施。各级政府要对规划实施进展、质量和成效进行督导与评估,将规划重点任务落实情况作为政府督查督办重要事项,并将结果作为对下一级政府绩效考核的重要内容。2017年,卫生计生委会同相关部门对规划实施情况进行中期考核;2020年,组织开展规划实施的终期效果评估。

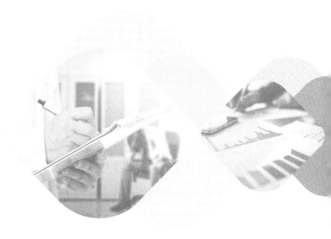

# 第三部分
# 部门文件

# 一、心理健康服务

## 健康中国行动推进委员会办公室关于印发
## 健康中国行动 2023 年工作要点的通知

国健推委办发〔2023〕1 号

健康中国行动推进委员会各成员单位、有关单位：

为全面贯彻党的二十大精神，认真落实《国务院关于实施健康中国行动的意见》《国务院办公厅关于印发健康中国行动组织实施和考核方案的通知》《健康中国行动（2019—2030 年）》等要求，进一步推动健康中国行动有关工作落实落地，健康中国行动推进办会同成员单位和其他有关单位研究制定了《健康中国行动 2023 年工作要点》。现印发给你们，请各成员单位结合工作实际，确保各项工作顺利开展。

健康中国行动推进委员会办公室

2023 年 3 月 2 日

### 健康中国行动 2023 年工作要点（节选）

#### 二、制订印发政策文件

（四）印发《全面加强和改进新时代学生心理健康专项行动计划（2023—2025 年）》《疫情形势下学生突出心理问题防治工作实施方案》。（教育部牵头负责）

#### 三、扎实推进重点工作

（十一）部署开展"精康融合行动"，提升精神障碍社区康复服务质量水平，促进精神障碍患者回归和融入社会。（民政部牵头，国家卫生健康委、中国残联等部门单位参与）

（十八）开展青少年心理健康服务，依托 12355 青少年服务平台，开展生命教育、自护教育、心理咨询，持续开展中高考减压、青春自护、健康守护行动。（共青团中央牵头负责）

（二十一）开展老年心理关爱、老年口腔健康、老年营养改善等专项行动，推动实施老年人健康管理、老年健康与医养结合管理服务等基本公共卫生服务项目，组织实施社区医养结合能力提升行动。（民政部、国家卫生健康委按职责分工负责）

# 关于印发"十四五"全民健康信息化规划的通知

国卫规划发〔2022〕30号

各省、自治区、直辖市及新疆生产建设兵团卫生健康委、中医药局,国家卫生健康委机关各司局、委直属和联系单位、中国老龄协会,国家中医药局、国家疾控局机关各司局、各直属单位:

为推动"十四五"期间全民健康信息化发展,国家卫生健康委、国家中医药局、国家疾控局制定了《"十四五"全民健康信息化规划》。现印发给你们,请认真贯彻执行。

国家卫生健康委　国家中医药局　国家疾控局

2022 年 11 月 7 日

## "十四五"全民健康信息化规划(节选)

### 三、主要任务

*(三)深化"互联网＋医疗健康"服务体系*

总结"互联网＋医疗健康"支撑新冠肺炎疫情防控经验,将其制度化、常态化,完善"互联网＋医疗健康"服务体系,进一步拓展"互联网＋医疗健康"服务模式,优化资源配置,提高服务效率,降低服务成本,满足人民群众日益增长的卫生健康需求。

拓展"互联网＋医疗健康"服务。进一步贯彻落实国务院办公厅《关于促进"互联网＋医疗健康"发展的意见》,健全"互联网＋医疗健康"服务体系。持续开展"互联网＋医疗健康""五个一"服务行动,推进 10 项服务 30 条措施落地落实,构建线上线下深度融合覆盖全生命周期的卫生健康服务模式。大力发展远程医疗,推动优质医疗资源扩容下沉和均衡布局,提高卫生健康服务均等化与可及性。推进"互联网＋家庭医生签约服务""互联网＋妇幼健康""互联网＋医养服务""互联网＋托育服务""互联网＋营养健康"等,提高重点人群健康服务智能化、专业化水平。开展"互联网＋护理服务",强化与家庭医生签约、延续性护理等服务有机结合,为群众提供个性化、差异化的护理服务。开展"互联网＋心理健康服务",探索构建覆盖全人群、服务全生命周期、提供全流程管理的心理健康和精神卫生服务管理体系。探索开展"互联网＋药学服务"模式,推广电子处方区域流转。

# 关于印发乡镇卫生院服务能力标准(2022版)等3项服务能力标准的通知

国卫基层函〔2022〕117号

各省、自治区、直辖市及新疆生产建设兵团卫生健康委、中医药局:

为深入开展"优质服务基层行"活动,持续加强基层医疗卫生机构能力建设,适应当前疫情防控新形势和积极应对人口老龄化战略及乡村振兴战略新要求,我们对《乡镇卫生院服务能力标准(2018版)》和《社区卫生服务中心服务能力标准(2018版)》进行了修订,优化调整了部分指标,对加强儿科建设,提高合理用药水平,提升家庭医生签约服务、老年人服务、儿童服务、中医药服务能力以及加强安全生产等提出新的要求,形成了《乡镇卫生院服务能力标准(2022版)》和《社区卫生服务中心服务能力标准(2022版)》。同时,我们还研究制定了《村卫生室服务能力标准(2022版)》。现将3项服务能力标准印发给你们(可从国家卫生健康委网站下载),供参照执行。

国家卫生健康委　国家中医药局
2022年7月16日

## 乡镇卫生院服务能力标准(2022版)(节选)

在2018版乡镇卫生院服务能力标准基础上,根据新的形势和任务要求,修订形成2022版服务能力标准。

### 一、适用范围

(一)本标准适用于所有乡镇卫生院(街道卫生院适用,下同)。

(二)本标准共设置4章100条,用于乡镇卫生院自我评价与改进,并作为对乡镇卫生院实地评价的依据。

### 二、标准分类

(一)基本条款。根据乡镇卫生院服务功能,将普遍应该具备、应当做到的列为基本条款,适用于所有乡镇卫生院。

(二)推荐条款。在基本条款基础上,增加进一步提升医疗服务能力、拓展服务功能的条款,设为推荐条款,以"★"标注。

## 三、条款分布

| 章节 | 基本条款 | 推荐条款★ |
|---|---|---|
| 第一章 功能任务和资源配置 | 11 | 0 |
| 第二章 基本医疗和公共卫生服务 | 30 | 6 |
| 第三章 业务管理 | 34 | 6 |
| 第四章 总结管理 | 13 | 0 |
| 合计 | 88 | 12 |

## 四、条款评价结果表达方式

（一）评价采用 A、B、C、D 四档表达

评价结果采取累进式：达到 B 档者，须 C 档同时合格；达到 A 档者，须 B 档和 C 档同时合格。

（二）条款的性质

| 档次 | A | B | C | D |
|---|---|---|---|---|
| 情况表述 | 有持续改进或成效良好 | 有监管有结果 | 有制度且能有效执行 | 仅有制度或规章，未执行 |

## 五、评价结果

| 类别 | 基本条款(88 条) | | | 推荐条款(12 条) | | |
|---|---|---|---|---|---|---|
| | C 档 | B 档 | A 档 | C 档 | B 档 | A 档 |
| 达到推荐标准的机构 | 100% | ≥60% | ≥30% | ≥90% | ≥60% | ≥30% |
| 达到基本标准的机构 | ≥95% | ≥50% | ≥20% | — | — | — |

### 第一章　功能任务与资源配置

#### 1.2 科室设置

| 能力条款 | 评价要点 |
|---|---|
| 1.2.3 公共卫生科或预防保健科 | 【C】<br>包含预防接种门诊（含预检室、登记室、接种室、留观室、冷链室）、儿童保健室、妇女保健室、健康教育室、避孕药具室及相关工作设施等。 |
| | 【B】符合"C"，并<br>1. 预防接种门诊达到当地规范化门诊建设标准。<br>2. 设置听力检查、视力检查、心理和行为发育检查室。 |
| | 【A】符合"B"，并<br>1. 增设心理咨询室、健康小屋、预防保健特色科室等。<br>2. 预防接种门诊达到数字化门诊建设标准。<br>3. 儿童保健室与预防接种门诊功能布局优化，便于实现儿童健康全过程管理和服务。 |

### 1.3 设施设备

| 能力条款 | 评价要点 |
|---|---|
| 1.3.3 设备配置 | 【C】<br>参照《医疗机构基本标准》要求配备相关设备,配备必要的中医药服务设备。 |
| | 【B】符合"C",并<br>1. 配备听力筛查工具、视力筛查工具、心理行为发育筛查工具。<br>2. 配备与诊疗科目相匹配的其他设备。<br>3. 配备 DR、彩超、全自动生化分析仪、全自动化学发光免疫分析仪、血凝仪、生物安全柜、十二导联心电图机、空气消毒机、麻醉机、呼吸机以及与诊疗科目相匹配的其他设备。 |
| | 【A】符合"B",并<br>配备胃镜或 CT 等设备、配备急救型救护车 |

## 第二章　基本医疗和公共卫生服务

### 2.2 服务内容和水平

### 2.2.1 医疗服务

| 能力条款 | 评价要点 |
|---|---|
| 2.2.1.10 康复医疗服务 ★ | 【C】<br>1. 从事康复治疗的医务人员接受过康复专业培训。<br>2. 从事康复治疗的医师对每个康复患者有明确诊断与功能评估并制订康复治疗计划。<br>3. 能开展红外线治疗,低频脉冲电治疗,中频脉冲电治疗,中医药治疗,超短波治疗,微波治疗,超声波治疗、牵引。<br>4. 有针对康复病人预防二次伤害的预案。 |
| | 【B】符合"C",并<br>1. 能开展关节松动训练,引导式教育训练,作业疗法等服务。<br>2. 康复治疗计划(含中医药服务)由康复医师(中医师)、治疗师、护士、病人及家属、授权委托人共同落实。<br>3. 能开展居家康复医疗服务。 |
| | 【A】符合"B",并<br>1. 能开展认知知觉功能障碍训练,运动疗法,慢性呼吸系统疾病等综合康复,儿童孤独症、脑瘫等疾病的康复服务,并规范管理。<br>2. 对转入社区及家庭的患者提供转诊后连续的康复训练指导。<br>3. 科室对康复计划落实情况有自查、评价,有改进措施。 |
| 2.2.1.12 老年人卫生服务 | 【C】<br>1. 保留老年人熟悉的传统服务方式,解决老年人运用智能技术困难问题。<br>2. 为老年人提供优先就诊、转诊服务。<br>3. 能开展 65 岁及以上老年人综合评估,对 5 种重点慢性病每年至少开展 1 次健康评估。 |
| | 【B】符合"C",并<br>1. 对机构信息化终端、APP 等进行适老化改造,方便老年人阅览和操作。<br>2. 对重点慢性病、退行性疾病、营养和心理等多种健康情况进行评估并干预。 |
| | 【A】符合"B",并<br>1. 能够为居家老年人、辖区内养老机构提供家庭病床、巡诊等上门服务,提供一键呼叫等服务。<br>2. 为辖区内有需要的老年人提供康复护理、安宁疗护等服务。 |

| 能力条款 | 评价要点 |
|---|---|
| 2.2.1.13 心理健康服务 ★ | 【C】<br>1. 制定心理健康服务的相关制度。<br>2. 至少配备1名专(兼)职心理健康服务工作人员。<br>3. 开展心理健康科普宣传、健康教育等。 |
| | 【B】符合"C",并<br>1. 能够开展心理疾病初步识别。<br>2. 为有需求的家庭和个人提供心理健康指导。 |
| | 【A】符合"B",并<br>1. 有心理治疗师或转岗培训精神科医师提供心理健康服务。<br>2. 与心理健康或精神疾病专业机构建立协作机制。 |

### 2.2.3 基本公共卫生服务

| 能力条款 | 评价要点 |
|---|---|
| 2.2.3.9 严重精神障碍患者管理 | 【C】<br>1. 按照规范要求,具备开展服务的设施设备和人员条件。<br>2. 对辖区内常住的6种严重精神障碍患者规范开展管理服务。<br>3. 定期随访结果及时向患者或家属反馈。 |
| | 【B】符合"C",并<br>1. 严重精神障碍患者健康管理由临床医师负责。<br>2. 社区在册居家严重精神障碍患者健康管理率达到国家标准。<br>3. 与上级医疗卫生机构建立培训指导、转会诊制度。 |
| | 【A】符合"B",并<br>1. 在管患者服药率达到80%以上,其中规律服药率达到45%以上。<br>2. 患者病情稳定率达到80%以上。 |

# 社区卫生服务中心服务能力标准(2022版)

在2018版社区卫生服务中心服务能力标准基础上,根据新的形势和任务要求,修订形成2022版服务能力标准。

## 一、适用范围

(一)本标准适用于所有社区卫生服务中心。

(二)本标准共设置4章90条,用于社区卫生服务中心自我评价与改进,并作为对社区卫生服务中心实地评价的依据。

## 二、标准分类

(一)基本条款。根据社区卫生服务中心服务功能,将普遍应该具备、应当做到的列为基本条款,适用于所有社区卫生服务中心。

(二)推荐条款。在基本条款基础上,增加进一步提升医疗服务能力、拓展服务功能的条款,设为推荐条款,以"★"标注。

## 三、条款分布

| 章节 | 基本条款 | 推荐条款★ |
|---|---|---|
| 第一章　功能任务和资源配置 | 10 | 1 |
| 第二章　基本医疗和公共卫生服务 | 26 | 7 |
| 第三章　业务管理 | 30 | 1 |
| 第四章　综合管理 | 14 | 1 |
| 合计 | 80 | 10 |

## 四、条款评价结果表达方式

(一)评价采用 A、B、C、D 四档表达

评价结果采取累进式:达到 B 档者,须 C 档同时合格;达到 A 档者,须 B 档和 C 档同时合格。

(二)条款的性质

| 档次 | A | B | C | D |
|---|---|---|---|---|
| 情况表述 | 有持续改进或成效良好 | 有监管有结果 | 有制度且能有效执行 | 仅有制度或规章,未执行 |

## 五、评价结果

| 类别 | 基本条款(80 条) | | | 推荐条款(10 条) | | |
|---|---|---|---|---|---|---|
| | C 档 | B 档 | A 档 | C 档 | B 档 | A 档 |
| 达到推荐标准的机构 | 100% | ≥60% | ≥30% | ≥90% | ≥60% | ≥30% |
| 达到基本标准的机构 | ≥95% | ≥50% | ≥20% | — | — | — |

### 第一章　功能任务与资源配置

#### 1.2 科室设置

| 能力条款 | 评价要点 |
|---|---|
| 1.2.3 公共卫生科或预防保健科 | 【C】<br>包含预防接种门诊(含预检室、登记室、接种室、留观室、冷链室)、儿童保健室、妇女保健室、健康教育室、避孕药具室及相关工作设施等。 |
| | 【B】符合"C",并<br>1. 预防接种门诊达到当地规范化门诊建设标准。<br>2. 设置听力检查、视力检查、心理和行为发育检查室。 |
| | 【A】符合"B",并<br>1. 增设心理咨询室、健康小屋、预防保健特色科室等。<br>2. 预防接种门诊达到数字化门诊建设标准。<br>3. 儿童保健室与预防接种门诊功能布局优化,便于实现儿童健康全过程管理和服务。 |

### 1.3 设施设备

| 能力条款 | 评价要点 |
|---|---|
| 1.3.3 设备配置 | 【C】<br>参照《关于印发城市社区卫生服务中心、站基本标准的通知》要求配备相关设备,配备必要的中医药服务设备。 |
| | 【B】符合"C",并<br>1. 配备听力筛查工具、视力筛查工具、心理行为发育筛查工具。<br>2. 配备与诊疗科目相匹配的其他设备。<br>3. 配备空气消毒机、DR、彩超、全自动生化分析仪、血凝仪、十二导联心电图机、心电监测仪、动态心电监测仪、动态血压监测仪、生物安全柜。 |
| | 【A】符合"B",并<br>并配备一定数量基于信息化的便携式出诊设备和出诊交通工具及呼吸机、远程心电监测等设备仪器。 |

## 第二章　基本医疗和公共卫生服务

### 2.2 服务内容和水平

### 2.2.1 医疗服务

| 能力条款 | 评价要点 |
|---|---|
| 2.2.1.6 康复医疗服务 ★ | 【C】<br>1. 从事康复治疗的医务人员接受过康复专业培训。<br>2. 从事康复治疗的医师对每个康复患者有明确诊断与功能评估并制订康复治疗计划。<br>3. 能开展红外线治疗,低频脉冲电治疗,中频脉冲电治疗,中医药治疗,超短波治疗,微波治疗,超声波治疗、牵引。 |
| | 【B】符合"C",并<br>1. 能开展关节松动训练,引导式教育训练,作业疗法等服务。<br>2. 康复治疗计划(含中医药服务)由康复医师(中医师)、治疗师、护士、病人及家属、授权委托人共同落实。<br>3. 能开展居家康复医疗服务。 |
| | 【A】符合"B",并<br>1. 能开展认知知觉功能障碍训练,运动疗法,慢性呼吸系统疾病等综合康复,儿童孤独症、脑瘫等疾病的康复服务,并规范管理。<br>2. 对转入社区及家庭的患者提供转诊后连续的康复训练指导。<br>3. 科室对康复计划落实情况有自查、评价,有改进措施。 |
| 2.2.1.8 老年人卫生服务 | 【C】<br>1. 保留老年人熟悉的传统服务方式,解决老年人运用智能技术困难问题。<br>2. 为老年人提供优先就诊、转诊服务。 |
| | 【B】符合"C",并<br>1. 对机构信息化终端、APP 等进行适老化改造,方便老年人阅览和操作。<br>2. 对重点慢性病、退行性疾病、营养和心理等多种健康情况进行评估并干预。 |
| | 【A】符合"B",并<br>1. 能够为居家老年人、辖区内养老机构提供家庭病床、巡诊等上门服务,并提供一键呼叫等服务。<br>2. 为辖区内有需要的老年人提供康复护理、安宁疗护等服务。 |

| 能力条款 | 评价要点 |
|---|---|
| 2.2.1.9 心理健康服务 ★ | 【C】<br>1. 制定心理健康服务的相关制度。<br>2. 至少配备1名专(兼)职心理健康服务工作人员。<br>3. 开展心理健康科普宣传、健康教育等。 |
| | 【B】符合"C",并<br>1. 能够开展心理疾病初步识别。<br>2. 为有需求的家庭和个人提供心理健康指导。 |
| | 【A】符合"B",并<br>1. 有心理治疗师或转岗培训精神科医师提供心理健康服务。<br>2. 与心理健康或精神疾病专业机构建立协作机制。 |

### 2.2.3 基本公共卫生服务

| 能力条款 | 评价要点 |
|---|---|
| 2.2.3.9 严重精神障碍患者管理 | 【C】<br>1. 按照规范要求,具备开展服务的设施设备和人员条件。<br>2. 对辖区内常住的6种严重精神障碍患者规范开展管理服务。<br>3. 定期随访结果及时向患者或家属反馈。 |
| | 【B】符合"C",并<br>1. 严重精神障碍患者健康管理由临床医师负责。<br>2. 社区在册居家严重精神障碍患者健康管理率达到国家标准。<br>3. 与上级医疗卫生机构建立培训指导、转会诊制度。 |
| | 【A】符合"B",并<br>1. 在管患者服药率达到80%以上,其中规律服药率达到45%以上。<br>2. 患者病情稳定率达到80%以上。 |

# 健康中国行动推进委员会关于印发健康中国行动 2021—2022 年考核实施方案的通知

国健推委发〔2022〕1 号

健康中国行动推进委员会各成员单位,各省、自治区、直辖市及新疆生产建设兵团推进健康中国行动议事协调机构,健康中国行动推进委员会各专项行动工作组:

为贯彻落实《"健康中国 2030" 规划纲要》《国务院关于实施健康中国行动的意见》(国发〔2019〕13 号)、《国务院办公厅关于印发健康中国行动组织实施和考核方案的通知》(国办发〔2019〕32 号)和《健康中国行动(2019—2030 年)》,结合 2019—2020 年试考核情况,我们研究制定了《健康中国行动 2021—2022 年考核实施方案》。现印发给你们,请结合实际,按照职责分工,做好考核工作。

健康中国行动推进委员会

2022 年 2 月 8 日

## 健康中国行动 2021—2022 年考核实施方案

根据《"健康中国 2030" 规划纲要》(以下简称《规划纲要》)、《国务院关于实施健康中国行动的意见》和《国务院办公厅关于印发健康中国行动组织实施和考核方案的通知》(以下简称《组织实施和考核方案》)等相关要求,结合 2019—2020 年健康中国行动试考核情况,为建立完善健康中国行动考核机制,推动目标任务落实,制定本方案。

### 一、总体要求

(一)考核目的

发挥考核 "指挥棒" 作用,强化省级党委和政府全面推进健康中国建设主体责任,推动各地健全完善组织推进机制,加大健康中国行动实施力度,加快把健康融入所有政策,形成 "大卫生、大健康" 工作格局,确保健康中国行动各项任务有效落实、主要目标指标如期实现。

(二)基本原则

1. 目标导向与问题导向相结合。围绕健康中国建设主要目标任务要求和健康中国行动总体目标,突出主要指标,强化组织实施,合理确定考核内容,增强针对性和导向性,避免 "大而全"。

2. 科学规范与注重实效相结合。充分考虑考核指标的可获得性和考核方式的可操作性,在坚持科学严谨规范的基础上,突出核心指标,减少单项任务考核,强化综合评价,提高考核实效。

133

力戒形式主义和官僚主义,创新方式方法,切实减轻基层负担。

3. 全国通用性与地区差异性相结合。统筹《规划纲要》和健康中国行动任务要求,建立统一的考核指标体系,保持基本考核内容的稳定性。同时,充分考虑各地特点和发展水平、发展空间差异,合理确定评价目标和方法,确保考核的客观性和公正性。

（三）考核主体、对象与周期

考核工作由健康中国行动推进委员会(以下简称推进委员会)统筹领导,推进委员会办公室(以下简称推进办)负责会同专项行动工作组、相关部门具体组织实施。考核对象为全国 31 个省(区、市)。考核工作原则上以年度为周期,每年开展一次考核。

## 二、考核内容与方式

（一）考核内容

1. 组织实施情况。主要包括:协调推进机制、监测评估机制、考核评价机制、宣传推广机制、支撑保障机制、把健康融入所有政策情况等,引导地方落实党委政府主体责任、强化部门协同联动。

2. 考核指标。以《规划纲要》主要指标和《组织实施和考核方案》所确定的考核指标为基础,根据 2020 年度试考核指标数据可获得性、代表性和敏感性检验情况,参考监测指标,确定考核指标共计 26 个。按照《规划纲要》,分为健康水平、健康生活、健康服务、健康保障、健康环境五个维度。

（二）评分方式

1. 组织实施情况(100 分)。按照实际完成的工作内容和工作量赋分,侧重考核工作努力程度。通过查阅相关资料,采用按项评价、以项计分的方法进行考核评定并计算得分。未实施或未完成工作目标任务的不得分,部分完成或缺项的相应扣减得分。

2. 考核指标(100 分)。约束性指标以国家 2022 年目标值为标准,达到目标值为满分,未达到按比例得分;预期性指标以 2030 年目标值为标准,达到目标值为满分,未达到按比例得分。部分无 2030 年量化目标值的指标,以达到 2025 年目标值为满分;个别指标经商相关部门采用纵向历史比较方式计分。

考核结果由组织实施情况得分、指标水平得分赋权加总构成,按综合得分从高到低划分为优秀、良好、待改进三个等级。

（三）数据来源

1. 组织实施情况的有关材料由各省(区、市)提供,辅以必要的随机抽查和检查复核。

2. 考核指标原则上由各专项行动工作组及相关责任部门提供。指标数据主要依托现有的统计监测体系采集。对于尚未建立统一统计调查制度的考核指标,各专项行动工作组及相关责任部门应建立相应数据收集渠道,明确质量要求。

3. 相关专项行动工作组及相关部门应充分利用大数据和信息化手段,加强分省(区、市)数据的年度统计调查制度建设,提高数据的科学性、准确性、一致性和时效性。

4. 各省(区、市)和各相关部门不得篡改、伪造或者指示篡改、伪造相关统计和监测调查数据,确保数据的有效性、准确性和结果的科学性、真实性。对存在上述问题并被查实的地区,依法依纪进行处理,并将考核等级直接定为待改进。

## 三、考核程序

### (一)采集数据

每年 6 月底前,依托考核信息系统,各专项行动工作组及有关责任部门完成考核指标数据采集工作,并向推进办提供数据;各省(区、市)完成数据资料提供工作。

### (二)抽查复核

各专项行动工作组及有关部门结合日常督导、调研以及暗访等形式,组织相关部门及专家咨询委员会专家对组织实施情况及考核指标进行抽查复核,并将有关情况及时反馈推进办。

### (三)结果审定

综合监测评估、抽查复核等情况,推进办对考核结果进行汇总,对各省(区、市)进行打分排序,形成考核结果,报推进委员会审定。

### (四)结果运用

考核结果经推进委员会审定后向各省(区、市)通报,作为各省(区、市)党政领导班子和领导干部综合考核评价、干部奖惩使用的重要参考。对考核结果为优秀的省份和进步幅度较大的省份,予以通报表扬。对各地在推进健康中国行动中好的做法和有效经验,及时总结,积极推广。

## 四、组织实施

根据《规划纲要》和健康中国行动相关文件要求,各部门、各省(区、市)要高度重视,明确考核工作具体负责人和责任分工,加强组织协调和经费保障,完善工作机制,按时完成监测评估及考核指标的数据采集、报送工作,确保考核工作有序推进。各相关部门要按照职责分工推动落实重点任务,明确、细化对各省(区、市)相关业务的具体要求,按要求向推进委员会报告工作进展。各省(区、市)党委、政府要参照本办法,结合本地实际,增加"自选动作",制定完善针对下一级党委政府和省(区、市)有关部门的考核办法,开展对所辖市、县和省级有关部门的考核。在考核工作中,注重发挥专家咨询委员会的技术支撑作用。

附件:健康中国行动 2021—2022 年考核指标体系

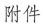

附件

# 健康中国行动 2021—2022 年考核指标体系（节选）

| 一、组织实施情况（100 分） | | | | | | |
|---|---|---|---|---|---|---|
| 维度 | 序号 | 任务 | 分值 | 内涵 | 赋分方法 | 资料提供单位 |
| 协调推进机制 | 1 | 召开协调推进工作会议，就跨部门事项进行协调推进 | 20 | 由推进协调机制主要负责同志牵头召开推进工作会议，总结上年工作，部署本年工作，明确各部门职责任务 | 由推进委员会主要负责同志牵头召开推进工作会议（5 分），审议上年考核结果（3 分）、总结上年工作（3 分），审议并印发本年度工作要点（4 分），推进办召开工作协调会议 2 次及以上落实有关工作要求（5 分） | 当地行动推进议事协调机构 |
| 监测评估机制 | 2 | 开展健康中国行动监测评估 | 15 | 按照时间节点开展健康中国行动监测评估工作，按时提交监测评估报告 | 组织实施监测评估工作，形成省级监测评估报告。内容包括：监测评估指标数据（3 分）、各专项行动进展（5 分）、年度重点任务落实情况（2 分）、组织实施及支撑保障情况（2 分）；按照时间节点报送监测评估报告（3 分） | 当地行动推进议事协调机构 |
| 考核评价机制 | 3 | 开展对下一级的考核 | 15 | 印发考核实施方案并开展对下一级地方党委、政府推进健康中国行动的考核评价，考核结果得到有效运用 | 印发考核实施方案（5 分），开展对下一级地方党委、政府上一年度健康中国行动的考核评价（5 分），并形成考核结果（2 分），按本省组织实施和考核方案做好考核结果运用（3 分） | 当地行动推进议事协调机构 |
| 宣传推广机制 | 4 | 加强健康中国建设、健康中国行动的宣传推广 | 15 | 建立完善省级健康中国建设或健康中国行动网站，积极开展主题宣传活动和典型案例推广 | 建立完善省级健康中国建设或健康中国行动宣传平台（2 分），每年为健康中国行动专网提供稿件（不少于 10 篇得 3 分，7~9 篇得 2 分，4~6 篇得 1 分，3 篇及以下不得分）；开展健康中国行动（含专项行动）主题宣传活动（开展 5 个及以上得 5 分，开展 3~4 个得 3 分，开展 1~2 个得 1 分，未开展不得分）；开展健康中国行动典型案例宣传推广（3 分）；组织设立形象大使（1 分），开展"健康达人"评选活动（1 分） | 当地行动推进议事协调机构 |
| 支撑保障机制 | 5 | 发挥省级专家咨询委员会专家咨询作用 | 10 | 省级专家咨询委员会专家参与健康中国行动重大决策部署、相关规划与方案等研究论证及相关工作 | 组织省级专家咨询委员会专家（人数不少于 3 人）参与健康中国行动重大问题、相关规划与方案、政策研究等前期研究和评审论证（4 分）；参与健康中国行动调研、督导（3 分）、监测、考核（3 分）等相关工作 | 当地行动推进议事协调机构 |

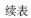

| 维度 | 序号 | 任务 | 分值 | 内涵 | 赋分方法 | 资料提供单位 |
|---|---|---|---|---|---|---|
| 把健康融入所有政策情况 | 6 | 开展健康影响评估制度试点工作 | 10 | 开展健康影响评估制度试点工作情况 | 指导试点地区出台健康影响评估工作部署文件得2分；建立工作推进机制得2分；按照试点要求对公共政策和工程项目开展健康影响评估得4分(仅开展一类得2分，未开展不得分)；定期开展效果评估并推动开展省级试点得2分 | 当地行动推进议事协调机构 |
| | 7 | 开展健康城市建设和健康细胞建设 | 15 | 开展健康城市、健康细胞建设 | 辖区开展健康城市建设得4分；参与年度全国健康城市评价，辖区参评城市平均分等于或高于全国参评城市平均分得3分,辖区参评城市平均分低于全国参评城市平均分得1分。省级出台开展健康细胞建设工作部署文件得4分；每开展1类健康细胞建设得1分，满分4分 | 当地行动推进议事协调机构 |

二、考核指标(100分)

| 维度 | 序号 | 指标 | 2030年目标值 | 分值 | 指标性质 | 指标内涵与计算方法 | 赋分方法 | 牵头部门(黑体为数据提供部门) | 数据来源 |
|---|---|---|---|---|---|---|---|---|---|
| 健康生活(24分) | 5 | 居民健康素养水平(%) | 30 | 6 | 预期性 | 健康素养是指个人获取和理解基本健康信息和服务，并运用这些信息和服务作出正确决策，以维护和促进自身健康的能力。居民健康素养水平 = 具备基本健康素养的人数 / 监测人群总人数 ×100 | 以国家2030年目标值为标准，达到目标值为满分，未达到按比例得分 | **国家卫生健康委宣传司** | 全国居民健康素养水平监测 |
| 健康服务(42分) | 10 | 严重精神障碍患者规范管理率(%) | 85 | 3 | 预期性 | 国家严重精神障碍信息系统登记在册的患者中,相邻两次随访间隔不超过3个月的患者数量。规范管理率 = 相邻两次随访间隔不超过3个月的患者数 / 国家严重精神障碍信息系统登记在册的患者数 ×100 | 以国家2030年目标值为标准，达到目标值为满分，未达到按比例得分 | **国家卫生健康委疾控局** | 国家严重精神障碍信息系统 |

续表

| 维度 | 序号 | 指标 | 2030年目标值 | 分值 | 指标性质 | 指标内涵与计算方法 | 赋分方法 | 牵头部门（黑体为数据提供部门） | 数据来源 |
|------|------|------|------|------|------|------|------|------|------|
| 健康服务（42分） | 13 | 配备专职心理健康教育教师的中小学校比例（%） | 90 | 2 | 预期性 | 配备专职心理健康教育教师的中小学校数／中小学校数×100 | 以国家2030年目标值为标准，达到目标值为满分，未达到按比例得分 | **教育部** | 教育事业统计 |

# 关于印发全国社会心理服务体系建设试点
# 2021 年重点工作任务的通知

国卫办疾控函〔2021〕125 号

各省、自治区、直辖市及新疆生产建设兵团卫生健康委、政法委、教育厅(委、局)、公安厅(局)、民政厅(局)、司法厅(局)、财政厅(局)、信访局(办)、残联:

2020 年,各社会心理服务体系建设试点(以下简称试点)地区结合当地新冠肺炎疫情防控需要及亟需解决的重点难点问题,积极推进试点工作,取得显著成效。浙江省嘉兴市创新地校合作,形成辐射全市的心理服务队伍;创新服务机制,推出"嘉心在线"公益互动心理服务平台,将"健心客厅"嵌入城乡图书馆,让群众更加方便地接受"面对面"心理服务。河南省驻马店市以"六进""六服务""六严控""六结合"为抓手,将心理服务融入基层治理,推动形成理性平和的社会心态,有效化解社会矛盾。湖北省武汉市建立健全多部门心理服务合作机制,建立"三专"(专班、专员、专干)心理服务体系,实施"五社一心"服务项目,整合各方力量开展疫情心理危机干预工作,加强心理热线及线上平台服务,推进心理健康和精神卫生服务进社区。广东省深圳市政策保障到位,部门协调顺畅,企事业单位、社会组织参与度高,各行业示范点建设起点高、理念新,很好地发挥了示范引领效果。四川省自贡市坚持高位推动,政法、卫生健康部门"双牵头""双融合",实现"一盘棋",构建"一张网";坚持问题导向,创新开展中小学生心理健康疏导与危机干预,促进解决中小学生心理健康问题。对上述2020 年度工作成效明显的试点地区予以表扬。

2021 年是试点工作收官之年,根据试点工作总目标和历年试点任务执行情况,结合新冠肺炎疫情常态化防控要求,我们研究制定了全国社会心理服务体系建设试点 2021 年重点工作任务(见附件)。现印发给你们,请各省(区、市)将试点工作作为推进平安中国、健康中国建设的重要抓手,纳入应对新冠肺炎疫情防控工作的整体部署,加强组织领导和沟通协调,进一步指导试点地区严格按照国家试点方案及年度重点工作任务要求开展相关工作,确保各地按时完成试点任务。同时,及时总结试点地区经验做法,通过多种形式向其他地区推广。

附件:全国社会心理服务体系建设试点 2021 年重点工作任务

国家卫生健康委办公厅　　中央政法委办公厅
教育部办公厅　　公安部办公厅
民政部办公厅　　司法部办公厅
财政部办公厅　　国家信访局办公室
中国残联办公厅
2021 年 3 月 11 日

附件

# 全国社会心理服务体系建设试点 2021 年重点工作任务

## 一、强化组织管理和保障措施

（一）召开领导小组会议

试点地区应当每半年至少召开一次党委政府领导参加的会议，明确重点难点问题、具体解决措施和时限。年底前要召开试点总结会议，提炼可供全省（区、市）范围推广的典型经验和做法。

（二）保障试点工作经费

试点地区各级财政部门要做好试点工作的经费保障。

（三）多部门联合调研评估

省级多部门要对试点地区开展一次联合调研评估，帮助试点地区梳理典型经验做法，为年底验收评估做好准备。试点地区多部门要对各区县至少开展一次联合调研评估。

（四）加强各级各类人员培训并建立人才信息库

试点地区多部门应当整合资源，根据《国家卫生健康委办公厅关于印发社会心理服务体系建设试点地区基层人员培训方案的通知》，对各级各类心理服务人员进行全员培训，对培训考核合格人员建立人才信息库，组织其为当地提供心理服务。

## 二、完善社会心理服务网络

（五）搭建基层社会心理服务平台

试点地区依托基层综治中心或城乡社区综合服务设施等，在村（社区）建立心理咨询室或社会工作室；2021 年底前，以村（社区）为单位，建成率达 80% 以上。

（六）完善学生心理健康服务网络

试点地区所有高等院校按照师生比不少于 1∶4 000 的比例，配备心理健康教育专职教师。建立心理辅导室的中小学校比例达 100%，并配备专兼职教师，每学期至少开展 1 次面向家长和学生的心理健康教育。

（七）完善员工心理健康服务网络

100% 的党政机关、事业单位和规模以上企业单位为员工提供心理健康讲座、心理测评等心理健康服务，对发生家庭变故或其他重点问题的员工开展一对一心理干预。

（八）提升医疗机构心理健康服务能力

辖区 100% 精神专科医院设立心理门诊，40% 的二级以上综合医院开设精神（心理）科门诊。

## 三、规范开展社会心理服务

**（九）开展多种形式科普宣教**

试点地区要通过电视、广播、网络、报纸等多种媒体，以宣传折页、科普宣传栏、视频等形式开展心理健康科普宣教。各区县每月至少开展 1 次科普宣教。开展辖区内居民心理健康素养、抑郁症、焦虑障碍、失眠、老年痴呆等健康中国行动心理健康促进行动相关指标调查。

**（十）对疫情相关重点人员提供心理援助服务**

试点地区要组织各方力量，对与新冠肺炎相关的患者及其家属、隔离人员、抗疫工作人员等重点群体，及时给予心理疏导和干预。

**（十一）加强心理危机干预队伍建设，规范心理援助热线服务**

试点地区要加强心理危机干预队伍建设，明确队伍职责任务，每年至少开展 2 次系统培训和演练。加强心理援助热线的规范建设和管理，提供 7×24 小时服务，每年至少对接线员开展 2 次系统培训，加大指导和考核力度。有条件的地区设置专用短号码热线，并广泛宣传，提高公众知晓率。

**（十二）加强各部门各行业心理服务**

试点地区公安、民政、司法行政、信访、残联等部门结合行业特点，每年至少为系统内人员及工作对象举办 1 次心理健康知识讲座，并根据需求提供心理健康或社会工作服务。

**（十三）完善严重精神障碍患者服务机制**

试点地区所有乡镇（街道）建立健全由综治、卫生健康、公安、民政、残联等单位组成的精神卫生综合管理小组，联合开展严重精神障碍患者管理治疗服务，依法对肇事肇祸者予以处置。2021 年底前，严重精神障碍患者报告患病率达到 4.5‰，规范管理率达到 80%，规律服药率达到 60%，精神分裂症服药率达到 80%，居家患者社区康复参与率达到 60%。

**（十四）开展特色项目**

试点地区按照《国家卫生健康委办公厅关于探索开展抑郁症、老年痴呆防治特色服务工作的通知》要求，将抑郁症、老年痴呆作为试点特色项目，做好组织实施。同时，针对当地亟待解决问题或结合当地需要，组织开展实施其他特色项目。

# 国家卫生健康委办公厅关于印发心理援助热线技术指南(试行)的通知

国卫办疾控函〔2021〕15号

各省、自治区、直辖市及新疆生产建设兵团卫生健康委：

心理援助热线在处理心理应激和预防心理行为问题上发挥着重要作用。为指导各地进一步加强和规范心理援助热线建设,推动全国热线服务高质量发展,我委组织制定了《心理援助热线技术指南(试行)》。现印发你们,请参照执行。

国家卫生健康委办公厅

2021年1月8日

## 心理援助热线技术指南(试行)

心理援助热线(以下简称热线)具有及时性、匿名性、自控性、经济性、方便性等优势,能够不受时间和地域限制,随时为公众提供帮助。热线作为一种行之有效且相对方便实用的方式,已成为向公众提供心理健康教育、心理咨询和心理危机干预的重要途径,在处理心理应激和预防心理行为问题上发挥着积极作用。为规范热线建设,推动热线发展,特制定本技术指南。

### 一、热线服务概述

(一)热线服务目标

为有心理困扰的来电者提供有针对性的心理健康教育;为有情绪冲突的来电者提供情绪疏导;为处于危机状态的来电者提供心理支持,帮助高危来电者稳定情绪以降低自杀风险;为有需要的来电者提供精神卫生相关知识和精神卫生机构相关信息,引导其寻求专业治疗,维护心理健康。

(二)热线服务对象

1. 有一般心理问题的个体;

2. 处在心理危机状态的个体;

3. 有自杀风险的个体;

4. 寻求精神卫生相关知识的个体。

(三)热线服务原则

坚持公益、专业、规范、便捷的服务原则。

（四）热线服务要求

1. 配备热线设备，加强部门联动。热线机构要设置独立且固定的热线接听场所，环境独立、安静，空间宽敞，至少安排 2 个坐席，每个坐席空间不小于 $4m^2$，配备专用的热线接听、记录、转接、录音、存储等设备。有条件的热线，可与当地公安、民政、医疗机构等建立联网联动机制。

2. 加强日常管理，规范热线服务。热线机构要规范业务资料的采集、记录和保存，制定热线电话登记、处理记录及评估表格，保存期限至少 3 年。定期总结热线来电情况，并向热线所属机构的上级主管部门汇报。遇到涉及公共安全等方面的重要来电，及时向热线所属机构负责同志汇报，经综合风险研判后向属地公安机关等部门报告。热线机构要定期对热线咨询员的工作进行评价考核，公布来电者投诉和反馈渠道。

3. 重视人文关怀，预防职业倦怠。热线机构要创建良好的工作环境，合理安排热线值班，保障热线咨询员劳逸结合。加强对热线咨询员的心理健康促进工作，预防职业倦怠。

4. 开展培训督导，提升服务质量。热线机构要定期对热线咨询员开展培训和督导，提升热线咨询员的服务能力，规范热线咨询员的服务流程，推动热线专业化、标准化建设。

## 二、热线咨询员管理及要求

（一）热线咨询员专业要求

热线咨询员需具备相关心理专业背景和资质，可由精神科医护人员、心理治疗师、心理咨询师、有心理学背景的教师及社会工作者等人员组成。热线咨询员需要掌握热线服务基本理论和技能、热线接听技能、服务伦理要求等；需要掌握危机干预的基本理论，能够识别常见精神心理问题和危机状态，具备处理心理应激问题的能力，及时对高危人员进行危机干预或转介。

热线咨询员上岗前需接受相关培训，包括热线伦理规范和工作守则、心理危机干预的基本理论和干预技术、常见精神心理问题的识别与处理、热线接听流程、热线咨询基本技能、热线咨询相关评估要素和特殊来电处理等。

（二）热线咨询员伦理要求

1. 隐私保密原则。充分尊重来电者的隐私权，未经来电者知情同意，严禁将来电者的个人信息、求询问题及相关信息透露给第三方，不可利用上述信息谋取私人利益。下列情况为保密原则的例外：发现来电者有伤害自身或他人的危险；不具备完全民事行为能力的未成年来电者称受到性侵犯或虐待；发现来电者罹患致命的传染性疾病且有危及他人的严重风险；法律规定需要披露的其他情况。

2. 客观公正原则。以公正的态度尊重和接纳每一位来电者，尽量保持中立、不评判，防止自身潜在的偏见、能力局限、技术限制等导致的不适当行为。

3. 工作关系原则。建立良好的专业工作关系，不向来电者透露个人姓名、联系方式等信息，不与来电者建立专业服务以外的关系，不将来电者转介给自己利益相关人。

4. 知情同意原则。来电者对所接受的热线服务有知情同意的权利，在热线宣传中应向公众告知有关热线资质、服务范围、服务时间等信息。如果热线机构要求录音，在接线开始时应有前置语音说明,或热线咨询员开始服务时明确告知来电者。

5. 专业胜任力原则。咨询员应在专业胜任力范围内提供热线心理服务,及时、准确、科学地传播相关信息。在面对应急或突发事件时,及时恰当地进行处理,不得违反相关职业守则,不可隐瞒或弄虚作假。

（三）热线咨询员职责

热线咨询员要按热线管理要求收集并记录来电相关信息,向来电者提供准确、有效的信息,提供规范的心理疏导和危机干预服务,必要时为其推荐其他适当的求助资源或服务。热线咨询员要遵守热线规章制度和工作安排,定期接受岗位培训和督导,遵守心理热线服务伦理要求。

## 三、热线干预实施

常见的热线来电类型包括一般情绪困扰来电、有自杀风险来电、特殊来电等。针对不同类型的来电,按照不同的接听流程完成每次热线干预服务,促使热线服务高效且有针对性。为合理利用热线服务资源,如来电是为他人咨询或咨询其他信息的,要控制在一定时间范围内,接电时间不宜过长。

（一）一般来电干预流程

一般情绪困扰来电接听流程分为 5 个阶段,一般可在 30~50 分钟内完成来电咨询。

1. 初始阶段。此阶段主要任务是与来电者建立良好的咨询关系,了解来电目的,并收集相关信息,如性别、年龄、学习经历、工作情况、婚姻状况、既往心理问题就医情况等。热线咨询员使用统一问候语开始咨询服务,如"您好,×××心理援助热线"。

2. 情绪舒缓与问题澄清阶段。此阶段主要任务是了解来电者的困扰,提供情感支持。热线咨询员要帮助来电者宣泄不良情绪,评估危机状态,并做出风险判断。可通过来电者的语音、语调、语速、呼吸、言语的流畅性等,辅助评估其危机状态。

3. 确定主要问题及咨询目标阶段。此阶段主要任务是明确来电者的主要困扰和需求,通过与来电者一起梳理问题清单,讨论需要优先解决的问题,明确本次咨询的目标。

4. 解决问题阶段。此阶段主要任务是激发来电者解决问题的动机与动力,与来电者一起制定解决问题的方案。了解来电者解决困境的既往经验、内外部资源,探索问题解决中存在的障碍,促使来电者专注此时此刻,寻找到解决自身困境的方法和途径。

5. 总结及结束。此阶段主要任务是对整个来电进行总结,尤其是对来电者决定要采取的行动进行归纳总结。可以请来电者总结来电中讨论的主要内容,热线咨询员对重要内容进行补充和强调。在结束来电时,热线咨询员要表达对来电者积极解决问题的能力充满信心,并给予真诚的祝福。此外,要询问来电者对本次热线咨询的反馈与评价,以及咨询目标的达成情况。

（二）有自杀风险来电的干预流程

如果来电者流露出较强的负面情绪(如痛苦、绝望、抑郁、焦虑等),热线咨询员要对来电者进行自杀风险的研判;如评估为高危来电者,立即进行危机干预。自杀风险包括对自杀想法、自杀计划、自杀未遂史和亲友自杀史等的评估,评估时要表现出专业、自然、冷静。

1. 可以通过直接询问来电者是否想到过自杀,来了解其自杀想法,如果来电者给予肯定回答,接下来可对自杀想法的强度和绝望感进行量化评估(见附件1)。

2. 如果来电者表示有自杀想法,热线咨询员要继续评估其是否有自杀计划,并详细了解自杀计划实施的即时性和自杀方法的致死性,如了解来电者计划服用什么药物自杀? 现在手里有何种药物用于自杀? 持有药物数量等?

3. 详细询问来电者既往是否有过自杀行为,并了解其亲友是否有自杀情况?

4. 如评估来电者有高度自杀风险,热线咨询员需要根据来电者具体情况,快速反应,提供个体化的心理危机干预。原则上,高危来电处理如遇特殊情况可适当延长咨询时间,但不宜过长。

5. 对于有自杀想法和自杀行为的来电者,热线咨询员在结束干预前,需要告知来电者可能会再次出现自杀的想法,指导其正确看待这种情况;教授其识别自杀预警信号,指导其寻求内部和外部资源,将可以为其提供帮助的人员姓名和电话写下来,提供医疗机构信息,以备急用;引导来电者到医疗机构接受专业诊疗或心理干预服务,帮助应对自杀想法和冲动。

6. 热线咨询员要对高危来电的相关情况进行记录备案,做好交接工作,并进行随访。在与来电者协商同意后,可在本次来电后24小时内进行随访,评估来电者的情绪变化、痛苦程度、希望感程度、自杀危险程度、安全状态和生存质量等。如仍是高危状态,要继续开展危机干预,必要时重新预约高危随访。有条件的热线可根据来电者情况增加随访频次,了解来电者心理状况的变化(见附件2)。

---

**直接询问自杀想法的问题**
- 你能说一说生活中发生了什么事情让你感觉活着太痛苦吗?
- 在这么痛苦的情况下,你有自杀的想法吗?
- 当一个人有这种感受,又难以应对出现的问题时,会有想结束自己生命的想法,我想知道你有这样的想法吗?

**量化自杀想法强度的问题**
- 你真正想死的程度,如果用0~100来表示,0表示完全没有,100表示非常强烈,你想死的程度大约是多少呢?
- 在如此痛苦的情况下,你对未来生活的希望程度用0~100表示,0代表完全没有希望,100表示非常有希望,你的希望程度是多少呢?

**评估自杀计划的问题**
- 在什么时间或什么情况下会实施自杀计划?
- 计划用什么方式自杀?
- 自杀工具(方式)怎么获得?
- 计划在什么地方实施?
- 目前是否有自杀工具?
- 是否写好了遗书? 或是否将自杀想法和计划告知他人?
- 本次来电者自杀想要达到的目的?

**询问自杀未遂史的问题**
- 有过几次自杀未遂?
- 最近一次的时间、方式?
- 是否有诱发原因?
- 自杀的目的是什么?
- 自杀后是否采取了抢救措施?
- 被救后的感受和想法?

**询问亲友自杀史的问题**

- 亲友中谁曾经自杀过？
- 你怎么看待他(她)的自杀行为？
- 他(她)的自杀行为对你有什么影响吗？

**即将实施自杀行为的干预步骤**

对于即将实施自杀的来电者，主要是引导其放弃实施自杀行为的计划。对有自杀危险来电者的危机干预，可能会对热线咨询员造成较大压力，热线咨询员要注意调整自己的交流方式，稳定自我情绪，调整呼吸，用关心、平稳、坚定的语言和声音与来电者进行交谈。具体干预原则包括：

- 取得来电者的信任，与之建立可信赖的沟通关系；
- 评估来电者的自杀危险度、自杀的诱发因素及来电者的精神状况；
- 认可来电者的痛苦感受，提供情感上的支持；
- 对自杀行为赋予新的认识；
- 引导来电者寻找生存的希望，提出解决问题的方法；
- 营造安全网，用希望结束访谈；
- 如情况危急，需要向来电者获取亲友电话。如来电者计划即刻实施自杀，在与来电者保持通话的同时，请当班同事拨打电话联系来电者亲友，通知其第一时间赶到来电者身边，阻止自杀行为或送医院抢救。

**正在实施自杀行为的干预步骤**

对于正在实施自杀的来电者，主要是引导其停止自杀行为，并获得医疗救助。所涉及的干预环节包括但不限于：

- 表达真诚关注，不评价；
- 建立可信赖的沟通关系；
- 利用来电者矛盾心理和此时的求助行为，引导其停止自杀行为；
- 保持支持与陪伴，直到救援力量抵达现场或者来电者自愿放弃当前自杀行为；
- 获取亲友的联系方式，并与亲友取得联系；
- 明确自杀来电者所处的位置，采取有效措施(如联动机制)，联系110和来电者亲友等，加速救援力量的到位；
- 联络医疗救助，鼓励来电者联系120等医疗救助资源；
- 预约高危随访。

（三）特殊来电的干预

1. 沉默来电。沉默来电主要是指来电者接通电话后没有任何言语，但在电话那端可能有声音(如喘息或哭泣的声音)；对热线咨询员的鼓励、邀请无任何反应，或可能给予简单的回应，如敲话筒等。干预步骤如下：

第一步，向来电者问候之后，等待来电者的回应，如无回应，保持短时间的沉默。

第二步，对来电者表达关心，并表示愿意提供帮助，告诉来电者热线服务的保密原则，启发和鼓励来电者进行回应。如来电者给予回应，按一般来电干预流程接听来电。

第三步，在等待2分钟后，如来电者仍处于沉默状态，礼貌地告知即将结束本次来电，欢迎其随时再次来电。

2. 闲聊来电。闲聊来电主要指来电者无谈话的主题，言语随意，希望热线咨询员陪他聊天。干预步骤如下：

第一步，澄清来电者来电目标，判断是否为闲聊电话。在没有明确为闲聊来电前，要按一般来电处理。

第二步，尝试澄清、聚焦来电者的困扰或感受。

第三步，评估来电者谈话的内容和情感是否匹配。

第四步,如没有明确心理困扰问题,告知来电者热线服务范围,礼貌结束电话。

3. 性骚扰来电。性骚扰来电主要指来电者想通过谈论性的问题,让热线咨询员卷入他的性幻想之中,从而获得性生理或心理上的刺激和满足。干预步骤如下:

第一步,在明确为性骚扰来电前,按照一般来电处理。

第二步,如来电者话题总是聚焦在性困扰,不能确定是否为骚扰电话,热线咨询员可以尝试聚焦性困扰对来电者心理和生活造成的影响。

第三步,如来电者交流话题总是尝试描述与性有关的细节,则告知其热线服务范围和宗旨,并告知即将结束通话,立即挂断电话。

4. 反复来电。反复来电主要指在一周内频繁拨打热线 5 次以上,来电者反复诉说同一问题,并显示出不愿改变或无法改变现状的态度,且没有自杀或自伤危险。干预步骤如下:

第一步,结合来电者的情况,为来电者制定反复来电的管理规定。将管理规定告知来电者,如限制其每周来电一次,每次通话时间控制在 15~20 分钟,并鼓励其遵守。

第二步,每次接听来电时,均评估来电者当下的自杀危险。

第三步,如来电者无自杀风险,按照一般来电干预流程进行;如有自杀风险,进入有自杀风险来电的干预流程。

5. 精神障碍患者来电。干预步骤如下:

第一步,识别来电者的来电目的。

第二步,引导来电者舒缓情绪,进行自杀风险评估。

第三步,当来电者可以进行有效交流时,按热线的一般接线程序进行。要将谈话内容聚焦在生活中遇到的问题上,给予适当的干预。不要将谈话内容聚焦在精神病性症状上,重点讨论精神病性症状给来电者带来的影响和感受,并与来电者一起研究减少影响的方法。

第四步,为来电者提供精神卫生相关知识。如有需要,建议其到专科医疗机构进一步诊疗,并提供相关转介信息。

## 四、热线服务技术要素

热线服务要遵循一般心理援助服务的基本技术要求,主要包括:倾听、反馈、沉默、稳定、聚焦和问题解决。

### (一)倾听

热线咨询员要专注地倾听来电者的倾诉,设身处地体验其经历和感受,并给予反馈。不评判来电者的想法、感受和行为,认可和接纳来电者的情感体验,使其感到被理解、被重视、被关心。在此过程中,可通过总结、澄清、释义等技巧准确收集来电者的信息,了解来电者的问题,理解其真实想法和感受,并将这些反馈给来电者。

### (二)反馈

热线咨询员通过重述来电者所说的话,向来电者反馈其对来电者倾诉内容和情感的理解,传递出对来电者的尊重与理解,帮助来电者从另一个角度看待其内心想法。当来电者表述不明,或为进一步深入了解来电者的情感体验,可就来电者的某个观点或话题进行询问和澄清。

（三）沉默

在热线咨询中可适时使用沉默技术,使来电者有时间去整理思绪或平复心情,也为热线咨询员提供时间去思考接下来沟通方向或如何回应来电者。使用此项技术时,要注意沉默时长,不要让来电者感到被拒绝和困惑。

（四）稳定

当来电者情绪波动较大时,热线咨询员沟通的声音要温柔而坚定,语速不宜过快,语调关切而平和。通过一定的方法转移来电者注意力,引导其放松心情、稳定情绪,增强来电者的安全感和控制感。

（五）聚焦

当来电者倾诉的话题过于宽泛、发散,热线咨询员要及时通过聚焦技术,帮助来电者将话题聚焦于某个其最关注的问题或对其影响最大的问题,并进行深入探讨。在每次来电中,重点集中解决一个问题。

（六）问题解决

热线咨询员可按照问题解决的策略,与来电者一起解决其认为最需要解决的问题。问题解决技术的步骤包括:确定一个问题并将其拆分为多个小问题;选择其中一个小问题进行处理;设定目标,确保目标的具体、可测量、可实现、有关联性和限时性;头脑风暴制定多个解决方案;进行利弊分析,确定最佳解决方案;执行最佳解决方案;评估方法的有效性,如果效果不佳,更换其他解决方案。

附件: 1. 来电者自杀危险程度评估流程

　　　 2. 自杀高危来电干预流程

附件 1

# 来电者自杀危险程度评估流程

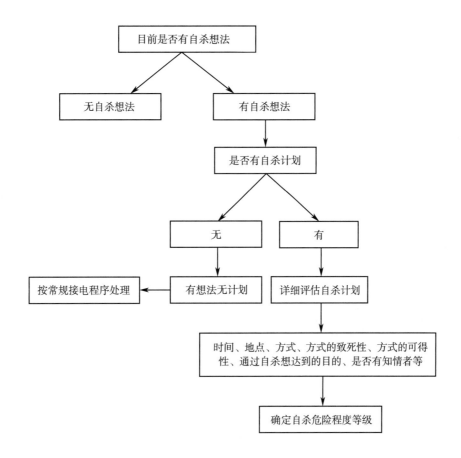

附件 2

# 自杀高危来电干预流程

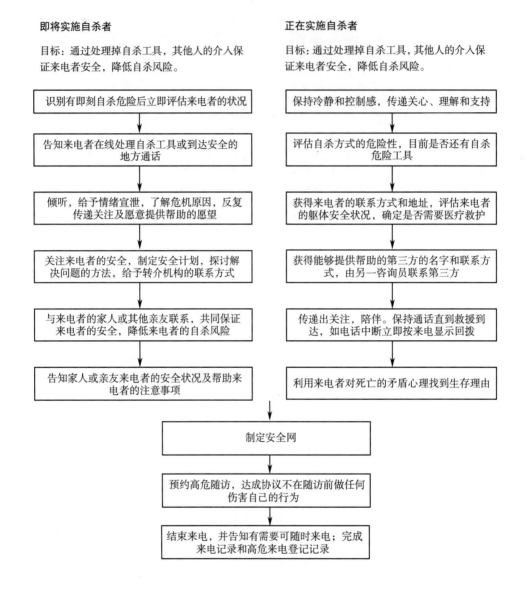

**即将实施自杀者**

目标：通过处理掉自杀工具，其他人的介入保证来电者安全，降低自杀风险。

识别有即刻自杀危险后立即评估来电者的状况

告知来电者在线处理自杀工具或到达安全的地方通话

倾听，给予情绪宣泄，了解危机原因，反复传递关注及愿意提供帮助的愿望

关注来电者的安全，制定安全计划，探讨解决问题的方法，给予转介机构的联系方式

与来电者的家人或其他亲友联系，共同保证来电者的安全，降低来电者的自杀风险

告知家人或亲友来电者的安全状况及帮助来电者的注意事项

**正在实施自杀者**

目标：通过处理掉自杀工具，其他人的介入保证来电者安全，降低自杀风险。

保持冷静和控制感，传递关心、理解和支持

评估自杀方式的危险性，目前是否还有自杀危险工具

获得来电者的联系方式和地址，评估来电者的躯体安全状况，确定是否需要医疗救护

获得能够提供帮助的第三方的名字和联系方式，由另一咨询员联系第三方

传递出关注，陪伴。保持通话直到救援到达，如电话中断立即按来电显示回拨

利用来电者对死亡的矛盾心理找到生存理由

制定安全网

预约高危随访，达成协议不在随访前做任何伤害自己的行为

结束来电，并告知有需要可随时来电；完成来电记录和高危来电登记记录

# 关于印发全国公共卫生信息化建设标准与规范(试行)的通知

国卫办规划发〔2020〕21号

各省、自治区、直辖市及新疆生产建设兵团卫生健康委、中医药局,委(局)机关各司局,委(局)相关直属和联系单位:

为促进和规范全国公共卫生信息化建设与应用,国家卫生健康委、国家中医药管理局联合制定了《全国公共卫生信息化建设标准与规范(试行)》(可从国家卫生健康委网站下载),现印发给你们,请遵照执行。

联系人:孙波、沈剑峰

联系电话:010—68791492、68791911

附件:《全国公共卫生信息化建设标准与规范》(试行)

国家卫生健康委办公厅　国家中医药局办公室

2020 年 12 月 1 日

附件

## 全国公共卫生信息化建设标准与规范(试行)(节选)

### 前　言

#### 三、主要内容

第一部分管理服务业务。一级指标 18 项、二级指标 105 项、三级指标 365 项,主要包括传染病、寄生虫病、免疫规划、慢性病、地方病、精神卫生、老年人健康、妇幼健康、健康教育、伤害防控、突发公共卫生事件、环境卫生、监督执法、食品安全、职业病等业务领域。其中一级指标分别为传染病防控、寄生虫病防控、免疫规划、慢性病防控、地方病防控、精神卫生防治、癫痫防治、老年人健康服务管理、妇幼健康服务管理、健康教育、营养健康服务管理、健康档案管理服务、伤害防控、突发公共卫生事件管理、环境卫生管理、监督执法服务管理、食品安全风险监测和职业病防控等 18 项内容。

第二部分信息技术业务。一级指标 3 项、二级指标 20 项、三级指标 56 项,主要包括信息平台、信息安全、新兴技术应用等内容。其中一级指标分别为信息平台管理、网络安全管理、新兴技术应用等3项。根据当前形势和工作要求,针对网络信息安全,从身份认证、桌面终端安全、移动终端安全、计算安全、通信安全、数据防泄露、可信组网、数据备份与恢复、应用容灾、安全运维等方面提出建设要求;针对大数据、云计算、人工智能等方面,对新兴技术应用提出了具体的建设和应用建议。

# 目　　录

## 六、精神卫生防治

| 一级指标 | 二级指标 | 三级指标 |
| --- | --- | --- |
| 六、精神卫生防治 | (四十二) 严重精神障碍患者服务 | (188)病例报告 |
| | | (189)患者服务 |
| | (四十三) 常见精神障碍患者服务 | (190)抑郁测评 |
| | | (191)认知功能筛查 |
| | (四十四) 心理健康服务 | (192)心理健康素养评估 |
| | | (193)科普宣教 |
| | (四十五) 大众心理健康服务 | (194)动态监测 |
| | (四十六) 严重精神障碍患者管理 | (195)信息管理 |
| | (四十七) 常见精神障碍患者管理 | (196)动态监测 |

## 八、老年人健康服务管理

| 一级指标 | 二级指标 | 三级指标 |
| --- | --- | --- |
| 八、老年人健康服务管理 | (五十) 老年人健康教育 | (201)健康教育服务 |
| | | (202)健康宣传服务 |

## 九、妇幼健康服务管理

| 一级指标 | 二级指标 | 三级指标 |
| --- | --- | --- |
| 九、妇幼健康服务管理 | (五十九) 儿童保健 | (223)新生儿保健 |
| | | (224)婴幼儿保健 |
| | | (225)学龄前儿童保健 |
| | | (226)高危儿童保健 |

## 十五、环境卫生管理

| 一级指标 | 二级指标 | 三级指标 |
| --- | --- | --- |
| 十五、环境卫生管理 | (八十) 学校卫生监测管理 | (283)学校及学生基本信息管理 |
| | | (284)学生常见病监测 |
| | | (285)学生行为影响因素监测 |

续表

| 一级指标 | 二级指标 | 三级指标 |
|---|---|---|
| 十五、环境卫生管理 | （八十）学校卫生监测管理 | (286)学生因病缺课监测 |
| | | (287)教学生活环境卫生监测 |
| | | (288)学校卫生工作情况监测 |

# 正　文

## 六、精神卫生防治

### （四十二）严重精神障碍患者服务

| 一级指标 | 二级指标 | 三级指标 | 具体内容和要求 |
|---|---|---|---|
| 六、精神卫生防治 | （四十二）严重精神障碍患者服务 | (188)病例报告 | 实现对辖区内严重精神障碍患者个案的信息管理。<br>①具备患者基本信息、临床诊断、治疗情况、危险性评估等4项数据上报功能；<br>②支持数据自动采集、移动端数据采集、统计分析、严重精神障碍诊疗防治知识库、可视化展示等5种技术。<br>二级及以上医院　具备3项功能，支持5种技术。<br>基层医疗卫生机构　具备3项功能，支持2种技术。 |
| | | (189)患者服务 | 实现对严重精神障碍患者全程服务的信息管理。<br>①具备信息变更、随访信息、失访患者追踪、随访提醒、高风险提醒、应急处置信息等6项数据上报功能；<br>②支持数据自动采集、移动端数据采集、统计分析、严重精神障碍诊疗防治知识库、可视化展示等5种技术。<br>二级及以上医院　具备1项功能，支持3种技术。<br>基层医疗卫生机构　具备6项功能，支持2种技术。 |

### （四十三）常见精神障碍患者服务

| 一级指标 | 二级指标 | 三级指标 | 具体内容和要求 |
|---|---|---|---|
| 六、精神卫生防治 | （四十三）常见精神障碍患者服务 | (190)抑郁测评 | 实现对试点地区个人抑郁状态评估的信息管理。<br>①具备个人基本信息、个人抑郁状态评估等2项数据采集功能；<br>②支持智能手机应用程序（APP）、自助测评设备、抑郁症自我评估量表（PHQ-9）、统计分析、可视化展示等5种技术。<br>二级及以上医院　具备2项功能，支持5种技术。<br>学校　同上。<br>企业　同上。 |
| | | (191)认知功能筛查 | 实现对试点地区65岁以上老年人认知筛查的信息管理。<br>①具备老年人记忆、语言、视空间、执行、计算、理解判断等6项维度的评价功能；<br>②支持智能手机应用程序（APP）、自助测评设备、痴呆早期筛查问卷（AD8）、简明社区痴呆筛查量表、统计分析、可视化展示等6种技术。<br>二级及以上医院　具备6项功能，支持2种技术。<br>养老机构　同上。<br>医养结合机构　同上。 |

## （四十四）心理健康服务

| 一级指标 | 二级指标 | 三级指标 | 具体内容和要求 |
|---|---|---|---|
| 六、精神卫生防治 | （四十四）心理健康服务 | （192）心理健康素养评估 | 实现对辖区居民心理健康素养水平评估的信息管理。<br>①具备居民个人基本信息、基本知识和理念、健康生活方式与行为、基本技能等4项数据采集功能；<br>②支持智能手机应用程序（APP）、自助测评设备、统计分析、可视化展示等4种技术。<br>二级及以上医院　具备4项功能，支持4种技术。<br>基层医疗卫生机构　推荐要求。 |
| | | （193）科普宣教 | 实现对辖区居民提供精神卫生科普知识的信息管理。<br>①具备科普需求评估、精准传播科普知识、传播效果评估等3项功能；<br>②支持精神疾病防治知识库、精神障碍患者家庭护理知识库、心理调节知识库、自助设备查询、移动端应用等5种技术。<br>二级及以上医院　具备3项功能，支持5种技术。<br>基层医疗卫生机构　推荐要求。 |

## （四十五）大众心理健康服务

| 一级指标 | 二级指标 | 三级指标 | 具体内容和要求 |
|---|---|---|---|
| 六、精神卫生防治 | （四十五）大众心理健康服务 | （194）动态监测 | 实现对大众心理健康素养动态监测的信息管理。<br>①具备心理健康素养统计分析、科普知识管理、健康宣教效果评估等3项功能；<br>②支持数据自动采集、移动端数据采集、心理健康知识库、科普宣教知识库、可视化展示等5种技术。<br>二级及以上医院　具备3项功能，支持4种技术。<br>基层医疗卫生机构　推荐要求。 |

## （四十六）严重精神障碍患者管理

| 一级指标 | 二级指标 | 三级指标 | 具体内容和要求 |
|---|---|---|---|
| 六、精神卫生防治 | （四十六）严重精神障碍患者管理 | （195）信息管理 | 实现对严重精神障碍患者社区随访的信息管理。<br>①具备患者信息采集、全国流转、消息提醒3项功能；<br>②支持数据自动抓取、移动端数据采集、统计分析、严重精神障碍诊疗防治知识库、可视化展示等5种技术。<br>二级及以上医院　具备3项功能，支持4种技术。<br>基层医疗卫生机构　推荐要求。 |

## （四十七）常见精神障碍患者管理

| 一级指标 | 二级指标 | 三级指标 | 具体内容和要求 |
|---|---|---|---|
| 六、精神卫生防治 | （四十七）常见精神障碍患者管理 | （196）动态监测 | 实现对抑郁、老年认知功能动态监测的信息管理。<br>①具备个人抑郁状态采集、认知功能水平采集、高危状态提醒等3项功能；<br>②支持数据自动采集、移动端数据采集、统计分析、评估报告自动生成、常见精神障碍诊疗防治知识库、可视化展示等6种技术。<br>二级及以上医院　具备3项功能，支持4种技术。<br>学校　具备2项功能，支持4种技术。<br>企业　同上。<br>养老机构　同上。<br>医养结合机构　同上。 |

## 八、老年人健康服务管理

（五十）老年人健康教育

| 一级指标 | 二级指标 | 三级指标 | 具体内容和要求 |
|---|---|---|---|
| 八、老年人健康服务管理 | （五十）老年人健康教育 | （201）健康教育服务 | 为辖区内常住老年人提供包括营养膳食、运动健身、心理健康、伤害预防、疾病预防、合理用药、康复护理、生命教育和中医养生保健等健康教育管理服务的信息管理。<br>①具备老年人健康教育管理、老年健康教育机构管理、教育对象管理等3项功能；<br>②支持桌面终端、移动终端、大屏幕显示屏等3种技术方式。<br>省级疾病预防控制中心　推荐要求。<br>地市级疾病预防控制中心　同上。<br>县区级疾病预防控制中心　同上。<br>基层医疗卫生机构　具备3项功能，支持2种方式。 |
| | | （202）健康宣传服务 | 为辖区内常住老年人提供健康宣传服务的信息管理。<br>①具备老年人健康宣传资源管理、计划管理、项目管理、效果评价等4项功能；<br>②支持桌面终端、移动终端、大屏幕显示屏等3种技术方式。<br>省级疾病预防控制中心　推荐要求。<br>地市级疾病预防控制中心　同上。<br>县区级疾病预防控制中心　同上。<br>基层医疗卫生机构　具备3项功能，支持2种方式。 |

## 九、妇幼健康服务管理

（五十九）儿童保健

| 一级指标 | 二级指标 | 三级指标 | 具体内容和要求 |
|---|---|---|---|
| 九、妇幼健康服务管理 | （五十九）儿童保健 | （223）新生儿保健 | 为新生儿提供保健服务的信息管理。<br>①具备新生儿基本信息、母乳喂养措施、体格检查、新生儿疾病筛查、危重新生儿专案管理、家庭访视、免疫接种、健康指导等8项信息记录功能；<br>②支持预约登记、短信信息提醒、桌面端数据录入、移动端数据录入、个案数据导入、个案数据导出、个案信息查询、数据质量控制、统计分析、可视化展示、新生儿保健知识库等11种技术。<br>各级妇幼保健机构　具备8项功能，支持11种技术。<br>二级及以上医院　同上。<br>基层医疗卫生机构　具备7项功能，支持11种技术。 |
| | | （224）婴幼儿保健 | 为婴幼儿提供保健服务的信息管理。<br>①具备婴幼儿基本信息、体格检查、心理行为发育评估、五官保健、疾病筛查、免疫接种、追踪随访、健康指导等8项信息记录功能；<br>②支持预约登记、短信信息提醒、桌面端数据录入、移动端数据录入、个案数据导入、个案数据导出、个案信息查询、数据质量控制、统计分析、可视化展示、婴幼儿保健知识库等11种技术。<br>各级妇幼保健机构　具备8项功能，支持11种技术。<br>二级及以上医院　具备3项功能，支持11种技术。<br>基层医疗卫生机构　具备8项功能，支持11种技术。 |

| 一级指标 | 二级指标 | 三级指标 | 具体内容和要求 |
|---|---|---|---|
| 九、妇幼健康服务管理 | (五十九)儿童保健 | (225)学龄前儿童保健 | 为学龄前儿童提供保健服务的信息管理。<br>①具备学龄前儿童基本信息、体格测量、心理行为发育评估、五官保健、疾病筛查、免疫接种、入园体检登记、随访、健康指导等9项信息记录功能;<br>②支持预约登记、短信信息提醒、桌面端数据录入、移动端数据录入、个案数据导入、个案数据导出、个案信息查询、数据质量控制、统计分析、可视化展示、学龄前儿童保健知识库等11种技术。<br>各级妇幼保健机构　具备9项功能,支持11种技术。<br>二级及以上医院　具备4项功能,支持11种技术。<br>基层医疗卫生机构　具备9项功能,支持9种技术。 |
| | | (226)高危儿童保健 | 为早产及营养不良、佝偻病、肥胖、贫血等高危儿童提供专案管理服务的信息管理。<br>①具备早产儿及高危儿童专案登记、转诊随访、体格测量、心理行为发育评估、咨询指导、免疫接种、干预、康复训练等8项信息记录功能。<br>②支持预约登记、短信信息提醒、桌面端数据录入、移动端数据录入、个案数据导入、个案数据导出、个案信息查询、数据质量控制、统计分析、可视化展示、高危儿童保健知识库等11种技术。<br>各级妇幼保健机构　具备8项功能,支持11种技术。<br>二级及以上医院　具备6项功能,支持11种技术。<br>基层医疗卫生机构　具备8项功能,支持11种技术。 |

## 十五、环境卫生管理

### (八十) 学校卫生监测管理

| 一级指标 | 二级指标 | 三级指标 | 具体内容和要求 |
|---|---|---|---|
| 十五、环境卫生管理 | (八十)学校卫生监测管理 | (283)学校及学生基本信息管理 | 实现对学生常见病监测点学校及学生的信息管理。<br>①具备学生常见病监测点学校名称、类型、地址、负责人、联系方式、学生人数、学生姓名、性别、年龄、年级、学籍号、身份证号、父母姓名、父母联系方式等14项数据上报功能;<br>②支持移动端数据采集、数据交换共享、数据审核、学校基本信息查询、语言文字图片识别、数据自动备份、删除数据自动恢复等7种技术。<br>省级疾病预防控制中心　具有12项功能,支持7种技术。<br>地市级疾病预防控制中心　同上。<br>县区级疾病预防控制中心　同上。<br>学校　同上。 |
| | | (284)学生常见病监测 | 实现对学生常见病流行状况及变化趋势的信息管理。<br>①具备监测学生生长发育异常、近视、超重、肥胖、营养不良、龋齿、脊柱弯曲异常、血压异常等8项数据上报功能;<br>②支持移动端数据采集、数据交换共享、数据自动抓取、数据录入、逻辑校验、学生个案信息审核、学生常见病信息查询、数据自动备份、删除数据自动恢复、统计分析、学生常见病风险知识库、监测报告自动生成、学生健康评价结果反馈、可视化展示等14种技术。<br>国家级疾病预防控制中心　支持14种技术。<br>省级疾病预防控制中心　具备8项功能,支持14种技术。<br>地市级疾病预防控制中心　同上。<br>县区级疾病预防控制中心　同上。 |

续表

| 一级指标 | 二级指标 | 三级指标 | 具体内容和要求 |
|---|---|---|---|
| 十五、环境卫生管理 | (八十)学校卫生监测管理 | (285)学生行为影响因素监测 | 实现对学生常见病行为影响因素流行及变化趋势的信息管理。<br>①具备监测学生饮食、体力活动、故意伤害、非故意伤害、烟草、酒精和毒品等物质滥用,网络成瘾、心理健康、不安全性行为、不良用眼行为等10项数据上报功能;<br>②支持移动端数据采集、数据交换共享、数据自动抓取、逻辑校验、学生个案信息审核、学生危险行为信息查询、数据自动备份、删除数据自动恢复、统计分析、学生危险行为风险知识库、监测报告自动生成、可视化展示等12种技术。<br>国家级疾病预防控制中心 支持12种技术。<br>省级疾病预防控制中心 具备10项功能,支持12种技术。<br>地市级疾病预防控制中心 同上。<br>县区级疾病预防控制中心 同上。 |
| | | (286)学生因病缺课监测 | 实现对造成学生缺课的主要疾病和症状的信息管理。<br>①具备学生因病缺课时间、天数、症状、疾病类型、复课时间等5项数据上报功能;<br>②支持移动端数据采集、数据交换共享、数据自动抓取、批量下载、逻辑校验、学生个案信息审核、学生患病情况个案信息查询、数据自动备份、删除数据自动恢复、统计分析、传染病和突发公共卫生风险知识库、监测报告自动生成、语言文字图片识别、可视化展示等14种技术。<br>国家级疾病预防控制中心 支持14种技术。<br>省级疾病预防控制中心 具备5项功能,支持14种技术。<br>地市级疾病预防控制中心 同上。<br>县区级疾病预防控制中心 同上。<br>学校 具备5项功能,支持3种技术。 |
| | | (287)教学生活环境卫生监测 | 实现对监测点学校教学生活环境卫生状况及变化趋势的信息管理。<br>①具备监测点学校教学环境、食堂、饮用水、厕所、公共场所卫生等5项数据上报功能;<br>②支持移动端数据采集、数据交换共享、数据自动抓取、逻辑校验、学校个案信息审核、环境卫生监测结果查询、统计分析、环境卫生风险知识库、监测报告自动生成、评价结果反馈、可视化展示等11种技术。<br>国家级疾病预防控制中心 支持6种技术。<br>省级疾病预防控制中心 具备5项功能,支持10种技术。<br>地市级疾病预防控制中心 同上。<br>县区级疾病预防控制中心 同上。 |
| | | (288)学校卫生工作情况监测 | 实现对监测地区卫生、教育部门、监测点学校卫生工作情况的信息管理。<br>①具备监测点地区年度学校卫生工作记录、经费投入、卫生室(保健室、校医院)配备、卫生专业人员配备、学生体检情况、近视等常见病防控、传染病防控、健康教育、学校体育活动、食品营养卫生等10项数据上报功能;<br>②支持移动端数据采集、数据交换共享、数据逻辑校验审核、学校卫生工作情况查询、语言文字图片识别、统计分析、监测报告自动生成、学校卫生工作风险知识库、可视化展示等9种技术。<br>国家级疾病预防控制中心 支持9种技术。<br>省级疾病预防控制中心 具备10项功能,支持8种技术。<br>地市级疾病预防控制中心 同上。<br>县区级疾病预防控制中心 同上。<br>学校 具备10项功能,支持5种技术。 |

# 关于印发全国社会心理服务体系建设试点 2020 年重点工作任务及增设试点的通知

国卫办疾控函〔2020〕336 号

各省、自治区、直辖市及新疆生产建设兵团卫生健康委、政法委、教育厅(委、局)、公安厅(局)、民政厅(局)、司法厅(局)、财政厅(局)、信访局(办)、残联：

2018 年 11 月,国家卫生健康委、中央政法委、中宣部等 10 部门联合印发了《全国社会心理服务体系建设试点工作方案》。2019 年 1 月,多部门联合启动社会心理服务体系建设试点(以下简称试点)工作。根据试点工作目标和 2019 年试点任务执行情况,结合应对新冠肺炎疫情防控需要,研究制定了全国社会心理服务体系建设试点 2020 年重点工作任务(见附件 1),同时增设湖北省武汉市为全国社会心理服务体系建设试点地区(见附件 2)。现将文件印发给你们,请各省份将社会心理服务体系建设试点作为推进平安中国、健康中国建设的重要抓手,纳入应对新冠肺炎疫情整体防控部署,加强组织领导和沟通协调,进一步指导试点地区严格按照国家试点方案及年度重点工作任务要求开展相关工作,确保各地按时完成试点任务。

附件：1. 全国社会心理服务体系建设试点 2020 年重点工作任务

2. 全国社会心理服务体系建设试点地区名单(新增)

国家卫生健康委办公厅　　中央政法委办公厅

教育部办公厅　　公安部办公厅

民政部办公厅　　司法部办公厅

财政部办公厅　　国家信访局办公室

中国残联办公厅

2020 年 4 月 24 日

附件 1

## 全国社会心理服务体系建设试点 2020 年重点工作任务

### 一、加强组织管理和保障措施

(一)召开领导小组会议

试点地区应当每半年至少召开一次党委政府领导参加的会议,明确重点难点问题、具体解决措施和结果。

（二）保障试点工作经费

试点地区财政部门做好相关经费保障。

（三）省市级多部门联合调研评估

试点地区省级卫生健康、政法、宣传、教育、公安、民政、司法行政、财政、信访、残联等多部门要对试点工作开展联合调研评估，每年至少开展一次，及时了解进展，指导和帮助试点地区解决问题。试点地区多部门对每区县每年至少开展一次联合调研评估。

（四）培育人才和建立人才信息库

试点地区多部门应当分级分类对社会工作者、心理咨询师、心理治疗师、心理健康教育教师等心理健康服务人员开展培训，对培训考核合格人员建立人才信息库，为当地提供服务。

## 二、继续完善社会心理服务网络

（五）继续搭建基层社会心理服务平台

试点地区依托基层综治中心或城乡社区综合服务设施等，在村（社区）建立心理咨询室或社会工作室；2020 年底前，以村（社区）为单位，建成率达 50% 以上。

（六）完善学生心理健康服务网络

试点地区所有高等院校按照师生比不少于 1:4 000 的比例，配备心理健康教育专职教师。建立心理辅导室的中小学校比例达 70% 以上。

（七）完善员工心理健康服务网络

50% 的党政机关、企事业单位为员工提供心理健康服务。

（八）完善综合医院心理健康服务

20% 的二级以上综合医院开设精神（心理）门诊。

## 三、继续开展社会心理服务

（九）开展多种形式科普宣传

试点地区必须通过多种媒体包括电视、网络、报纸、宣传折页、科普宣传栏等形式开展心理健康科普宣传。各区县每月至少开展 1 次科普宣传。

（十）加强心理危机干预队伍建设，规范心理援助热线服务

试点地区要加强心理危机干预队伍建设，明确队伍成员与职责任务，每年至少开展 2 次系统培训和演练。加强心理援助热线的规范建设和管理，提供 7×24 小时服务，每年至少对接线员开展 4 次系统培训，加大指导和考核力度。

（十一）加强各部门各行业心理服务

试点地区公安、司法行政、信访、民政、残联等部门结合行业特点，每年至少为系统内人员及工作对象、新冠肺炎确诊患者及家属等重点人群举办 1 次心理健康知识讲座，并根据需求提供心理健康服务。

（十二）完善严重精神障碍患者服务机制

试点地区所有乡镇（街道）建立健全由综治、卫生健康、公安、民政、残联等单位组成的精神卫生综合管理小组,联合开展严重精神障碍患者管理治疗服务,依法对肇事肇祸者予以处置。2020年,严重精神障碍患者报告患病率达到4.5‰,规范管理率达到80%,规律服药率达到60%,精神分裂症服药率达到80%,居家患者社区康复参与率达到50%。

（十三）开展一项特色项目

试点地区针对当地亟待解决问题,组织开展实施一项特色项目。

附件 2

# 全国社会心理服务体系建设试点地区名单（新增）

| 省份 | 试点地区 |
| --- | --- |
| 湖北省 | 武汉市 |

# 关于印发入境人员心理疏导和
# 社会工作服务方案的通知

国卫办疾控函〔2020〕319号

各省、自治区、直辖市及新疆生产建设兵团卫生健康委、民政厅（局）、交通运输厅（局、委）、海关总署广东分署，各直属海关，各出入境边防检查总站，民航各地区管理局、各铁路局集团公司：

为加强新冠肺炎疫情防控，做好入境人员心理疏导和社会工作服务，帮助入境人员适应隔离环境，提升入境管理和服务水平，我们联合制定了《入境人员心理疏导和社会工作服务方案》。现将文件印发给你们，请认真贯彻落实。

国家卫生健康委办公厅     民政部办公厅

交通运输部办公厅     海关总署办公厅

国家移民管理局综合司     民航局综合司

国铁集团办公厅

2020 年 4 月 21 日

## 入境人员心理疏导和社会工作服务方案

出入境口岸是新冠肺炎"外防输入"的重要关口。在防控新冠肺炎境外输入工作中，为做好入境人员心理疏导和社会工作服务，帮助入境人员适应隔离环境，提升入境管理和服务水平，特制定本方案。

### 一、工作目标

（一）开展新冠肺炎防控知识、与疫情相关心理健康知识、国家输入性疫情防控措施等宣传，对国家采取的人员入境后隔离观察等措施进行政策解读，减轻入境人员因认知不足、环境不适所致的恐惧、焦虑等负性情绪。

（二）利用互联网心理疏导和社会工作服务资源、心理援助和社会工作服务热线等平台，为入境人员提供线上心理疏导和社会工作服务，帮助有需要者进行自我心理调适，尽快渡过适应期。

（三）在入境人员临时转运区、隔离点、定点医院等场所，开展线下心理疏导和社会工作服务，减少入境人员对隔离观察措施的排斥行为，营造积极健康的社会环境。为有需要者提供心理辅导、情绪支持、社会资源链接、矛盾纠纷调解等服务，建立危机干预及转介机制，及时妥善处理突发事件。

## 二、组织实施

### （一）加强领导

口岸所在地的卫生健康、民政、交通运输、海关、移民边检、民航、铁路等部门成立入境人员心理疏导和社会工作服务领导小组进行统筹协调，各部门依照职责分工，对专业人员缺乏的重要边境口岸，省级相关部门要组织动员有关单位、组织和人员对口支援，也可通过政府购买服务或志愿服务等方式在机场、铁路、港口、公路等临时转运区、集中隔离点、定点医院、入境人员家属接待点等区域和场所，开展疫情防控知识宣传、政策解读、心理疏导和社会工作服务。

### （二）组建服务队伍

口岸所在地的卫生健康、民政协同海关、移民边检、机场等部门、铁路、公路和水运等运输企业建立心理疏导和社会工作服务队，设立专人统筹协调入境人员心理疏导和社会工作服务，配备1~2名心理工作专业人员或社会工作者在入境管控的主要环节和区域开展疫情防控科普知识宣传、疫情防控政策咨询和解读工作，向入境人员提供心理疏导和社会工作服务资源网络信息，为有需要者提供心理辅导、情绪支持和有关转介服务。各隔离点所在地的卫生健康、民政部门建立心理疏导和社会工作服务队，配备1~2名心理工作专业人员或社会工作者。

### （三）开展对口技术支持

口岸所在地的卫生健康、民政部门根据入境人员数量和需求情况，依托口岸所在地精神卫生医疗机构和社会工作行业组织组建心理疏导和社会工作专家组，吸收当地具有心理疏导和危机干预经验的心理卫生、社会工作服务等专业人员参加，为口岸、机场、临时转运区、隔离点开展入境人员心理疏导和社会工作服务提供技术支持和指导，提供精神医学干预服务。

### （四）培训工作人员协助提供心理和社会支持

对承担口岸、机场、临时转运区、隔离点工作的相关部门和单位工作人员开展培训，指导其在工作过程中注意观察入境人员情绪，识别常见心理问题，使用简单心理支持技巧，将有疑似心理和精神问题人员及时反馈给精神卫生专业人员。隔离点应在每日工作例会和交接班中汇报重点人员情况，建立重点人员档案并持续提供心理疏导和社会工作服务。

## 三、工作措施

### （一）在全流程开展宣传、提供心理疏导和社会工作服务资源

卫生健康、民政部门制定相关科普宣传素材，并提供给承担入境人员运输的铁路、陆路、水运等运输企业，为入境人员提供新冠肺炎防控知识、国家入境隔离观察政策和心理健康知识等科普宣传材料，提供心理疏导和社会工作援助热线电话、网络心理服务资源链接及二维码等资源。口岸、临时转运区等在醒目位置摆放易拉宝或电子大屏滚动播出心理健康科普信息，显示心理疏导和社会工作服务资源链接或二维码，提高入境人员防控意识技能，增强心理承受力，为有需求者提供求助渠道。

（二）做好入境过程中的心理疏导和社会工作服务

口岸、机场、临时转运区的心理疏导和社会工作服务队要建立值班巡查制度,制订心理危机应急预案。工作人员发现可能存在心理或精神问题的入境人员,及时报告心理疏导和社会工作服务队,或视其严重程度报告公安机关等,由其与对口精神卫生医疗机构联系或作出相应处置。经专业评估,发现心理或精神问题较为严重的人员,及时送往精神卫生医疗机构。对有自杀、自伤或伤害他人风险行为冲动的人员,口岸、机场、临时转运区应立即报告所在地相关部门进行处置。

（三）做好集中隔离期间入境人员的心理疏导和社会工作服务

入境人员隔离点要创建有利于维护心理健康的环境,按照隔离规定设置房间,尽量提供方便生活的设备和网络,鼓励隔离人员正常作息、通过电话网络等与家人、朋友保持沟通,缓解隔离带来的孤独感;鼓励隔离人员主动学习疫情防控及心理健康知识,提高疫情防控技能;鼓励隔离人员探索有益的兴趣爱好,丰富精神文化生活。提供疫情防控和心理健康科普、心理自评工具等资源。主动关注隔离人员的情绪变化、睡眠情况及行为表现,及时发现需要接受心理疏导者和心理危机高危人员。

（四）做好重点入境人员的心理疏导和社会工作服务

针对单独隔离的未成年人,要有指定的成人监护,保证环境的安全。协助未成年人保持与家人的联系,及时向家人反馈未成年人的环境适应状况和日常生活情况。对儿童要善于运用活泼、生动的形式,以他们能听懂的语言解释为什么要隔离等情况,可根据儿童年龄结合游戏辅导,采取绘本、视频等进行解释告知。如有儿童出现睡眠困难、不愿意进食、焦虑担心等情况,隔离点医护人员要及时告知心理疏导和社会工作服务人员,必要时请精神科医生会诊。对有特殊需要的隔离人员(患有原发躯体疾病、特殊药物治疗、家庭情况复杂、残障人士等),开展心理和社会工作服务需求评估,整合社会资源为特殊服务对象开展有针对性的社会工作帮扶计划,提供全方位的关爱保护和照护服务。

（五）做好入境人员家属的社会心理支持服务

入境人员家属所在街道(乡镇)或社区应当引导心理疏导和社会工作服务资源,为入境人员家属提供社会心理支持服务。建立志愿服务网络和邻里支持体系,搭建自助、互助和群助的平台,倡导家属之间互相帮助、邻里之间相互支持,增强隔离人员家属的社会支持网络。针对公众关心的热点话题,通过权威媒体开展新冠肺炎防控宣传和国家入境隔离政策,提高家属防控知识和能力,加强心理支持,减轻担忧。

附件:入境人员自我心理保健要点

附件

# 入境人员自我心理保健要点

## 一、及时获悉健康知识,规范自我防护行为

及时通过权威渠道获悉新冠肺炎相关知识以及自我防护的措施和办法。对不理解的信息可向专业人员咨询,获得澄清与解释。不信谣、不传谣。规范防护行动,避免过度焦虑和盲目恐慌。

## 二、树立人人有责态度,积极配合防范措施

树立对自身和他人的健康负责任的态度,正确理解传染病防范理念,积极配合相关部门和人员,做好统一管理、隔离、转运。确保自身健康得到充分、及时保障。遇到困难,与工作人员沟通交流,获得理解,共同解决。

## 三、保持生活作息规律,形成良好生活习惯

逐步调整时差,恢复正常作息时间,熟悉国内生活环境,规律饮食、营养均衡,不喝酒、不吸烟,保证每日睡眠 7~9 小时。坚持每日适量运动。保持心情愉悦。提升自身机体免疫力。

## 四、适应工作学习变化,把握休闲娱乐节奏

尽快适应在特殊阶段的工作、学习环境和条件的变化,制定合理计划,有效利用时间,注意劳逸结合。找到或培养适宜、健康的休闲娱乐方式,做好时间的控制和节奏的把握。保持放松、平和的心身状态。

## 五、保持自我积极心态,及时获取社会支持

客观、全面、理性地看待这次疫情所造成的影响,合理关注自身、他人以及周围环境积极的一面;保持自信,发挥主观能动性,采取有效方法和技巧调整情绪;愿意与家人、朋友、同事等分享内心的感受和想法,获得帮助和理解。

## 六、敏锐觉察心理状况,主动寻求专业帮助

如发现自己的想法、情绪和行为偏离常态,且此状况持续 2 周以上,请先通过拨打热线电话或者借助网络平台获得远程专业心理疏导服务。如果效果不佳,请及时告知家人或朋友,在他们的陪同下,前往精神卫生专科医院就诊。

# 关于印发全国社会心理服务体系建设试点工作方案的通知

国卫疾控发〔2018〕44号

各省、自治区、直辖市及新疆生产建设兵团卫生健康委(卫生计生委)、政法委、宣传部、教育厅(委、局)、公安厅(局)、民政厅(局)、司法厅(局)、财政厅(局)、信访局(办)、残联:

为贯彻落实党的十九大提出的"加强社会心理服务体系建设,培育自尊自信、理性平和、积极向上的社会心态"的要求,通过试点工作探索社会心理服务模式和工作机制,我们制定了《全国社会心理服务体系建设试点工作方案》,现印发给你们。请各省(区、市)卫生健康行政部门、政法委牵头,会同有关部门严格按照试点工作方案要求,高度重视试点工作,将社会心理服务体系建设试点作为推进平安中国、健康中国建设的重要抓手,做好试点地区遴选论证,加强对试点工作的组织领导,认真指导试点地区做好试点实施方案编制、启动培训、试点任务组织实施等工作,定期对试点地区进行督导,确保按期完成试点任务。试点过程中的进展或问题,要及时向国家卫生健康委、中央政法委报告。

国家卫生健康委　　中央政法委

中宣部　　教育部

公安部　　民政部

司法部　　财政部

国家信访局　　中国残联

2018年11月16日

## 全国社会心理服务体系建设试点工作方案

为贯彻落实党的十九大提出的"加强社会心理服务体系建设,培育自尊自信、理性平和、积极向上的社会心态"的要求,努力建设更高水平的平安中国,推进国家治理体系和治理能力现代化,加快实施健康中国战略,促进公民身心健康,维护社会和谐稳定,通过试点工作探索社会心理服务模式和工作机制,制定本方案。

### 一、指导思想

全面贯彻党的十九大精神和党中央、国务院决策部署,深入学习贯彻习近平新时代中国特色社会主义思想,深刻认识领会我国社会主要矛盾的新变化,打造共建共治共享的社会治理格局,推动社会治理重心向基层下移,实现政府治理和社会调节、居民自治良性互动。按照《精神卫生法》《"健康中国 2030"规划纲要》《关于加强心理健康服务的指导意见》等法律规划政策要求,坚持预防为主、突出重点、问题导向、注重实效的原则,强化党委政府领导和部门协作,建立健全服务网络,加强重点人群心理健康服务,探索社会心理服务疏导和危机干预规范管理措施,为全国社会心理服务体系建设积累经验。

## 二、工作目标

到 2021 年底,试点地区逐步建立健全社会心理服务体系,将心理健康服务融入社会治理体系、精神文明建设,融入平安中国、健康中国建设。建立健全党政领导、部门协同、社会参与的工作机制,搭建社会心理服务平台,将心理健康服务纳入健康城市评价指标体系,作为健康细胞工程(健康社区、健康学校、健康企业、健康家庭)和基层平安建设的重要内容,基本形成自尊自信、理性平和、积极向上的社会心态,因矛盾突出、生活失意、心态失衡、行为失常等导致的极端案(事)件明显下降。具体工作指标包括:

1. 依托村(社区)综治中心等场所,普遍设立心理咨询室或社会工作室,为村(社区)群众提供心理健康服务。以村(社区)为单位,心理咨询室或社会工作室建成率达 80% 以上。

2. 高等院校普遍设立心理健康教育与咨询中心(室),健全心理健康教育教师队伍。中小学设立心理辅导室,并配备专职或兼职教师,有条件的学校创建心理健康教育特色学校。

3. 各党政机关和厂矿、企事业单位、新经济组织等通过设立心理健康辅导室或购买服务等形式,为员工提供方便、可及的心理健康服务。

4. 100% 精神专科医院设立心理门诊,40% 二级以上综合医院开设心理门诊。培育发展一批社会心理服务专业机构,为大众提供专业化、规范化的心理健康服务。利用各种资源,建立 24 小时公益心理援助平台,组建心理危机干预队伍。

## 三、建立健全社会心理服务网络

### (一)搭建基层心理服务平台

试点地区要按照《社会治安综合治理 综治中心建设与管理规范》等要求,在县、乡、村三级综治中心或城乡社区综合服务设施规范设置心理咨询室或社会工作室。各乡镇卫生院(社区卫生服务中心)要安排符合心理健康服务要求的场所,为有需求的居民提供健康教育、答疑释惑、心理咨询等服务。基层综治中心等要畅通群众诉求反映渠道,及时了解和掌握社会心理需求。充分发挥综治信息系统平台优势,建立社会心理服务电子档案,开展社会心态预测预警,定期开展分析研判和风险评估。及时发现和掌握有心理问题的高危人群及突发事件的苗头。在村(社区)党组织和有关部门的指导下,组织心理服务工作者、社会工作者、网格管理员、人民调解员、志愿者等,对居民摸排各类矛盾问题,及时疏导化解。利用老年活动中心、妇女之家、儿童之家、残疾人康复机构等公共服务设施,为空巢、丧偶、失独、留守老年人,孕产期、更年期和遭受意外伤害妇女,流动、留守和困境儿童、孤儿、残疾人及其家属等提供心理辅导、情绪疏解、家庭关系调适等心理健康服务。试点地区政法委、卫生健康、民政、公安等部门要建立健全基层综合管理小组,结合矛盾纠纷多元化解,完善流浪乞讨人员、公安监所被监管人员、服刑人员、社区矫正人员、刑满释放人员、强制隔离戒毒人员、社区戒毒社区康复人员、参加戒毒药物维持治疗人员和自愿戒毒人员等特殊人群心理沟通机制,做好矛盾突出、生活失意、心态失衡、行为失常人群及性格偏执人员的心理疏导和干预。制订个性化疏导方案,特殊人群个性化心理疏导的覆盖率达到60%以上。健全政府、社会、家庭"三位一体"的帮扶体系,加强人文关怀,促进社会融入,对有劳动能力者积极提供就业引导,提升其适应环境、重返社会的能力。

(二)完善教育系统心理服务网络

试点地区要进一步加强各级各类学校心理健康服务机构的建设力度。高等院校要完善心理健康教育与咨询中心(室)建设,按照师生比不少于1:4 000配备心理专业教师,开设心理健康教育课程,开展心理辅导与咨询、危机干预等。中小学校设立心理辅导室,配备专(兼)职心理健康教育教师,培养学生积极乐观、健康向上的心理品质,促进学生身心可持续发展,积极创建心理健康教育特色学校。学前教育配备专(兼)职心理健康教育工作人员,开展以学前儿童家长为主的育儿心理健康教育,及时发现学前儿童心理健康问题。特殊教育机构要结合听力障碍、智力障碍等特殊学生身心特点开展心理健康教育,注重培养学生自尊、自信、自强、自立的心理品质。教育主管部门要将心理健康教育纳入当地教育事业发展规划和年度工作计划,统筹现有经费渠道,为教师和学生提供发展性心理辅导和心理支持。各级各类学校要建立以专职心理健康教育教师为核心,以班主任和兼职教师为骨干,全体教职员工共同参与的心理健康教育工作机制。在日常教育教学活动中融入适合学生特点的心理健康教育内容。要密切与村(社区)联动,及时了解遭受欺凌、校园暴力、家庭暴力、性侵犯以及沾染毒品等学生情况,并提供心理创伤干预。要创新和完善心理健康服务提供方式,通过"校社合作"引入社会工作服务机构或心理服务机构,为师生提供专业化、个性化的心理健康服务。要定期对教师开展心理评估,根据评估结果有针对性地开展教师心理疏导工作。

文明办协调各相关部门,在地市、县两级设立未成年人心理健康成长辅导中心,依托条件较好的心理咨询站点,整合区域内心理健康服务资源,面向未成年人开展心理健康知识普及与专业的心理咨询服务,对村(社区)、学校等基层心理咨询站点提供技术指导和培训。将未成年人心理健康成长辅导中心的建设纳入文明城市和未成年人思想道德建设测评考核范围。

(三)健全机关和企事业单位心理服务网络

鼓励规模较大、职工较多的党政机关和厂矿、企事业单位、新经济组织等依托本单位党团、工会、人力资源部门、卫生室,设立心理辅导室,建立心理健康服务团队;规模较小企业和单位可通过购买专业机构服务的形式,对员工提供心理健康服务。要广泛开展心理健康科普宣传,举办职场人际关系、情绪调节等方面公益讲座,提升员工心理健康意识,掌握情绪管理、压力管理等自我心理调适方法和抑郁、焦虑等常见心理行为问题的识别方法。通过员工心理测评、访谈等方式,及时对有心理问题的员工进行有针对性的干预,必要时联系专业医疗机构治疗。公安、司法行政、信访等部门要根据行业特点,在公安监管场所、监狱、刑满释放人员过渡性安置基地、社区戒毒社区康复工作办公室、司法所、社区矫正场所、救助管理站、信访接待场所等设立心理服务场所,配备一定数量的专业人员,成立危机干预专家组,对系统内人员和工作对象开展心理健康教育,普及心理健康知识,提供心理健康评估、心理咨询、危机干预等服务。

（四）规范发展社会心理服务机构

试点地区政法委、民政、卫生健康等有关部门要探索支持、引导、培育社会心理服务机构参与心理健康服务的政策措施,并研究制订管理、规范、监督、评估社会心理服务机构的相关措施,促进社会心理服务机构专业化、规范化发展。通过购买服务等形式,向各类机关、企事业单位和其他用人单位、基层组织及村(社区)群众提供心理咨询服务,逐步扩大服务覆盖面,并为弱势群体提供公益性服务。社会心理服务机构要加大服务技能和伦理道德的培训,提升对心理行为问题的服务能力和常见精神障碍的识别能力。

（五）提升医疗机构心理健康服务能力

试点地区卫生健康等部门要整合现有资源,支持省、地市、县三级精神卫生医疗机构提升心理健康服务能力。通过平安医院创建、等级医院评审等,推动综合医院普遍开设精神(心理)科,对躯体疾病就诊患者提供心理健康评估,为有心理行为问题者提供人文关怀、心理疏导等服务。精神卫生医疗机构要开设心理门诊,为患者提供药物治疗和心理治疗相结合的服务。妇幼保健机构要将心理健康服务融入孕前检查、孕产期保健、儿童保健、青春期保健、更年期保健等工作中。鼓励中医医疗机构开设中医心理等科室,支持中医医师在医疗机构提供中医心理健康诊疗、咨询和干预等服务。基层医疗卫生机构要加强与精神卫生医疗机构合作,结合家庭医生签约服务,开展抑郁、焦虑等常见精神障碍和心理行为问题科普宣传,对辖区居民开展心理健康评估,推广老年痴呆适宜防治技术。鼓励医疗卫生机构运用互联网等信息技术,拓展精神卫生和心理健康服务的空间和内容。鼓励医疗联合体通过互联网技术,实现医疗资源上下贯通、信息互通共享,便捷提供预约诊疗、双向转诊、远程医疗服务,提高服务质量。鼓励各级各类医疗机构培育医务社会工作者队伍,充分发挥其在医患沟通、心理疏导、社会支持等方面优势,强化医疗服务中的人文关怀。

（六）建立健全心理援助服务平台

依托精神卫生医疗机构或具备条件的社会服务机构、12320公共卫生公益热线或其他途径,通过热线、网络、APP、公众号等建立提供公益服务的心理援助平台。通过报纸、广播、电视、网络等多种形式宣传、扩大心理援助平台的社会影响力和利用率。将心理危机干预和心理援助纳入各类突发事件应急预案和技术方案,加强心理危机干预和援助队伍的专业化、系统化建设。在自然灾害等突发事件发生时,立即组织开展个体危机干预和群体危机管理,提供心理援助服务,及时处理急性应激反应,预防和减少极端行为发生。在事件善后和恢复重建过程中,对高危人群持续开展心理援助服务。

（七）健全心理健康科普宣传网络

试点地区卫生健康、宣传等部门要加强协作,健全包括传统媒体、新媒体在内的科普宣传网络,运用报纸、杂志、电台、电视台、互联网(门户网站、微信、微博、手机客户端等)等,广泛宣传"每个人是自己心理健康第一责任人""心身同健康"等健康意识和科普知识。积极组织开展心理健康进学校、进企业、进村(社区)、进机关等活动,开展心理健康公益讲座。在公共场所设立心理健康公益广告,各村(社区)健康教育活动室或社区卫生服务中心(站)向群众提供心理健康科普宣传资料。组织志愿者定期参加科普宣传、热线咨询等志愿服务。城市、农村普通人群心理健康核心知识知晓率达到 50% 以上。

(八) 完善严重精神障碍患者服务工作机制

乡镇(街道)综治、卫生健康、公安、民政、残联等单位要建立健全精神卫生综合管理小组,多渠道开展严重精神障碍患者日常发现、登记报告、随访管理、危险性评估、服药指导、心理支持和疏导等服务,依法开展案(事)件处置,使在册患者规范管理率、在册患者治疗率、精神分裂症治疗率均达到 80% 以上。对病情不稳定的患者,要建立由村(社区)“两委”成员、网格员、精防医生、民警、民政专干、助残员、志愿者等基层人员组成的个案管理团队,对患者实施个案管理。做好医疗救助、疾病应急救助与基本医疗保险、城乡居民大病保险等制度的衔接,减轻贫困患者医疗费用负担。试点地区要率先落实民政部等 4 部门《关于加快精神障碍社区康复服务的意见》,开办多种形式的社区康复机构,使居家患者在社区参与康复率达到 60% 以上。试点地区基层医疗卫生机构要对 50% 以上居家患者及家属提供心理疏导服务。辖区所有精神卫生医疗机构建立家属学校(课堂),对患者家属开展护理教育等知识培训,对住院患者家属进行心理安慰、心理辅导;建立绿色通道,患者在社区康复期间病情复发的,可通过社区康复机构向医院快速转介。

## 四、加强心理服务人才队伍建设

(九) 发展心理健康领域社会工作专业队伍

试点地区要探索鼓励和支持社会工作专业人员参与心理健康服务的政策措施,开发心理健康服务相关的社会工作岗位。对社会工作专业人员开展心理学和精神卫生知识的普及教育和培训,提高心理健康领域社会工作专业人员的职业素质和专业水平。按照《中共中央 国务院关于加强和完善城乡社区治理的意见》,建立社区、社会组织、社会工作者“三社联动”机制,充分发挥社会工作专业人员优势,通过政府购买服务等方式,支持其为社区居民有针对性地提供救助帮扶、心理疏导、精神慰藉、关系调适等服务,对严重精神障碍患者等特殊人群提供心理支持、社会融入等服务。

(十) 培育心理咨询人员队伍

研究制订吸引心理学专业背景人员和经过培训的心理咨询人员从事心理健康服务的相关政策,设置相关工作岗位,提高心理健康服务的可及性。通过购买服务等形式,引导和支持心理咨询人员为公众提供心理健康教育与科普知识宣传,为有心理问题人群提供心理帮助、心理支持、心理教育等服务。同时,开展实践操作等方面的继续教育、专业培训,定期开展督导,提高心理咨询人员的专业化水平。

(十一) 发展医疗机构心理健康服务队伍

试点地区卫生健康部门要引进心理学、社会工作专业人才,增加心理健康服务专业人员。通过精神科专业住院医师规范化培训、精神科医师转岗培训等,提升精神科医师数量和服务水平。

综合医院(含中医院)要通过培训、继续教育等形式,对全体医务人员进行临床心理知识培训,对常见心理行为问题和精神障碍进行识别和转诊。加强基层医疗卫生机构临床医师心理健康服务知识和技能培训,提高临床医师常见心理行为问题和精神障碍早期识别能力。精神科医师、心理治疗师对心理咨询师、社会工作者等给予技术指导,对常见精神障碍和心理行为问题进行治疗和心理干预等。

(十二)组建心理健康服务志愿者队伍

试点地区政法委、民政、卫生健康等部门向社会广泛招募心理健康服务志愿者,探索支持引导志愿者参与心理健康服务的政策,鼓励和规范心理健康志愿服务的发展。要对志愿者开展心理健康相关培训,健全奖励表彰机制,支持其开展科普宣传、心理支持、心理疏导等志愿服务。特别是鼓励和引导医务人员、高校心理教师、心理专业学生等加入心理服务志愿者队伍。

(十三)健全行业组织并加强管理

试点地区卫生健康、政法委、教育、民政等有关部门,要整合辖区社会心理服务资源,完善社会心理服务行业组织。指导心理服务行业组织加强能力建设,有序开展心理服务机构和人员摸底调查、行业服务规范制订和实施、专业培训和继续教育、督导等工作,要求心理服务专业人员严格遵守保密原则和伦理规范。有关部门在试点过程中要注意将有关资料立卷归档,妥善保管。加强心理健康数据安全的保护意识,建立健全数据安全保护机制,防范因违反伦理、安全意识不足等造成的信息泄露,保护个人隐私。发挥社会心理服务行业组织的枢纽作用,建立心理健康机构、社会心理服务机构、学校心理咨询中心、精神卫生医疗机构、社会工作服务机构、心理健康志愿组织的合作机制,形成连续性的服务链条,实现共同发展。研究制订心理服务机构和人员登记、评价等工作制度,对承接政府购买服务和享受财政资金资助的社会心理服务机构进行考核评价,逐步将机构服务数量、质量等评价结果向社会公开。

## 五、保障措施

(十四)加强组织领导

各试点地区要将社会心理服务体系建设作为平安中国、健康中国、文明城市建设的重要内容,纳入当地经济和社会发展规划,并作为政府目标管理和绩效考核内容,制订试点实施方案和年度工作计划。结合本地实际,在完成国家要求的基础上,有针对性制订自选工作目标和任务,并做好组织实施。各试点地区要建立健全由党政负责同志任组长的社会心理服务体系建设工作领导小组,下设办公室,政法委、卫生健康、宣传、教育、公安、民政、司法行政、财政、信访、残联等部门参与,明确成员单位职责。定期召开领导小组会议,协调解决试点工作重点难点问题。卫生健康行政部门、政法委要协调相关部门做好试点工作,牵头成立跨部门、跨行业的专家委员会,为试点工作提供技术支持和指导。政法委要将社会心理服务疏导和危机干预纳入平安建设考评内容。卫生健康部门要对试点工作提供技术支持。政法委、卫生健康、宣传、教育、公安、民政、司法行政、财政、信访、残联等部门加强部门间交流合作与信息共享。各行业各部门要加强对本行业心理健康服务的领导,开展相关人员的培训和继续教育。各地要将心理健康教育作为各级各类领导干部教育培训的重要内容,纳入当地党校、行政学院培训。

各省级卫生健康行政部门、政法委要协调宣传、教育、公安、民政、司法行政、财政、信访、残联等部门,负责本省份试点地区遴选、论证、技术指导、督导检查等工作,及时汇总、上报工作信息。

国家卫生健康委和中央政法委负责试点工作的总体协调,会同有关部门制订试点方案,组织开展培训、技术指导、督导检查、经验交流、考核评估等。

(十五)加强政策扶持

研究制订体现心理健康服务技术劳务价值的相关政策措施,增加岗位吸引力,调动心理健康服务工作人员的积极性。通过政策引导和项目支持,培育发展医疗机构、社会心理服务机构和心理健康志愿组织,为公众提供专业化、规范化服务。创新心理健康服务模式,建立心理健康服务网站、心理自助平台、移动心理服务应用程序等,通过网络平台向不同人群提供针对性服务。试点地区民政、卫生健康、政法委等部门根据居民需求,确定适宜社会组织参与的项目,引导社会组织有序参与科普宣传、心理疏导等服务。将心理健康相关机构纳入社会组织孵化基地建设,培育发展一批以心理健康服务为工作重点的社会组织。

(十六)加强经费保障

统筹利用现有资金渠道支持开展试点工作。试点地区对社会心理服务体系建设给予必要的经费保障。鼓励试点地区建立多元化资金筹措机制,积极开拓公益性服务的筹资渠道,探索社会资本投入心理健康服务领域的政策措施,探索加强社会心理服务体系建设的保障政策和激励措施,推动各项任务有效落实。

(十七)强化督导评估

各省级卫生健康行政部门、政法委要会同有关部门,定期对本省份试点情况进行督导。国家卫生健康委、中央政法委将会同有关部门每年抽查试点工作,对于工作完成差、地方政府重视不足、未按照国家财政有关规定使用经费的,要求限期整改。

国家卫生健康委、中央政法委将会同有关部门制订试点工作评估方案。2021年底前,各省级卫生健康行政部门、政法委要对本省份试点工作进行评估,并将评估结果报国家卫生健康委。国家卫生健康委、中央政法委将适时会同有关部门对全国试点工作进行评估。

附件:1. 全国社会心理服务体系建设试点申报要求

　　　2. 全国社会心理服务体系建设试点实施方案编制提纲

附件1

# 全国社会心理服务体系建设试点申报要求

## 一、试点申报条件

(一)试点地区应当具备多部门综合管理工作机制和开展社会心理服务的工作基础。

(二)试点地区党委政府高度重视,承诺在经费支持、政策优惠、机制创新等方面给予保障。

## 二、试点地区数量

各省、自治区至少选择1个设区市,各直辖市以城区为基础,尽可能覆盖区县。

## 三、申报程序

采取地市级申报、省级遴选确定、国家备案的形式。

地市级卫生健康行政部门、政法委按照要求,商宣传、教育、公安、民政、司法行政、财政、信访、残联等部门,参照提纲(见附件2)制订试点实施方案,经本级人民政府同意后,向省级卫生健康部门、政法委提出申请。

省级卫生健康行政部门、政法委会同有关部门和专家,对申请地区实施方案进行论证,确定本省份试点地区,报国家卫生健康委和中央政法委备案。各省份在遴选试点地区时,应当考虑与精神卫生综合管理试点工作的衔接,在确保原试点工作持续推进的前提下,适当扩大试点范围。

## 四、时限要求

各省级卫生健康行政部门、政法委应当于2018年12月底前提交申请试点的备案材料。

附件2

# 全国社会心理服务体系建设试点实施方案编制提纲

## 一、基本情况

包括人口数、所辖县(区、市)、乡镇(街道)、行政村(社区)数量。经济情况,精神卫生(心理健康)机构和人员情况。

## 二、工作基础

(一)组织领导。

（二）具体工作措施、经验、特色。

（三）急需解决的问题。

## 三、工作计划

（一）目标。

（二）策略与措施。

（三）组织实施。

（四）督导评估。

## 四、保障措施

含经费支持、政策优惠、机制创新等。

# 关于加强心理健康服务的指导意见

国卫疾控发〔2016〕77号

各省、自治区、直辖市卫生计生委、党委宣传部、综治办、发展改革委、教育厅(委、局)、科技厅(委)、公安厅(局)、民政厅(局)、司法厅(局)、财政厅(局)、人力资源社会保障厅(局)、文化厅(局)、工商局、新闻出版广电局、科学院、中医药局、工会、共青团省委、妇联、科协、残联、老龄办,新疆生产建设兵团卫生局、党委宣传部、综治办、发展改革委、教育局、科技局、公安局、民政局、司法局、财政局、人力资源社会保障局、文化局、工商局、新闻出版广电局、工会、共青团团委、妇联、科协、残联、老龄办;教育部各直属高校:

心理健康是影响经济社会发展的重大公共卫生问题和社会问题。为深入贯彻落实党的十八届五中全会和习近平总书记在全国卫生与健康大会上关于加强心理健康服务的要求,根据《精神卫生法》《"健康中国2030"规划纲要》和相关政策,现就加强心理健康服务、健全社会心理服务体系提出如下指导意见。

## 一、充分认识加强心理健康服务的重要意义

心理健康是人在成长和发展过程中,认知合理、情绪稳定、行为适当、人际和谐、适应变化的一种完好状态。心理健康服务是运用心理学及医学的理论和方法,预防或减少各类心理行为问题,促进心理健康,提高生活质量,主要包括心理健康宣传教育、心理咨询、心理疾病治疗、心理危机干预等。心理健康是健康的重要组成部分,关系广大人民群众幸福安康、影响社会和谐发展。加强心理健康服务、健全社会心理服务体系是改善公众心理健康水平、促进社会心态稳定和人际和谐、提升公众幸福感的关键措施,是培养良好道德风尚、促进经济社会协调发展、培育和践行社会主义核心价值观的基本要求,是实现国家长治久安的一项源头性、基础性工作。

党中央、国务院高度重视心理健康服务和社会心理服务体系建设工作。习近平总书记在2016年全国卫生与健康大会上提出,要加大心理健康问题基础性研究,做好心理健康知识和心理疾病科普工作,规范发展心理治疗、心理咨询等心理健康服务。《国民经济和社会发展第十三个五年规划纲要》明确提出要加强心理健康服务。《"健康中国2030"规划纲要》要求加强心理健康服务体系建设和规范化管理。近年来,各地区各部门结合各自实际情况,从健全心理健康服务体系、搭建心理关爱服务平台、拓展心理健康服务领域、开展社会心理疏导和危机干预、建立专业化心理健康服务队伍等方面进行了积极探索,取得了一定成效,为进一步做好加强心理健康服务、健全社会心理服务体系工作奠定了基础。

当前,我国正处于经济社会快速转型期,人们的生活节奏明显加快,竞争压力不断加剧,个体心理行为问题及其引发的社会问题日益凸显,引起社会各界广泛关注。一方面,心理行为异常和常见精神障碍人数逐年增多,个人极端情绪引发的恶性案(事)件时有发生,成为影响社会稳定和

公共安全的危险因素。另一方面,心理健康服务体系不健全,政策法规不完善,社会心理疏导工作机制尚未建立,服务和管理能力严重滞后。现有的心理健康服务状况远远不能满足人民群众的需求及经济建设的需要。加强心理健康服务、健全社会心理服务体系迫在眉睫。

加强心理健康服务,开展社会心理疏导,是维护和增进人民群众身心健康的重要内容,是社会主义核心价值观内化于心、外化于行的重要途径,是全面推进依法治国、促进社会和谐稳定的必然要求。各地区各部门要认真贯彻落实中央决策部署,从深化健康中国建设的战略高度,充分认识加强心理健康服务、健全社会心理服务体系的重要意义,坚持问题导向,增强责任意识,自觉履行促进群众心理健康责任,加强制度机制建设,为实现"两个一百年"奋斗目标和中华民族伟大复兴中国梦作出积极贡献。

## 二、总体要求

### 1. 指导思想

全面贯彻党的十八大和十八届三中、四中、五中、六中全会精神,深入学习贯彻习近平总书记系列重要讲话精神和治国理政新理念、新思想、新战略,按照《精神卫生法》《国民经济和社会发展第十三个五年规划纲要》等法律政策要求,落实健康中国建设战略部署,强化政府领导,明确部门职责,完善心理健康服务网络,加强心理健康人才队伍建设。加强重点人群心理健康服务,培育心理健康意识,最大限度满足人民群众心理健康服务需求,形成自尊自信、理性平和、积极向上的社会心态。

### 2. 基本原则

——预防为主,以人为本。全面普及和传播心理健康知识,强化心理健康自我管理意识,加强人文关怀和生命教育,消除对心理问题的偏见与歧视,预防和减少个人极端案(事)件发生。

——党政领导,共同参与。进一步强化党委政府加强心理健康服务、健全社会心理服务体系的领导责任,加强部门协调配合,促进全社会广泛参与,单位、家庭、个人尽力尽责。

——立足国情,循序渐进。从我国基本国情和各地实际出发,将满足群众需求与长远制度建设相结合,逐步建立健全心理健康和社会心理服务体系。

——分类指导,规范发展。坚持全民心理健康素养提高和个体心理疏导相结合,满足不同群体心理健康服务需求,促进心理健康服务科学、规范、有序发展。

### 3. 基本目标

到 2020 年,全民心理健康意识明显提高。各领域各行业普遍开展心理健康教育及心理健康促进工作,加快建设心理健康服务网络,服务能力得到有效提升,心理健康服务纳入城乡基本公共服务体系,重点人群心理健康问题得到关注和及时疏导,社会心理服务体系初步建成。

到 2030 年,全民心理健康素养普遍提升。符合国情的心理健康服务体系基本健全,心理健康服务网络覆盖城乡,心理健康服务能力和规范化水平进一步提高,常见精神障碍防治和心理行为问题识别、干预水平显著提高,心理相关疾病发生的上升势头得到缓解。

### 三、大力发展各类心理健康服务

4. 全面开展心理健康促进与教育。各地要结合培育和践行社会主义核心价值观,将提高公民心理健康素养作为精神文明建设的重要内容,充分发挥我国优秀传统文化对促进心理健康的积极作用。结合"世界精神卫生日"及心理健康相关主题活动等,广泛开展心理健康科普宣传。各级宣传和新闻出版广播电视部门要充分利用广播、电视、书刊、影视、动漫等传播形式,组织创作、播出心理健康宣传教育精品和公益广告,利用影视、综艺和娱乐节目的优势传播自尊自信、乐观向上的现代文明理念和心理健康意识。各地基层文化组织要采用群众喜闻乐见的形式,将心理健康知识融入群众文化生活。创新宣传方式,广泛运用门户网站、微信、微博、手机客户端等平台,传播心理健康知识,倡导健康生活方式,提升全民心理健康素养,培育良好社会心态。各类媒体要树立正确的舆论导向,在传播心理健康知识与相关事件报导中要注重科学性、适度性和稳定性,营造健康向上的社会心理氛围。倡导"每个人是自己心理健康第一责任人"的理念,引导公民在日常生活中有意识地营造积极心态,预防不良心态,学会调适情绪困扰与心理压力,积极自助。(国家卫生计生委、中宣部、文化部、新闻出版广电总局按职责分工负责)

5. 积极推动心理咨询和心理治疗服务。充分发挥心理健康专业人员的引导和支持作用,帮助公民促进个性发展和人格完善,更好地进行人生选择,发展自身潜能,解决生活、学习、职业发展、婚姻、亲子、人际交往等方面的心理困扰,预防心理问题演变为心理疾病,促进和谐生活,提升幸福感。

倡导大众科学认识心理行为问题和心理疾病对健康的影响,将提高心理健康意识贯穿终生,逐步消除公众对心理疾病的病耻感,引导心理异常人群积极寻求专业心理咨询和治疗。各级各类医疗机构和专业心理健康服务机构要主动发现心理疾病患者,提供规范的心理疾病诊疗服务,减轻患者心理痛苦,促进患者康复。(国家卫生计生委、国家中医药局按职责分工负责)

6. 重视心理危机干预和心理援助工作。建立和完善心理健康教育、心理热线服务、心理评估、心理咨询、心理治疗、精神科治疗等衔接递进、密切合作的心理危机干预和心理援助服务模式,重视和发挥社会组织和社会工作者的作用。将心理危机干预和心理援助纳入各类突发事件应急预案和技术方案,加强心理危机干预和援助队伍的专业化、系统化建设,定期开展培训和演练。在突发事件发生时,立即开展有序、高效的个体危机干预和群体危机管理,重视自杀预防。在事件善后和恢复重建过程中,依托各地心理援助专业机构、社会工作服务机构、志愿服务组织和心理援助热线,对高危人群持续开展心理援助服务。(国家卫生计生委牵头,中央综治办、民政部等相关部门按职责分工负责)

### 四、加强重点人群心理健康服务

7. 普遍开展职业人群心理健康服务。各机关、企事业和其他用人单位要把心理健康教育融入员工思想政治工作,制定实施员工心理援助计划,为员工提供健康宣传、心理评估、教育培训、咨询辅导等服务,传授情绪管理、压力管理等自我心理调适方法和抑郁、焦虑等常见心理行为问题的识别方法,为员工主动寻求心理健康服务创造条件。对处于特定时期、特定岗位、经历特殊突发事件的员工,及时进行心理疏导和援助。(各部门分别负责)

8. 全面加强儿童青少年心理健康教育。学前教育机构应当关注和满足儿童心理发展需要,保持儿童积极的情绪状态,让儿童感受到尊重和接纳。特殊教育机构要针对学生身心特点开展心理健康教育,注重培养学生自尊、自信、自强、自立的心理品质。中小学校要重视学生的心理健康教育,培养积极乐观、健康向上的心理品质,促进学生身心可持续发展。高等院校要积极开设心理健康教育课程,开展心理健康教育活动;重视提升大学生的心理调适能力,保持良好的适应能力,重视自杀预防,开展心理危机干预。共青团等组织要与学校、家庭、社会携手,开展"培育积极的心理品质,培养良好的行为习惯"的心理健康促进活动,提高学生自我情绪调适能力,尤其要关心留守儿童、流动儿童心理健康,为遭受学生欺凌和校园暴力、家庭暴力、性侵犯等儿童青少年提供及时的心理创伤干预。(教育部牵头,民政部、共青团中央、中国残联按职责分工负责)

9. 关注老年人、妇女、儿童和残疾人心理健康。各级政府及有关部门尤其是老龄办、妇联、残联和基层组织要将老年人、妇女、儿童和残疾人心理健康服务作为工作重点。充分利用老年大学、老年活动中心、基层老年协会、妇女之家、残疾人康复机构、有资质的社会组织等宣传心理健康知识。通过培训专兼职社会工作者和心理工作者、引入社会力量等多种途径,为空巢、丧偶、失能、失智、留守老年人、妇女、儿童、残疾人和计划生育特殊家庭提供心理辅导、情绪疏解、悲伤抚慰、家庭关系调适等心理健康服务。鼓励有条件的地区适当扩展老年活动场所,组织开展健康有益的老年文体活动,丰富广大老年人精神文化生活,在老年人生病住院、家庭出现重大变故时及时关心看望。加强对孕产期、更年期等特定时期妇女的心理关怀,对遭受性侵犯、家庭暴力等妇女及时提供心理援助。加强对流动、留守妇女和儿童的心理健康服务。鼓励婚姻登记机构、婚姻家庭纠纷调解组织等积极开展婚姻家庭辅导服务。发挥残疾人社区康复协调员、助残社会组织作用,依托城乡社区综合服务设施,广泛宣传心理健康知识,为残疾儿童家长、残疾人及其亲友提供心理疏导、康复经验交流等服务。通过开展"志愿助残阳光行动""邻里守望"等群众性助残活动,为残疾人提供心理帮助。护理院、养老机构、残疾人福利机构、康复机构要积极引入社会工作者、心理咨询师等力量开展心理健康服务。(民政部、全国妇联、中国残联、全国老龄办按职责分工负责)

10. 重视特殊人群心理健康服务。健全政府、社会、家庭"三位一体"的帮扶体系,加强人文关怀和心理疏导,消除对特殊人群的歧视,帮助特殊人群融入社会。各地综治、公安、司法行政、民政、卫生计生等部门要高度关注流浪乞讨人员、服刑人员、刑满释放人员、强制隔离戒毒人员、社区矫正人员、社会吸毒人员、易肇事肇祸严重精神障碍患者等特殊人群的心理健康。加强心理疏导和危机干预,提高其承受挫折、适应环境能力,预防和减少极端案(事)件的发生。(中央综治办牵头,公安部、民政部、司法部、国家卫生计生委、中国残联按职责分工负责)

11. 加强严重精神障碍患者服务。各级综治、公安、民政、司法行政、卫生计生、残联等单位建立精神卫生综合管理小组，多渠道开展患者日常发现、登记、随访、危险性评估、服药指导等服务。动员社区组织、患者家属参与居家患者管理服务。做好基本医疗保险、城乡居民大病保险、医疗救助、疾病应急救助等制度的衔接，逐步提高患者医疗保障水平。做好贫困患者的社会救助工作。建立健全精神障碍社区康复服务体系，大力推广"社会化、综合性、开放式"的精神障碍康复模式，做好医疗康复和社区康复的有效衔接。（中央综治办、公安部、民政部、司法部、人力资源社会保障部、国家卫生计生委、中国残联按职责分工负责）

## 五、建立健全心理健康服务体系

12. 建立健全各部门各行业心理健康服务网络。各级机关和企事业单位依托本单位工会、共青团、妇联、人力资源部门、卫生室（或计生办），普遍设立心理健康辅导室，培养心理健康服务骨干队伍，配备专（兼）职心理健康辅导人员。教育系统要进一步完善学生心理健康服务体系，提高心理健康教育与咨询服务的专业化水平。每所高等院校均设立心理健康教育与咨询中心（室），按照师生比不少于1∶4 000配备从事心理辅导与咨询服务的专业教师。中小学校设立心理辅导室，并配备专职或兼职教师。学前教育和特殊教育机构要配备专（兼）职心理健康工作人员。公安、司法行政等部门要根据行业特点普遍设立心理服务机构，配备专业人员，成立危机干预专家组，对系统内人员和工作对象开展心理健康教育、心理健康评估和心理训练等服务。（各部门分别负责）

13. 搭建基层心理健康服务平台。将心理健康服务作为城乡社区服务的重要内容，依托城乡社区综合服务设施或基层综治中心建立心理咨询（辅导）室或社会工作室（站），配备心理辅导人员或社会工作者，协调组织志愿者，对社区居民开展心理健康宣传教育和心理疏导。各级政府及有关部门要发挥社会组织和社会工作者在婚姻家庭、邻里关系、矫治帮扶、心理疏导等服务方面的优势，进一步完善社区、社会组织、社会工作者三社联动机制，通过购买服务等形式引导社会组织、社会工作者、志愿者积极参与心理健康服务，为贫困弱势群体和经历重大生活变故群体提供心理健康服务，确保社区心理健康服务工作有场地、有设施、有保障。（中央综治办、民政部、国家卫生计生委按职责分工负责）

14. 鼓励培育社会化的心理健康服务机构。鼓励心理咨询专业人员创办社会心理健康服务机构。各级政府有关部门要积极支持培育专业化、规范化的心理咨询、辅导机构，通过购买社会心理机构的服务等形式，向各类机关、企事业单位和其他用人单位、基层组织及社区群众提供心理咨询服务，逐步扩大服务覆盖面，并为弱势群体提供公益性服务。社会心理咨询服务机构要加大服务技能和伦理道德的培训，提升服务能力和常见心理疾病的识别能力。（国家卫生计生委、民政部、工商总局按职责分工负责）

15. 加强医疗机构心理健康服务能力。卫生计生等部门要整合现有资源，进一步加强心理健康服务体系建设，支持省、市、县三级精神卫生专业机构提升心理健康服务能力，鼓励和引导综合医院开设精神（心理）科。基层医疗卫生机构普遍配备专职或兼职精神卫生防治人员。各级各类医疗机构在诊疗服务中加强人文关怀,普及心理咨询、治疗技术在临床诊疗中的应用。精神卫生专业机构要充分发挥引领示范作用,对各类临床科室医务人员开展心理健康知识和技能培训,注重提高抑郁、焦虑、老年痴呆、孤独症等心理行为问题和常见精神障碍的筛查识别、处置能力。要建立多学科心理和躯体疾病联络会诊制度,与高等院校和社会心理服务机构建立协作机制,实现双向转诊。妇幼保健机构要为妇女儿童开展心理健康教育,提供心理健康咨询与指导、心理疾病的筛查与转诊服务。各地要充分发挥中医药在心理健康服务中的作用,加强中医院相关科室建设和人才培养,促进中医心理学发展。基层医疗卫生机构和全科医师要大力开展心理健康宣传和服务工作,在专业机构指导下,探索为社区居民提供心理评估服务和心理咨询服务,逐步将儿童常见心理行为问题干预纳入儿童保健服务。监管场所和强制隔离戒毒场所的医疗机构应当根据需要积极创造条件,为被监管人员和强制隔离戒毒人员提供心理治疗、心理咨询和心理健康指导。(国家卫生计生委牵头,教育部、公安部、司法部、国家中医药局按职责分工负责)

## 六、加强心理健康人才队伍建设

16. 加强心理健康专业人才培养。教育部门要加大应用型心理健康专业人才培养力度,完善临床与咨询心理学、应用心理学等相关专业的学科建设,逐步形成学历教育、毕业后教育、继续教育相结合的心理健康专业人才培养制度。鼓励有条件的高等院校开设临床与咨询心理学相关专业,建设一批实践教学基地,探索符合我国特色的人才培养模式和教学方法。医学、教育、康复、社会工作等相关专业要加强心理学理论教学和实践技能培养,促进学生理论素养和实践技能的全面提升。依托具有资质和良好声誉的医疗机构、高等院校、科研院所及社会心理健康服务机构建立实践督导体系。(教育部牵头,民政部、国家卫生计生委、中科院配合)

17. 促进心理健康服务人才有序发展。人力资源社会保障部门要加强心理咨询师资格鉴定的规范管理,进一步完善全国统一的心理咨询师国家职业标准。加强对心理咨询师培训的管理,改进鉴定考核方式,加强实践操作技能考核。对理论知识考试和实践操作技能考核都合格的考生核发职业资格证书,并将其信息登记上网,向社会提供查询服务,加强监督管理。(人力资源社会保障部牵头)

卫生计生部门要进一步加强心理健康专业人员培养和使用的制度建设。各级各类医疗机构要重视心理健康专业人才培养,鼓励医疗机构引进临床与咨询心理、社会工作专业的人才,加强精神科医师、护士、心理治疗师、心理咨询师、康复师、医务社会工作者等综合服务团队建设。积极培育医务社会工作者队伍,充分发挥其在医患沟通、心理疏导、社会支持等方面优势,强化医疗服务中的人文关怀。(国家卫生计生委牵头)

各部门、各行业对所属心理健康服务机构和人员加强培训、继续教育及规范管理,制定本部门本行业心理健康服务标准和工作规范,明确岗位工作要求,定期进行考评。(各部门分别负责)

18. 完善心理健康服务人才激励机制。各有关部门要积极设立心理健康服务岗位，完善人才激励机制，逐步将心理健康服务人才纳入专业技术岗位设置与管理体系，畅通职业发展渠道，根据行业特点分类制定人才激励和保障政策。在医疗服务价格改革中，要注重体现心理治疗服务的技术劳务价值。要加大专业人才的培训和继续教育工作力度，帮助专业人才实现自我成长和能力提升。鼓励具有相关专业背景并热心大众心理健康服务的组织和个人，积极参加心理健康知识宣传普及等志愿服务。（国家发展改革委、民政部、财政部、人力资源社会保障部、国家卫生计生委按职责分工负责）

19. 发挥心理健康服务行业组织作用。在卫生计生行政部门指导下，建立跨专业、跨部门的国家心理健康服务专家组，充分发挥心理健康服务行业组织作用，对各部门各领域开展心理健康服务提供技术支持和指导。依托专家组和行业组织，制订心理健康服务机构和人员登记、评价、信息公开等工作制度，建立国家和区域心理健康服务机构和人员信息管理体系，将相关信息纳入国家企业信用信息公示系统和国家统一的信用信息共享交换平台。对各类心理健康机构服务情况适时向社会公布，逐步形成"优胜劣汰"的良性运行机制。要建设一批心理健康服务示范单位。心理健康服务行业组织要充分发挥桥梁纽带作用，协助政府部门制定行业技术标准和规范，建立行规行约和行业自律制度，向行业主管部门提出违规者惩戒和退出建议。要开展心理健康服务机构管理者和从业人员的继续教育，不断提升心理健康服务行业整体服务水平。发挥心理健康相关协会、学会等社团组织作用，加强心理健康学术交流、培训、科学研究等工作，促进心理健康服务规范发展。（国家卫生计生委牵头，民政部、科协、中科院等相关部门配合）

## 七、加强组织领导和工作保障

20. 加强组织领导。各级党委、政府要将加强心理健康服务、健全社会心理服务体系作为健康中国建设重要内容，纳入当地经济和社会发展规划，并作为政府目标管理和绩效考核的重要内容。要建立健全党政领导、卫生计生牵头、综治协调、部门各负其责、各方积极配合的心理健康服务和社会心理服务体系建设工作机制和目标责任制，推动形成部门齐抓共管、社会力量积极参与、单位家庭个人尽力尽责的工作格局。要把心理健康教育作为各级各类领导干部教育培训的重要内容，把良好的心理素质作为衡量干部综合能力的重要方面，全面提升党员领导干部的心理素质。（各相关部门按职责分工负责）

21. 明确部门职责。各部门各行业要做好本部门本行业内人员的心理健康教育和心理疏导等工作。卫生计生部门牵头心理健康服务相关工作，制订行业发展相关政策和服务规范，指导行业组织开展工作，并会同有关部门研究心理健康服务相关法律及制度建设问题。综治机构做好社会心理服务疏导和危机干预，并将其纳入综治（平安建设）考评内容。宣传、文化、新闻出版广播电视部门负责协调新闻媒体、各类文化组织开展心理健康宣传教育。发展改革部门负责将心理健康服务、社会心理服务体系建设纳入国民经济和社会发展规划，完善心理健康服务项目价格政策。教育部门负责完善心理健康相关学科建设，加强专业人才培养，健全各级教育机构心理健康服务体系,组织各级各类学校开展学生心理健康服务工作。科技部门加大对心理健康服务相关科学技术研究的支持力度,并加强科技成果转化。公安、司法行政部门负责完善系统内心理健康服务体系建设,建立重大警务任务前后心理危机干预机制,组织开展被监管人员和强制隔离戒毒人员的心理健康相关工作。民政部门负责引导与管理城乡社区组织、社会组织、社会工作者参与心理健康服务,推动心理健康领域社会工作专业人才队伍建设。财政部门加大心理健康服务投入并监督使用。人力资源社会保障部门负责心理咨询师职业资格鉴定工作的规范管理。工商部门对未经许可擅自从事心理咨询和心理治疗的机构,依有关主管部门提请,依法予以吊销营业执照。中医药管理部门负责指导中医医疗机构做好心理健康服务相关工作。工会、共青团、妇联、残联、老龄办等组织负责职业人群和儿童青少年、妇女、残疾人、老年人等特定工作对象的心理健康服务工作。各相关部门要根据本指导意见制定实施方案。(各相关部门按职责分工负责)

22. 完善法规政策。不断完善心理健康服务的规范管理,研究心理健康服务相关法律问题,探索将心理健康专业人员和机构纳入法制化管理轨道,加快心理健康服务法制化建设。各地各部门要认真贯彻执行《精神卫生法》,并根据工作需要,及时制定加强心理健康服务、健全社会心理服务体系的相关制度和管理办法。鼓励各地结合本地实际情况,建立心理健康服务综合试点,充分发挥先行先试优势,不断改革创新,将实践探索得来的好经验好方法通过地方性法规、规章制度、政策等形式固化下来,为其他地区加强心理健康服务、健全社会心理服务体系提供示范引导。(国家卫生计生委牵头,相关部门配合)

23. 强化基础保障。要积极落实基层组织开展心理健康服务和健全社会心理服务体系的相关政策,加大政府购买社会工作服务力度,完善政府购买社会工作服务成本核算制度与标准规范。要建立多元化资金筹措机制,积极开拓心理健康服务公益性事业投融资渠道。鼓励社会资本投入心理健康服务领域。(民政部、财政部、国家卫生计生委按职责分工负责)

24. 加强行业监管。以规范心理健康服务行为、提高服务质量和提升服务水平为核心,完善心理健康服务监督机制,创新监管方式,推行属地化管理,规范心理健康服务机构从业行为,强化服务质量监管和日常监管。心理健康服务行业组织要定期对心理健康服务机构进行评估,将评估结果作为示范单位、实践基地建设和承接政府购买服务项目的重要依据。加强对心理健康数据安全的保护意识,建立健全数据安全保护机制,防范因违反伦理、安全意识不足等造成的信息泄露,保护个人隐私。(国家卫生计生委牵头,相关部门配合)

25. 加强心理健康相关科学研究。大力开展心理健康相关的基础和应用研究,开展本土化心理健康基础理论的研究和成果转化及应用。针对重点人群的心理行为问题和危害人民群众健康的重点心理疾病,开展生物、心理、社会因素综合研究和心理健康问题的早期识别与干预研究,推广应用效果明确的心理干预技术和方法;鼓励开展以中国传统文化、中医药为基础的心理健康相关理论和技术的实证研究,逐步形成有中国文化特色的心理学理论和临床服务规范。加强心理健康服务相关法律与政策等软科学研究,为政策法规制订实施提供科学依据。鼓励开展基于互联网技术的心理健康服务相关设备和产品研发,完善基础数据采集和平台建设。加强国际交流与合作,吸收借鉴国际先进科学技术及成功经验。(科技部牵头,教育部、国家卫生计生委、中科院、国家中医药局等相关部门配合)

| | |
|---|---|
| 国家卫生计生委 | 中宣部 |
| 中央综治办 | 国家发展改革委 |
| 教育部 | 科技部 |
| 公安部 | 民政部 |
| 司法部 | 财政部 |
| 人力资源社会保障部 | 文化部 |
| 工商总局 | 新闻出版广电总局 |
| 中科院 | 国家中医药局 |
| 全国总工会 | 共青团中央 |
| 全国妇联 | 中国科协 |
| 中国残联 | 全国老龄办 |

2016 年 12 月 30 日

# 二、重点人群

## （一）妇女、儿童及青少年

## 国家卫生健康委关于印发贯彻 2021—2030 年
## 中国妇女儿童发展纲要实施方案的通知

国卫妇幼函〔2022〕56 号

各省、自治区、直辖市及新疆生产建设兵团卫生健康委：

为贯彻落实《中国妇女发展纲要(2021—2030 年)》和《中国儿童发展纲要(2021—2030 年)》，我委组织制定了《国家卫生健康委关于贯彻 2021—2030 年中国妇女儿童发展纲要的实施方案》。现印发给你们，请认真贯彻执行。

国家卫生健康委
2022 年 4 月 2 日

### 国家卫生健康委关于贯彻 2021—2030 年
### 中国妇女儿童发展纲要的实施方案（节选）

### 二、主要目标

深入推进健康中国建设，落实两纲妇女儿童健康策略目标，健全妇幼健康服务体系，保障母婴安全、促进儿童健康发展、防治出生缺陷，努力使妇女儿童平等享有全周期、全过程、全方位健康服务，不断提高妇女儿童身体健康、心理健康和社会适应良好状态，增强妇女儿童获得感、幸福感、安全感。到 2030 年，妇女儿童健康主要目标如下：

1. 全国孕产妇死亡率下降到 12/10 万以下，全国新生儿、婴儿和 5 岁以下儿童死亡率分别降至 3.0‰、5.0‰ 和 6.0‰ 以下，地区和城乡差距逐步缩小。

2. 提供生育全程基本医疗保健服务，孕产妇系统管理率达到 90% 以上，3 岁以下儿童系统管理率和 7 岁以下儿童健康管理率保持在 90% 以上。

3. 预防和控制出生缺陷，婚前医学检查率达到 70%，孕前优生健康检查目标人群覆盖率保持在 80% 以上，产前筛查率达到 90%，新生儿遗传代谢病筛查率和新生儿听力障碍筛查率分别达到 98% 和 90% 以上。

4. 宫颈癌和乳腺癌综合防治能力不断增强。适龄妇女宫颈癌人群筛查率达到 70% 以上,乳腺癌人群筛查率逐步提高。

5. 减少艾滋病、梅毒和乙肝母婴传播,艾滋病母婴传播率下降到 2% 以下。

6. 儿童常见疾病和恶性肿瘤等严重危害儿童健康的疾病得到有效防治。

7. 适龄儿童免疫规划疫苗接种率以乡(镇、街道)为单位保持在 90% 以上。

8. 0~6 岁儿童眼保健和视力检查覆盖率达到 90% 以上,12 岁儿童龋患率控制在 25% 以内。

9. 改善妇女儿童营养健康状况。预防和减少孕产妇贫血。6 个月内婴儿纯母乳喂养率达到 50% 以上,5 岁以下儿童贫血率和生长迟缓率分别控制在 10% 和 5% 以下,儿童超重、肥胖上升趋势得到有效控制。

10. 妇女儿童心理健康水平得到提升。

11. 妇幼健康服务体系进一步健全。省、市、县三级均各设置 1 所政府举办、标准化的妇幼保健机构。每千名儿童拥有儿科执业(助理)医生达到 1.12 名、床位增至 3.17 张。

12. 健康知识和健康生活方式得到普及,妇女、儿童及其照护人健康素养水平不断提高。

## 三、主要任务

(一)持续保障母婴安全

提倡科学备孕和适龄怀孕,保持适宜生育间隔,积极倡导自然分娩。提供生育全程基本医疗保健服务,落实孕产妇健康管理,开展孕产妇营养监测和心理咨询指导,预防妊娠期糖尿病、孕产妇缺铁性贫血和抑郁症。强化产科与新生儿科密切合作。加强早产儿专案管理,推广新生儿生命早期基本保健、早产儿母乳喂养、袋鼠式护理等适宜技术,新生儿访视率保持在 90% 以上。

(三)加强儿童健康服务和管理

以儿童体格生长监测、营养与喂养指导、心理和行为发育评估、眼保健和视力检查、口腔保健和听力障碍筛查为重点,扎实开展 0~6 岁儿童健康管理。建立健全高危儿转诊服务网络和机制,规范高危儿管理。将儿童健康管理纳入家庭医生签约服务,加强儿童保健门诊标准化、规范化建设。健全儿童保健服务质量管理制度,提升儿童保健服务质量。

开展 0~6 岁儿童心理行为问题预警征象筛查,探索建立以儿童孤独症为切入点的早期筛查、诊断和综合干预模式。构建儿童心理健康教育、咨询服务、评估治疗、危机干预和心理援助公共服务网络。加强妇幼保健机构、儿童医院、综合医院和精神专科医院儿童心理咨询及专科门诊建设。培养儿童心理健康服务人才。

(六)建立完善女性全生命周期健康管理模式

完善女性全生命周期服务模式,围绕不同生理阶段健康需求,提供涵盖生理、心理和社会适应的整合型医疗保健服务。加强生殖道感染等妇女常见疾病防治,强化营养、心理、内分泌调节等预防保健服务指导,为妇女提供宣传教育、咨询指导、筛查评估、综合干预和疾病诊治等全方位卫生健康服务。

# 国家中医药管理局关于进一步加强中医医院儿科建设的通知(节选)

国中医药医政函〔2023〕234号

## 三、围绕优势病种,提升临床疗效和服务效率

二级中医医院应加强中医儿科专病门诊建设,三级中医医院应积极开展儿科亚专科分化。以小儿肺炎、哮喘、紫癜、遗尿、皮肤病、自闭症、抽动症、多动症、性早熟及生长发育迟缓等中医诊疗特色突出、疗效确切的儿科疾病为主攻方向,总结临床经验,优化诊疗方案。针对儿童青少年近视、肥胖、脊柱侧弯及心理性疾病,积极运用中医药适宜技术进行干预。有条件的三级中医医院儿科设置儿童心理咨询门诊,提供儿童心理问题咨询指导。鼓励有条件的中医医院设置儿童康复门诊或儿童康复科,对各类疾病导致的功能障碍患儿、残疾儿童提供中医药综合服务。

## 七、加强儿科专科护理,提升护理内涵

将中医护理特色优势与儿童疾病特点相结合,根据儿童生理、心理及疾病特征,从病、证、症入手制定多元化的儿科综合护理方案,加强中医特色护理培训及管理,提高护士职业技能和中医儿科特色护理质量。

## 十一、发挥中医整体优势,提升儿童健康水平

各级中医药主管部门和中医医院要积极开展儿童青少年中医健康教育活动,普及中医药防治疾病知识,引导儿童青少年形成健康的生活方式。鼓励通过科普图文、动画视频、网络教学等形式,建设涵盖孕期保健、新生儿护理、婴幼儿养护、学龄期健康管理和心理辅导等内容的儿童保健和中医健康文化传播平台。

国家中医药管理局

2023 年 11 月 20 日

# 教育部办公厅关于成立全国学生心理健康工作咨询委员会的通知

教体艺厅函〔2023〕31号

各省、自治区、直辖市教育厅(教委),新疆生产建设兵团教育局,部属各高等学校、部省合建各高等学校:

为贯彻落实教育部等十七部门联合印发的《全面加强和改进新时代学生心理健康工作专项行动计划(2023—2025年)》,切实发挥专家的咨询和辅助决策作用,提高学生心理健康工作科学决策水平,教育部决定组建全国学生心理健康工作咨询委员会(以下简称咨询委员会)。

## 一、主要职责

咨询委员会在教育部领导下,承担全国大中小学心理健康工作研究、咨询、监测、评估、科学普及、引领指导等职责。

(一)开展实践调查

组织专业力量,开发适合我国大中小学特点的心理健康测评工具库,建立完善的调研体系和监测机制,跟踪、监控和预测大中小学生心理健康状态,准确把握我国大中小学生心理健康状况。

(二)组织科学研究

针对新形势下大中小学心理健康工作面临的新情况、新问题,深入开展科学研究,解决新问题、总结新经验、探索新规律,促进各地和学校前瞻性思考、全局性谋划、整体性推进学生心理健康工作。

(三)引领服务发展

坚持与时俱进,需求引领,整合多方资源,创新发展心理健康服务模式,为大中小学生提供更加专业、便捷和有效的心理健康服务。

(四)提供决策参考

做好重要决策、顶层设计的前期研究,为政策制订提供咨询和决策参考意见,服务建立健全具有中国特色、体现中国风格、符合中国文化心理和中国学生特点的学生心理健康工作体系。

(五)推动科普宣传

发挥专业优势,分类面向学生、家长、教师等群体进行科普宣传,为推进学生心理健康工作、开展相关研究和创新实践模式营造良好的社会氛围。

## 二、人员组成

咨询委员会由主任委员、副主任委员、秘书长、委员组成,每届任期4年。咨询委员会的工作由主任委员主持,秘书处设在北京师范大学,负责咨询委员会日常工作。咨询委员会实行"一体＋片区"组织机制,根据地理区域划分为华北和东北片区、华东片区、华中和华南片区、西南片区、西北片区,每个片区设组长一人。

## 三、有关要求

咨询委员和秘书处所在单位要提供必要的工作条件,积极支持委员工作。各省级教育行政部门要主动联系对接,并为咨询委员开展工作提供必要的条件保障。各工作片区要在组长组织带领下,通过调研、科普宣讲、义诊等多种适宜方式,每学年至少组织一次覆盖所在片区省份的重大活动,对片区大中小学生心理健康状况进行一次评估,准确把握学生心理健康工作现状、发展动态、存在问题及工作建议,向所在区域省级教育行政等部门和秘书处作出报告。

附件:全国学生心理健康工作咨询委员会名单

教育部办公厅

2023 年 11 月 3 日

附件

# 全国学生心理健康工作咨询委员会名单

**主任委员**

董　奇　北京师范大学认知神经科学与学习国家重点实验室学术委员会主任、教授

陆　林　中国科学院院士、北京大学第六医院院长

**副主任委员**

李　峰　最高人民检察院第九检察厅副厅长、二级高级检察官

姚宏文　国家心理健康和精神卫生防治中心党委书记、主任

邱　汝　体育总局群体司原副司长、一级巡视员

王占仁　西北师范大学校长、教授

吕治国　琼台师范学院党委书记

张　伟　四川大学党委副书记、教授

白学军　天津师范大学副校长、教授

俞国良　中国人民大学心理研究所所长、教授

周晓林　华东师范大学心理与认知科学学院院长、教授

**秘书长**

乔志宏　北京师范大学心理学部党委书记、教授

**华北、东北片区(北京市、天津市、山西省、河北省、内蒙古自治区、黑龙江省、吉林省、辽宁省)**

**组长(兼任)**

白学军　天津师范大学副校长、教授

**副组长**

罗　良　北京师范大学心理学部部长、教授

**组　员**

吴艳红　北京大学心理与认知科学学院教授

刘　靖　北京大学第六医院党委副书记、儿童心理卫生中心主任

屈智勇　北京师范大学社会学院院长、教授

王英春　北京体育大学研究生院副院长、教授

芦咏莉　北京第二实验小学党委副书记、校长

盖笑松　东北师范大学心理学院院长、教授

李兆良　吉林大学哲学社会学院心理学系副主任、教授

**华东片区(上海市、江苏省、浙江省、安徽省、福建省、江西省、山东省)**

**组长(兼任)**

周晓林　华东师范大学心理与认知科学学院院长、教授

**副组长**

李春波　上海市精神卫生中心副主任、主任医师

**组　员**

商振华　山东省人民检察院第九检察部主任、二级高级检察官

李　涛　浙江大学医学院附属精神卫生中心院长、研究员

刘俊升　华东师范大学心理与认知科学学院副院长、教授

杜亚松　上海交大医学院附属精神卫生中心儿少科主任、教授

王小春　上海体育大学心理学院院长、教授

曹凤莲　上海市风华中学心理健康教育中心主任、正高级教师

上官金雪　江苏·南京12355青少年服务台心理咨询师

**华中、华南片区(河南省、湖北省、湖南省、广东省、广西壮族自治区、海南省)**

**组长(兼任)**

吕治国　琼台师范学院党委书记

**副组长**

周宗奎　华中师范大学心理学院院长、教授

**组　员**

李永鑫　河南大学心理学院院长、教授

吴才智　华中师范大学心理健康教育中心主任、教授

尹华站　湖南师范大学教育科学学院教授

贾福军　广东省精神卫生中心主任、教授

范　方　华南师范大学心理学院副院长、教授

韦义平　广西师范大学教育学部教授

王新红　深圳中学副校长

**西南片区（四川省、贵州省、云南省、重庆市、西藏自治区）**

**组长（兼任）**

张　伟　四川大学党委副书记、教授

**副组长**

冯廷勇　西南大学心理学部副部长、教授

**组　员**

陈　萍　重庆市人民检察院第九检察部主任、二级高级检察官

史占彪　中国科学院心理研究所教授

曹庆久　北京大学第六医院儿童病房主任

陈　旭　西南大学心理学部教授

蔡启玲　（云南）昆明 12355 青少年服务台执行副主任

周庆菊　贵州省安顺市第二高级中学正高级教师

马海林　西藏大学心理咨询中心主任、教授

**西北片区（陕西省、甘肃省、青海省、宁夏回族自治区、新疆维吾尔自治区、新疆生产建设兵团）**

**组长（兼任）**

王占仁　西北师范大学校长、教授

**副组长**

罗扬眉　陕西师范大学心理学院副院长、教授

**组　员**

沙　莎　北京安定医院主任医师

张　力　陕西省 12355 服务台秘书长

李雄鹰　兰州大学心理咨询中心主任、高等教育研究院教授

张秀琴　青海民族大学学生工作处副处长、教授

李秋丽　宁夏医科大学人文与管理学院教授

徐春霞　乌鲁木齐市中小学卫生保健指导中心健康教育室主任、正高级教师

麻　超　石河子大学师范学院院长、教授

# 民政部 教育部 国家卫生健康委 共青团中央 全国妇联关于加强困境儿童心理健康关爱服务 工作的指导意见

民发〔2023〕61号

各省、自治区、直辖市民政厅（局）、教育厅（教委）、卫生健康委、团委、妇联，新疆生产建设兵团民政局、教育局、卫生健康委、团委、妇联：

近年来，各地各有关部门认真贯彻落实党中央、国务院决策部署，推进困境儿童保障制度不断完善、水平显著提高。但是，一些困境儿童由于受成长环境等多重因素影响，面临心理健康问题，其中，一些留守儿童、流动儿童，由于缺乏陪伴或难以适应流入地生活等原因，更容易出现心理健康问题，迫切需要加强关心关爱。为进一步做好困境儿童心理健康关爱服务工作，现提出如下意见。

## 一、总体要求

（一）指导思想

以习近平新时代中国特色社会主义思想为指导，认真贯彻落实党中央、国务院关于困境儿童保障工作的决策部署，坚持以人民为中心，切实把困境儿童心理健康关爱服务工作摆在更加突出的位置，完善工作体制机制，强化关爱服务措施，提升关爱服务水平，更好促进困境儿童健康成长、培养德智体美劳全面发展的社会主义建设者和接班人。

（二）基本原则

坚持全面发展。落实立德树人根本任务，围绕困境儿童身心健康全面发展需求，在做好困境儿童基本生活保障、家庭监护、教育医疗等工作的基础上，进一步加强心理健康关爱服务，促进其身心健康成长。

坚持系统治理。立足现阶段我国儿童福利事业发展实际，将解决困境儿童现实困难与促进困境儿童全面发展相结合，将满足困境儿童身心健康迫切需求与长远制度建设相结合，逐步建立健全新时代困境儿童心理健康关爱服务体系。

坚持统筹施策。综合运用心理健康教育、心理健康监测、及早有效关爱、畅通转介诊疗、强化跟进服务等多方面举措，协调组织教师、儿童主任、心理咨询师、心理治疗师、精神科医师和儿童社会工作者、志愿者等多方面力量，密切配合，形成合力，全面提升关爱服务的质量和效果。

坚持精准关爱。研究困境儿童身心健康发展的规律和特点，重点聚焦留守儿童和流动儿童中的困境儿童，及时发现掌握心理健康状况和实际需求，分人分类制定方案，提供具有针对性、有效性、个性化的关爱服务。

（三）总体目标

加快形成党委领导、政府负责、部门协作、家庭尽责、社会参与，服务主体多元、服务方式多样、转介衔接顺畅的困境儿童心理健康关爱服务工作格局，全面提升困境儿童心理健康水平和身心健康素质，帮助困境儿童养成自尊自信、乐观向上的性格品质和不屈不挠的心理意志，成长为德智体美劳全面发展的社会主义建设者和接班人。

## 二、主要内容

### （一）加强心理健康教育

各地教育、民政等部门在开展学生心理健康教育时，要重点研究困境儿童面临的特殊困难和心理问题，重点关注困境儿童心理需求，提出有针对性的措施。鼓励学校为有需求的困境儿童选配有爱心有经验的心理教师或思政课教师作为成长导师，安排品学兼优的学生结为互助伙伴。儿童福利机构、未成年人救助保护机构要通过引入专业社会力量等多种途径，针对机构内儿童身心特点开展心理健康教育。各地民政部门和共青团、妇联组织要利用入户走访、主题活动、家庭教育指导、关爱帮扶等时机，加强对困境儿童及其父母或其他监护人心理健康常识普及，并主动与困境儿童父母或其他监护人交流儿童身心发展情况，引导他们密切关注儿童心理健康，更好履行家庭监护职责和子女心理健康第一责任人责任，助力儿童塑造健康心理，提高应对挫折的能力。

### （二）开展心理健康监测

学校要引导有需要的困境儿童主动接受心理健康测评，掌握心理健康测评情况，加强关心关爱。儿童福利机构、未成年人救助保护机构要定期对机构内儿童进行心理健康测评，并加强对测评结果的分析，相关测评情况应当及时纳入儿童个人档案。托育机构、社区教育机构、儿童活动中心、少年宫等机构或场所工作人员要及时关注儿童心理健康状况。儿童督导员和儿童主任结合日常工作，可以通过定期家访、谈心谈话、问卷调查等方式，重点关注儿童面临学业压力、经济困难、家庭变故、合法权益受到侵害等情况，发现困境儿童心理异常的，及时与儿童父母或其他监护人沟通。

### （三）及早开展有效关爱

各地民政、教育等部门要引导困境儿童父母或其他监护人掌握一定心理健康教育方法，加强亲情陪伴、情感关怀，以积极健康和谐的家庭环境影响儿童，疏导化解儿童的负面情绪。要充分发挥学校教师、儿童主任、儿童社会工作者、志愿者等作用，为有需求的儿童分类制定心理关爱方案，提供心理辅导、情绪疏导、心理慰藉等帮扶服务。各地教育部门要指导学校通过多种方式密切家校合作，关注儿童在校表现，组织心理健康教师等提供有针对性的辅导和关爱，帮助他们增强同伴支持，融洽师生关系，更好融入校园和社会。各地民政部门要鼓励有条件的儿童福利机构、未成年人救助保护机构配备专（兼）职心理健康辅导人员，为机构内儿童提供关爱帮扶。

（四）畅通转介诊疗通道

困境儿童可能存在心理异常的，儿童督导员、儿童主任和学校可以引导其父母或其他监护人向社会心理服务机构或者医疗卫生机构寻求专业帮助。民政、教育、卫生健康等部门和共青团、妇联要按照工作职责，加强协同配合，畅通家庭、学校、社区、社会心理服务机构等与医疗卫生机构之间预防转介干预就医通道。对于民政部门监护的困境儿童，儿童福利机构、未成年人救助保护机构要与精神卫生福利机构、精神卫生医疗机构等畅通困境儿童心理咨询、就诊通道，确保有需求的困境儿童能够得到及时诊断、及时治疗。医疗卫生机构的心理治疗师、精神科医师等对于就诊的困境儿童，应当提供规范诊疗服务。

（五）强化跟进服务帮扶

对患有精神障碍且经过门诊或住院治疗的困境儿童，出院回归社区、学校后，各地民政、教育等部门要动员学校教师、儿童主任、儿童社会工作者、志愿者等，与困境儿童建立结对关爱服务关系，开展定期随访、跟踪服务，在家庭探访、咨询服务、爱心帮扶等方面，给予精准关爱服务，努力为困境儿童创造促进其身心健康成长的环境和条件。

（六）健全心理健康服务阵地

有条件的地方要依托城乡社区综合服务设施、社区教育机构、城乡儿童之家、少年宫、未成年人保护工作站、民政服务站（社工站）、家长学校、家庭教育指导服务站等机构或场所，协同搭建心理健康关爱服务平台，提供有效的心理健康关爱指导和咨询服务。要发挥精神卫生医疗机构、儿童医院、妇幼保健机构、儿童福利机构、未成年人救助保护机构、未成年人心理健康辅导中心、社会心理服务机构等专业优势，提高专业服务能力。民政部门要发挥好精神卫生福利机构等民政服务机构作用，加强儿童精神专科和心理咨询门诊建设，支持儿童福利机构和未成年人救助保护机构设置心理咨询室，拓展服务内容，增强服务能力，为有需求的困境儿童提供专业关爱服务。

## 三、保障措施

（一）加强组织领导

各地民政部门要争取当地党委和政府支持，推动将困境儿童心理健康关爱服务纳入重要议事日程，健全工作机制，强化政策措施，统筹推进相关工作。相关部门要密切沟通配合，推动关爱服务对象范围向有需要的留守儿童、流动儿童拓展。要加强信息共享和动态监测，及时发现问题，协同配合，形成合力。各地各相关部门要结合实际制定落实措施，及时研究、解决工作中的重点难点问题。

（二）强化能力建设

各地要加强对学校、少年宫、儿童福利机构、未成年人救助保护机构等机构或场所工作人员，以及儿童督导员、儿童主任、儿童社会工作者和志愿者等心理健康业务培训，提升其对儿童心理问题识别、引导和关爱服务能力。各地民政部门要鼓励有条件的儿童福利机构和未成年人救助保护机构向留守儿童、流动儿童及其他有需要的社会儿童提供心理健康服务。

（三）加大宣传力度

各地要加强儿童心理健康关爱服务工作宣传，采取多种形式，营造全社会关心关爱儿童的良好氛围。要及时挖掘正面典型案例，宣传推广工作中涌现的好经验、好做法，发挥示范带动作用，进一步提升困境儿童心理健康关爱服务工作水平。

本意见自印发之日起施行，有效期 5 年。

民政部　教育部　国家卫生健康委

共青团中央　全国妇联

2023 年 10 月 26 日

# 教育部等十七部门关于印发《全面加强和改进新时代学生心理健康工作专项行动计划(2023—2025年)》的通知

教体艺〔2023〕1号

各省、自治区、直辖市教育厅(教委)、检察院、党委宣传部、网信办、科技厅(局)、公安厅(局)、民政厅(局)、财政厅(局)、卫生健康委、广电局、体育局、妇儿工委办公室、团委、妇联、关工委、科协,新疆生产建设兵团教育局、检察院、党委宣传部、网信办、科技局、公安局、民政局、财政局、卫生健康委、文体广电和旅游局、妇儿工委办公室、团委、妇联、关工委、科协,中国科学院各相关研究院所:

《全面加强和改进新时代学生心理健康工作专项行动计划(2023—2025年)》已经中央教育工作领导小组会议审议通过。现印发给你们,请结合实际认真贯彻执行。

教育部 最高人民检察院 中央宣传部
中央网信办 科技部 公安部
民政部 财政部 国家卫生健康委
广电总局 体育总局 中国科学院
国务院妇儿工委办公室 共青团中央 全国妇联
中国关心下一代工作委员会 中国科学技术协会
2023年4月20日

## 全面加强和改进新时代学生心理健康工作专项行动计划(2023—2025年)

促进学生身心健康、全面发展,是党中央关心、人民群众关切、社会关注的重大课题。随着经济社会快速发展,学生成长环境不断变化,叠加新冠疫情影响,学生心理健康问题更加凸显。为认真贯彻党的二十大精神,贯彻落实《中国教育现代化2035》《国务院关于实施健康中国行动的意见》,全面加强和改进新时代学生心理健康工作,提升学生心理健康素养,制定本行动计划。

### 一、总体要求

(一) 指导思想

以习近平新时代中国特色社会主义思想为指导,全面贯彻党的教育方针,坚持为党育人、为国育才,落实立德树人根本任务,坚持健康第一的教育理念,切实把心理健康工作摆在更加突出位置,统筹政策与制度、学科与人才、技术与环境,贯通大中小学各学段,贯穿学校、家庭、社会各方面,培育学生热爱生活、珍视生命、自尊自信、理性平和、乐观向上的心理品质和不懈奋斗、荣辱不惊、百折不挠的意志品质,促进学生思想道德素质、科学文化素质和身心健康素质协调发展,培养担当民族复兴大任的时代新人。

(二)基本原则

——坚持全面发展。完善全面培养的教育体系,推进教育评价改革,坚持学习知识与提高全面素质相统一,培养德智体美劳全面发展的社会主义建设者和接班人。

——坚持健康第一。把健康作为学生全面发展的前提和基础,遵循学生成长成才规律,把解决学生心理问题与解决学生成才发展的实际问题相结合,把心理健康工作质量作为衡量教育发展水平、办学治校能力和人才培养质量的重要指标,促进学生身心健康。

——坚持提升能力。统筹教师、教材、课程、学科、专业等建设,加强学生心理健康工作体系建设,全方位强化学生心理健康教育,健全心理问题预防和监测机制,主动干预,增强学生心理健康工作科学性、针对性和有效性。

——坚持系统治理。健全多部门联动和学校、家庭、社会协同育人机制,聚焦影响学生心理健康的核心要素、关键领域和重点环节,补短板、强弱项,系统强化学生心理健康工作。

(三)工作目标

健康教育、监测预警、咨询服务、干预处置"四位一体"的学生心理健康工作体系更加健全,学校、家庭、社会和相关部门协同联动的学生心理健康工作格局更加完善。2025 年,配备专(兼)职心理健康教育教师的学校比例达到 95%,开展心理健康教育的家庭教育指导服务站点比例达到 60%。

## 二、主要任务

(一)五育并举促进心理健康

1. 以德育心。将学生心理健康教育贯穿德育思政工作全过程,融入教育教学、管理服务和学生成长各环节,纳入"三全育人"大格局,坚定理想信念,厚植爱国情怀,引导学生扣好人生第一粒扣子,树立正确的世界观、人生观、价值观。

2. 以智慧心。优化教育教学内容和方式,有效减轻义务教育阶段学生作业负担和校外培训负担。教师要注重学习掌握心理学知识,在学科教学中注重维护学生心理健康,既教书,又育人。

3. 以体强心。发挥体育调节情绪、疏解压力作用,实施学校体育固本行动,开齐开足上好体育与健康课,支持学校全覆盖、高质量开展体育课后服务,着力保障学生每天校内、校外各 1 个小时体育活动时间,熟练掌握 1~2 项运动技能,在体育锻炼中享受乐趣、增强体质、健全人格、锤炼意志。

4. 以美润心。发挥美育丰富精神、温润心灵作用,实施学校美育浸润行动,广泛开展普及性强、形式多样、内容丰富、积极向上的美育实践活动,教会学生认识美、欣赏美、创造美。

5. 以劳健心。丰富、拓展劳动教育实施途径,让学生动手实践、出力流汗,磨炼意志品质,养成劳动习惯,珍惜劳动成果和幸福生活。

（二）加强心理健康教育

6. 开设心理健康相关课程。中小学校要结合相关课程开展心理健康教育。中等职业学校按规定开足思想政治课"心理健康与职业生涯"模块学时。高等职业学校按规定将心理健康教育等课程列为公共基础必修或限定选修课。普通高校要开设心理健康必修课,原则上应设置2个学分(32~36学时),有条件的高校可开设更多样、更有针对性的心理健康选修课。举办高等学历继续教育的高校要按规定开设适合成人特点的心理健康课程。托幼机构应遵循儿童生理、心理特点,创设活动场景,培养积极心理品质。

7. 发挥课堂教学作用。结合大中小学生发展需要,分层分类开展心理健康教学,关注学生个体差异,帮助学生掌握心理健康知识和技能,树立自助、求助意识,学会理性面对困难和挫折,增强心理健康素质。

8. 全方位开展心理健康教育。组织编写大中小学生心理健康读本,扎实推进心理健康教育普及。向家长、校长、班主任和辅导员等群体提供学生常见心理问题操作指南等心理健康"服务包"。依托"师生健康 中国健康"主题教育、"全国大中学生心理健康日"、职业院校"文明风采"活动、中考和高考等重要活动和时间节点,多渠道、多形式开展心理健康教育。发挥共青团、少先队、学生会(研究生会)、学生社团、学校聘请的社会工作者等作用,增强同伴支持,融洽师生同学关系。

（三）规范心理健康监测

9. 加强心理健康监测。组织研制符合中国儿童青少年特点的心理健康测评工具,规范量表选用、监测实施和结果运用。依托有关单位组建面向大中小学的国家级学生心理健康教育研究与监测专业机构,构建完整的学生心理健康状况监测体系,加强数据分析、案例研究,强化风险预判和条件保障。国家义务教育质量监测每年监测学生心理健康状况。地方教育部门和学校要积极开展学生心理健康监测工作。

10. 开展心理健康测评。坚持预防为主、关口前移,定期开展学生心理健康测评。县级教育部门要组织区域内中小学开展心理健康测评,用好开学重要时段,每学年面向小学高年级、初中、高中、中等职业学校等学生至少开展一次心理健康测评,指导学校科学规范运用测评结果,建立"一生一策"心理健康档案。高校每年应在新生入校后适时开展心理健康测评,鼓励有条件的高校合理增加测评频次和范围,科学分析、合理应用测评结果,分类制定心理健康教育方案。建立健全测评数据安全保护机制,防止信息泄露。

（四）完善心理预警干预

11. 健全预警体系。县级教育部门要依托有关单位建设区域性中小学生心理辅导中心,规范心理咨询辅导服务,定期面向区域内中小学提供业务指导、技能培训。中小学校要加强心理辅导室建设,开展预警和干预工作。鼓励高中、高校班级探索设置心理委员。高校要强化心理咨询服务平台建设,完善"学校—院系—班级—宿舍/个人"四级预警网络,辅导员、班主任定期走访学生宿舍,院系定期研判学生心理状况。重点关注面临学业就业压力、经济困难、情感危机、家庭变故、校园欺凌等风险因素以及校外实习、社会实践等学习生活环境变化的学生。发挥心理援助热线作用,面向因自然灾害、事故灾难、公共卫生事件、社会安全事件等重大突发事件受影响学生人群,强化应急心理援助,有效安抚、疏导和干预。

12. 优化协作机制。教育、卫生健康、网信、公安等部门指导学校与家庭、精神卫生医疗机构、妇幼保健机构等建立健全协同机制,共同开展学生心理健康宣传教育,加强物防、技防建设,及早发现学生严重心理健康问题,网上网下监测预警学生自伤或伤人等危险行为,畅通预防转介干预就医通道,及时转介、诊断、治疗。教育部门会同卫生健康等部门健全精神或心理健康问题学生复学机制。

(五)建强心理人才队伍

13. 提升人才培养质量。完善《心理学类教学质量国家标准》。加强心理学、应用心理学、社会工作等相关学科专业和心理学类拔尖学生培养基地建设。支持高校辅导员攻读心理学、社会工作等相关学科专业硕士学位,适当增加高校思想政治工作骨干在职攻读博士学位专项计划心理学相关专业名额。

14. 配齐心理健康教师。高校按师生比例不低于1∶4 000配备专职心理健康教育教师,且每校至少配备2名。中小学每校至少配备1名专(兼)职心理健康教育教师,鼓励配备具有心理学专业背景的专职心理健康教育教师。建立心理健康教育教师教研制度,县级教研机构配备心理教研员。

15. 畅通教师发展渠道。组织研制心理健康教育教师专业标准,形成与心理健康教育教师资格制度、教师职称制度相互衔接的教师专业发展制度体系。心理健康教育教师职称评审可纳入思政、德育教师系列或单独评审。面向中小学校班主任和少先队辅导员、高校辅导员、研究生导师等开展个体心理发展、健康教育基本知识和技能全覆盖培训,定期对心理健康教育教师开展职业技能培训。多措并举加强教师心理健康工作,支持社会力量、专业医疗机构参与教师心理健康教育能力提升行动,用好家校社协同心理关爱平台,推进教师心理健康教育学习资源开发和培训,提升教师发现并有效处置心理健康问题的能力。

(六)支持心理健康科研

16. 开展科学研究。针对学生常见的心理问题和心理障碍,汇聚心理科学、脑科学、人工智能等学科资源,支持全国和地方相关重点实验室开展学生心理健康基础性、前沿性和国际性研究。鼓励有条件的高校、科研院所等设置学生心理健康实验室,开展学生心理健康研究。

17. 推动成果应用。鼓励支持将心理健康科研成果应用到学生心理健康教育、监测预警、咨询服务、干预处置等领域,提升学生心理健康工作水平。

(七)优化社会心理服务

18. 提升社会心理服务能力。卫生健康部门加强儿童医院、精神专科医院和妇幼保健机构儿童心理咨询及专科门诊建设,完善医疗卫生机构儿童青少年心理健康服务标准规范,加强综合监管。民政、卫生健康、共青团和少先队、妇联等部门协同搭建社区心理服务平台,支持专业社工、志愿者等开展儿童青少年心理健康服务。对已建有热线的精神卫生医疗机构及 12345 政务服务便民热线(含 12320 公共卫生热线)、共青团 12355 青少年服务热线等工作人员开展儿童青少年心理健康知识培训,提供专业化服务,向儿童青少年广泛宣传热线电话,鼓励有需要时拨打求助。

19. 加强家庭教育指导服务。妇联、教育、关工委等部门组织办好家长学校或网上家庭教育指导平台,推动社区家庭教育指导服务站点建设,引导家长关注孩子心理健康,树立科学养育观念,尊重孩子心理发展规律,理性确定孩子成长预期,积极开展亲子活动,保障孩子充足睡眠,防止沉迷网络或游戏。家长学校或家庭教育指导服务站点每年面向家长至少开展一次心理健康教育。

20. 加强未成年人保护。文明办指导推动地方加强未成年人心理健康成长辅导中心建设,拓展服务内容,增强服务能力。检察机关推动建立集取证、心理疏导、身体检查等功能于一体的未成年被害人"一站式"办案区,在涉未成年人案件办理中全面推行"督促监护令",会同有关部门全面开展家庭教育指导工作。关工委组织发挥广大"五老"优势作用,推动"五老"工作室建设,关注未成年人心理健康教育。

(八)营造健康成长环境

21. 规范开展科普宣传。科协、教育、卫生健康等部门充分利用广播、电视、网络等媒体平台和渠道,广泛开展学生心理健康知识和预防心理问题科普。教育、卫生健康、宣传部门推广学生心理健康工作经验做法,稳妥把握心理健康和精神卫生信息发布、新闻报道和舆情处置。

22. 加强日常监督管理。网信、广播电视、公安等部门加大监管力度,及时发现、清理、查处与学生有关的非法有害信息及出版物,重点清查问题较多的网络游戏、直播、短视频等,广泛汇聚向真、向善、向美、向上的力量,以时代新风塑造和净化网络空间,共建网上美好精神家园。全面治理校园及周边、网络平台等面向未成年人无底线营销危害身心健康的食品、玩具等。

## 三、保障措施

(一)加强组织领导

将学生心理健康工作纳入对省级人民政府履行教育职责的评价,纳入学校改革发展整体规划,纳入人才培养体系和督导评估指标体系,作为各级各类学校办学水平评估和领导班子年度考核重要内容。成立全国学生心理健康工作咨询委员会。各地要探索建立省级统筹、市为中心、县为基地、学校布点的学生心理健康分级管理体系,健全部门协作、社会动员、全民参与的学生心理健康工作机制。

(二)落实经费投入

各地要加大统筹力度,优化支出结构,切实加强学生心理健康工作经费保障。学校应将所需经费纳入预算,满足学生心理健康工作需要。要健全多渠道投入机制,鼓励社会力量支持开展学生心理健康服务。

（三）培育推广经验

建设学生心理健康教育名师、名校长工作室，开展学生心理健康教育交流，遴选优秀案例。支持有条件的地区和学校创新学生心理健康工作模式，探索积累经验，发挥引领和带动作用。

# 国家卫生健康委办公厅关于印发 0~6 岁儿童孤独症筛查干预服务规范(试行)的通知

国卫办妇幼发〔2022〕12 号

各省、自治区、直辖市及新疆生产建设兵团卫生健康委：

为规范 0~6 岁儿童孤独症筛查、诊断和干预服务，促进儿童健康，我委组织制定了《0~6 岁儿童孤独症筛查干预服务规范(试行)》(可从国家卫生健康委官方网站下载)。现印发给你们，请参照执行。

国家卫生健康委办公厅

2022 年 8 月 23 日

## 0~6 岁儿童孤独症筛查干预服务规范(试行)

孤独症谱系障碍(也称自闭症，以下简称孤独症)是一类发生于儿童早期的神经发育障碍性疾病，以社交沟通障碍、兴趣狭隘、行为重复刻板为主要特征，严重影响儿童社会功能和生活质量。我国儿童孤独症患病率约为 7‰，严重危害儿童健康和家庭幸福。孤独症通常起病于婴幼儿期，目前尚缺乏有效治疗药物，主要治疗途径为康复训练，最佳治疗期为 6 岁前，越早干预效果越好。通过早期发现、早期诊断、早期干预可不同程度改善患儿症状和预后。为规范儿童孤独症筛查、诊断和干预服务，促进儿童健康，制定本规范。

### 一、服务对象

辖区内常住的 0~6 岁儿童。

### 二、服务目的

(一) 面向社会公众开展科普宣传，形成全社会关心关爱孤独症儿童及家庭的良好社会氛围。

(二) 针对目标人群加强健康教育，提高儿童家长孤独症科普知识知晓率，增强家长接受筛查、诊断和干预服务的主动性和积极性。

(三) 规范儿童孤独症筛查、诊断、干预康复服务，提升干预效果，减少精神残疾发生，促进儿童健康。

### 三、服务内容

包括健康教育、筛查、诊断、干预康复等 4 部分内容。

（一）健康教育

通过多种方式，向社会公众和儿童家长普及孤独症基本知识，宣传筛查、诊断、干预措施，提高科学知识知晓率。引导家长树立儿童健康第一责任人意识，积极主动接受孤独症筛查、诊断和干预服务。

（二）筛查

1. 初筛。乡镇卫生院、社区卫生服务中心等基层医疗卫生机构承担初筛服务。结合国家基本公共卫生服务 0~6 岁儿童健康管理项目的服务时间和频次，通过应用"儿童心理行为发育问题预警征象筛查表"等方法（即《国家基本公共卫生服务规范》0~6 岁儿童健康管理服务规范中发育评估相关内容），为 0~6 岁儿童提供 11 次心理行为发育初筛服务。

（1）初筛时间。1 岁以内婴儿期 4 次，分别在 3、6、8、12 月龄时；1~3 岁幼儿期 4 次，分别在 18、24、30、36 月龄时；学龄前期 3 次，分别在 4、5、6 岁时。

（2）初筛工具。"儿童心理行为发育问题预警征象筛查表"（附件 1）。

（3）初筛方法及内容。

应用"儿童心理行为发育问题预警征象筛查表"，筛查 0~6 岁儿童的发育状况，检查有无相应月龄的预警症状。相应筛查年龄段任何一条预警征象筛查阳性，提示有发育偏异的可能。

询问家长，了解儿童是否出现语言功能和社会交往能力障碍或倒退。例如，无法用语言表达、无目光对视、重复刻板行为，或以前可以用语言表达、以前有目光对视，现在无法用语言表达、现在无目光对视等。

存在下列情形之一的，为初筛异常。

一是儿童心理行为发育问题预警征象筛查存在一条及以上阳性。

二是任何年龄段儿童出现语言功能和社会交往能力障碍或倒退。

根据检查结果，填写《0~6 岁儿童心理行为发育档案》（附件 2，表 2~表 4）。未发现异常的，告知家长定期带儿童接受心理行为发育评估。发现异常的，及时进行健康宣教和干预指导，同时告知家长及时转诊。

（4）转诊服务。对于初筛异常的儿童，填写《0~6 岁儿童心理行为发育初筛转诊单》（附件 3），指导家长尽快转诊至县级妇幼保健机构接受复筛。初筛转诊单一式两份，第一联由开展初筛服务的机构留存，第二联交由家长带至开展复筛服务的机构。

基层医疗卫生机构填写《0~6 岁儿童心理行为发育初筛异常登记表》（附件 4），定期统计辖区内初筛异常儿童数量及相关信息，汇总上报县级妇幼保健机构。

2. 复筛。县级妇幼保健机构承担复筛服务。通过病史询问、孤独症筛查量表等开展复筛。

（1）复筛工具。

孤独症筛查量表，包括"修订版孤独症筛查量表（M-CHAT）""孤独症行为评定量表（ABC）"；"0~6 岁儿童发育行为评估量表"（简称"儿心量表 - Ⅱ"）等发育量表。

（2）复筛方法及内容。

病史询问。了解儿童现病史，询问和观察儿童有无语言障碍、交流障碍、行为刻板、兴趣狭隘等症状,了解初筛结果等。

应用孤独症筛查量表和"儿心量表 - Ⅱ"等发育量表开展复筛。

18 月龄以下儿童,应用"儿心量表 - Ⅱ"等发育量表复筛。"儿心量表 - Ⅱ"从大运动、精细动作、适应能力、语言和社会行为 5 个能区,测评儿童发育水平。评估总分低于 70 分,提示存在发育障碍;评估总分在 80 分以上但语言、适应能力或社会行为任何一个能区单项得分低于 70 分提示存在发育偏离。评估总分为 70~79 分者,应在 3 个月内采用相同方法进行复查。

18~24 月龄儿童,应用"修订版孤独症筛查量表(M-CHAT)"复筛。量表中共 23 个项目,每个项目 2 级评分。量表中项目 11、18、20、22 回答"是",其余项目回答"否"视为项目不通过。若核心项目 2、7、9、13、14、15 中有两项或以上不通过,或者在全部项目中有三个项目或以上不通过者,为筛查不通过,提示存在孤独症风险。

24 月龄及以上儿童,应用"孤独症行为评定量表(ABC)"复筛。量表中共 5 个能区 57 个项目。评估总分大于等于 53 分为未通过,提示存在可疑孤独症症状。

所有 18 月龄及以上儿童,同时应用"儿心量表 - Ⅱ"等发育量表开展复筛。"儿心量表 - Ⅱ"从大运动、精细动作、适应能力、语言和社会行为 5 个能区,测评儿童发育水平。评估总分低于 70 分,提示存在发育障碍;评估总分在 80 分以上但语言、适应能力或社会行为任何一个能区单项得分低于 70 分提示存在发育偏离。评估总分为 70~79 分者,应在 3 个月内采用相同方法进行复查。

存在下列情形之一的,为复筛异常。

一是病史询问或观察发现有语言障碍、交流障碍、行为刻板、兴趣狭隘等一项或多项异常的。

二是孤独症筛查量表提示存在孤独症风险、可疑孤独症症状。

三是"儿心量表 - Ⅱ"等发育量表提示存在发育障碍或发育偏离。

根据检查结果,填写《0~6 岁儿童心理行为发育复筛记录表》(附件 2,表 5)。此表一式两份,一份由复筛机构留存,一份交家长。

(3)复筛结果处理与转诊服务。

筛查人员向家长合理解释复筛测评结果,根据结果决定复查或转诊。

一是复筛未见异常。告知家长返回基层医疗卫生机构继续接受 0~6 岁儿童健康管理服务;3 个月内再次到原复筛机构进行复查,仍未见异常者继续接受基层医疗卫生机构 0~6 岁儿童健康管理服务,异常者按照复筛异常处理。

对于应用"儿心量表 - Ⅱ"等发育量表测评,评估总分为 70~79 分的儿童进行干预指导,在 3 个月内再次到原复筛机构进行复查。复查未见异常的,告知家长返回基层医疗卫生机构继续接受 0~6 岁儿童健康管理服务;复查评估为存在发育障碍或发育偏离的,按照复筛异常处理。

二是复筛异常。填写《0~6 岁儿童心理行为发育复筛转诊单》(附件 5),指导家长带儿童尽快转诊至具有儿童孤独症诊断能力的专业医疗机构进一步诊断。转诊单一式两份,第一联由复筛机构留存,第二联交由家长带至诊断机构。告知家长至诊断机构就诊时,须携带《0~6 岁儿童心理行为发育复筛转诊单》(附件 5)及《0~6 岁儿童心理行为发育复筛记录表》(附件 2,表 5)。

对于复筛异常的儿童,复筛机构在积极联系转诊的同时,应及时进行健康宣教,开展个性化指导及干预,减轻或纠正儿童发育偏离。

县级妇幼保健机构填写《0~6岁儿童心理行为发育复筛异常登记表》(附件6),定期统计辖区内复筛异常儿童数量及相关信息,汇总上报地市级妇幼保健机构。定期将《0~6岁儿童心理行为发育复筛异常登记表》(附件6)统一集中反馈至各乡镇卫生院、社区卫生服务中心。

(三)诊断

具有孤独症诊断能力的医疗机构承担儿童孤独症诊断服务,主要包括综合医院儿科和儿童保健科、精神专科医院儿科、儿童医院和妇幼保健机构等。

1. 辅助诊断工具。儿童孤独症评定量表(CARS)等。

2. 诊断方法。通过病史询问、行为观察、体格检查与神经系统检查、孤独症量表测评及必要的辅助检查等,根据《疾病和有关健康问题的国际统计分类》(ICD-10)孤独症诊断标准进行综合评估后进行诊断。

(1)病史询问。详细了解儿童生长发育史,重点询问社交沟通、言语、认知能力、运动等方面的发育情况,了解儿童现病史、既往史以及父母孕育史、家族史等。

(2)行为观察。以对儿童的行为观察为主,重点观察儿童社会交往、语言和非语言交流。可设置一些特定环境与活动,观察儿童的社交沟通、对人的反应、对环境与玩具的反应、目光对视情况、注意状态、自发言语表达和特殊言语表现、情绪调节、特殊行为和兴趣、躯体活动和运动协调等方面的行为表现。进行发育量表测查时的行为表现也应适当记录。

(3)体格检查与神经系统检查。了解体格生长情况,测量头围、身高、体重,了解发育情况,观察面部特征及全身皮肤,检查有无先天畸形、视听觉障碍,检查神经系统有无阳性体征等。

(4)量表测评。应用儿童孤独症评定量表(CARS)等量表进行测评。CARS量表共15个项目,每个项目4级评分。评估总分小于30分为非孤独症,大于等于30分为孤独症。

(5)辅助检查。

与神经系统疾病、代谢性疾病等所致精神障碍进行鉴别,或对符合孤独症诊断标准的儿童寻找可能相关的致病因素。可结合儿童具体情况,选择必要的辅助检查,如电生理检查(脑电图、诱发电位)、影像学检查(头颅CT或磁共振)、染色体和基因检查等。

诊断孤独症,还需与言语和语言发育障碍、智力发育障碍、反应性依恋障碍、童年社交焦虑障碍、选择性缄默症、儿童精神分裂症等进行鉴别诊断。

同时注意共患病的诊断,如注意缺陷多动障碍、抽动障碍、癫痫、强迫症等。

根据诊断结果,填写《0~6岁儿童心理行为发育异常诊断记录表》(附件2,表6)。此表一式两份,一份由诊断机构留存,一份交家长。

3. 诊断结果告知与转诊服务。

(1)对于确诊孤独症的儿童,向家长说明诊断结果和病情,告知可采取的干预康复方法、政府有关部门康复救助政策及信息,以及可选择综合医院、儿童医院、精神专科医院和妇幼保健机构及有资质的干预康复机构进行干预康复。

（2）对于排除孤独症的儿童,结合临床症状、发育评估及相关检查结果,向家长说明诊断情况。如发现有孤独症以外的健康问题,应告知到相应医疗机构进一步接受诊断和治疗。

（3）对于暂时不能确诊的儿童,告知家长 2 个月后到原诊断机构复查,并指导家长尽早开展干预。

诊断机构填写《0~6 岁儿童心理行为发育异常诊断结果登记表》(附件 7),记录辖区内复筛异常儿童本次诊断结果、干预康复建议等信息,统一集中反馈至各地市级妇幼保健机构,由地市级妇幼保健机构反馈至县级妇幼保健机构,再反馈至乡镇卫生院或社区卫生服务中心。

（四）干预康复

干预康复训练由具有儿童孤独症干预康复能力的特殊教育机构、综合医院儿科和儿童保健科、精神专科医院儿科、儿童医院、妇幼保健机构、有条件的基层医疗卫生机构和有资质的儿童心理康复机构承担。

1. 基本原则。

（1）早期干预。早期干预可以显著改善孤独症儿童预后,实施干预越早越好。确诊患儿应立即干预,针对初筛、复筛阶段符合转诊条件的儿童均应及时进行健康宣教、指导和干预。

（2）个体化干预。孤独症儿童发育水平各不相同,应测评患儿社交、语言、认知、适应能力等各个能区发育水平,依据评估结果制定个体化教育干预计划。

（3）科学循证。目前孤独症干预方法很多,应选择有明确循证医学证据的科学有效方法。

（4）长程高强度。孤独症作为一种神经发育障碍性疾病,需要长期干预,干预时长一般需要持续数年甚至更长。同时,必须保证每天有足够有效干预时间,每周干预时间应在 20 小时以上。

（5）基层为主。积极推进以县级妇幼保健机构、基层医疗卫生机构为基础,家庭积极参与的干预康复模式,帮助孤独症儿童实现就近就便干预。同时,发挥地市级及以上医疗保健机构骨干作用,加强对基层医疗卫生机构的技术指导。

（6）家庭参与。鼓励家庭和家长积极参与干预,对家庭和家长进行全方位支持和教育,提高家庭在干预中的参与程度。

2. 干预方法。

（1）行为干预。根据年龄、发育水平等选择有循证医学依据的早期干预方法,以改善社会交往、语言和非语言沟通能力为核心内容,以行为疗法为基本手段,结构化教育与自然情境下养育为干预基本框架,培养生活自理和独立生活能力,减少不适应行为,提高生存技能和交往能力。

（2）家庭干预和支持。父母及家人的参与和支持是孤独症儿童干预和康复的重要策略和措施。通过科普宣教、示范咨询等方式,鼓励父母和家人学习孤独症相关知识和家庭干预方法,主要原则包括:对孤独症儿童行为的理解、接纳、包容、尊重和关爱;对孤独症儿童的情绪和行为问题,通过养育过程中的陪伴互动、生活照护和游戏玩耍,以快乐、适度和巧妙的方式,进行家庭干预;关注儿童的成长表现,发现儿童的特殊兴趣和个人能力,进行相应的培养和转化。同时,关心父母自身心理状态和身体健康,提供相应的帮助。

（3）药物治疗。目前尚缺乏针对儿童孤独症核心症状的药物。对于有严重情绪行为障碍和共患疾病的孤独症儿童应及时转诊至相关医疗机构,严格在专科医师指导下选择和使用药物。

3. 干预步骤。

(1)开展评估。在干预前应采用规范的发育和行为等评估量表进行评估,以便了解儿童孤独症核心症状、各种能力发展水平以及生活质量。

(2)制定方案。根据评估结果,确定干预目标,制定干预方案,选择干预方法,确定干预场所,促进孤独症儿童社交沟通行为的出现和发展,改善孤独症儿童严重情绪障碍,矫正孤独症儿童异常行为,培养良好适应性行为,促进语言、交往、认知等能力的全面发展。

(3)实施干预。制定长期、中期、短期和每日训练计划;干预训练应以儿童社会交往和交流障碍为中心,注重全面发展;强调应用行为分析技术和自然发展行为干预。

(4)效果评定。干预康复机构应与诊断机构密切合作。对于接受干预康复的孤独症儿童,每3~6个月对核心症状改善、能力发展、生活质量提高等干预效果进行评定,了解改善情况,评估干预效果,干预康复机构根据评估结果及时调整目标、方案和方法。

4. 干预康复场所。

干预康复过程中可根据孤独症儿童年龄、病情轻重、能力水平以及家庭状态等,选择适宜的干预康复场所和方法。

1岁半以内的儿童,可以在专业医疗机构指导下以家庭干预为主,帮助家长主动利用各种资源,不断学习和提高康复训练技术。

1岁半至3岁儿童,可以选择专业医疗机构进行康复训练,同时进行家庭干预。

3岁以后儿童,病情相对轻、具备一定社会交往和交流能力的可在普通幼儿园接受融合教育,同时结合专业机构训练;病情较重、社会交往和交流能力弱的可在专业医疗机构、特殊教育机构或有资质的康复机构接受康复,继续鼓励家庭参与。

干预康复机构应及时评估患儿康复情况,做好干预康复记录。

0~6岁儿童孤独症筛查、诊断、干预康复服务内容示意图见附件8。

## 四、服务机构和人员技术要求

**(一)承担初筛服务的乡镇卫生院和社区卫生服务中心**

应当设置相对独立的空间,配备必要的测查桌椅、测查床等设备,环境相对安静安全。明确至少1名接受过儿童心理行为发育筛查技术培训并合格、从事儿童保健服务的医务人员。

**(二)承担复筛服务的县级妇幼保健机构**

应当设置诊室1间、独立的心理行为测查室1间,配备必要测查设施设备,环境安静安全。明确至少2名接受过儿童孤独症筛查和发育评估测查技术培训并合格、从事儿童保健服务的医务人员。

**(三)儿童孤独症诊断机构**

为具有孤独症诊断能力的医疗机构。应当配备符合临床诊疗要求的诊室1间、独立的心理行为测查室1间。诊断人员应为具备诊断资质的精神卫生科、儿科、儿童保健科的医生。

（四）干预康复机构

具备相应资质，设施、设备和人员能满足孤独症儿童干预服务需求。

## 五、任务分工

（一）乡镇卫生院、社区卫生服务中心

1. 开展儿童心理行为发育相关科学知识社会宣传和健康教育，宣传孤独症要早筛、早诊、早干预。动员家长定期带儿童接受孤独症筛查服务。

2. 承担 0~6 岁儿童心理行为发育初筛，阳性儿童转诊服务，同时提供干预指导，建立完善儿童心理行为发育档案。

3. 对初筛异常、未及时接受复筛儿童进行追访，配合县级妇幼保健机构对复筛后未及时复查的儿童进行追访。

4. 定期统计汇总辖区内初筛异常儿童基本信息与数据，及时上报县级妇幼保健机构。

（二）县级妇幼保健机构

1. 开展儿童心理行为发育相关科学知识社会宣传和健康教育，宣传孤独症要早筛、早诊、早干预。

2. 对初筛结果异常儿童进行复筛，对复筛及复查结果异常儿童进行转诊，同时提供干预指导、随访服务及家长心理支持，管理和完善儿童心理行为发育档案。

3. 对复筛后未及时复查儿童，以及复筛或复查结果异常未及时到诊断机构就诊儿童进行追访。

4. 对辖区内提供初筛服务的机构开展人员培训、技术指导和质量评估。

5. 负责辖区内孤独症儿童专案管理。定期统计汇总辖区内复筛异常儿童基本信息与数据，及时上报至地市级妇幼保健机构，同时将复筛异常儿童信息及地市级反馈的诊断儿童信息反馈至乡镇卫生院、社区卫生服务中心。

（三）儿童孤独症诊断机构

1. 开展儿童心理行为发育相关科学知识社会宣传和健康教育，宣传孤独症要早筛、早诊、早干预。

2. 为复筛结果异常儿童提供诊断，提出干预康复建议，协助有需要的儿童转诊，告知家长相关医疗保障和社会救助政策信息。

3. 对确诊的孤独症儿童开展随访服务，原则上 3 岁以下每 3 个月一次，3 岁及以上每 6 个月一次，通过评估确诊患儿干预效果，给出下一阶段干预康复建议。

4. 协助卫生健康部门开展孤独症筛查、诊断和干预康复技术推广、业务指导、人员培训和质量控制。

5. 统计汇总本机构儿童孤独症诊断及干预建议相关信息，及时反馈至相应地市级妇幼保健机构。

（四）干预康复机构

1. 开展儿童心理行为发育相关科学知识社会宣传和健康教育，宣传孤独症要早筛、早诊、早干预。

2. 依据孤独症儿童评估结果和训练计划为孤独症儿童提供干预康复服务,及时记录干预康复情况。

3. 向孤独症儿童家长宣传干预康复知识和方法,以及相关医疗保障和社会救助政策。

4. 向孤独症儿童家长提供干预康复咨询指导服务,开展家庭干预康复技术技能培训,对家长进行心理疏导和支持。

5. 做好孤独症儿童管理和转诊,与诊断机构配合定期组织开展随访服务,评估康复效果。

（五）省级、地市级妇幼保健机构

结合妇幼保健机构功能定位,加强自身儿童心理保健科和康复科能力建设,协助卫生健康行政部门重点承担服务网络和信息系统建设、人员培训、业务指导、技术推广、质量控制、健康宣教和数据管理等工作。

## 六、工作要求

各级卫生健康行政部门要高度重视儿童孤独症筛查、诊断和干预康复工作,加强组织领导,强化安排部署和工作指导,不断提高筛查率、诊断率和干预率。持续提升基层医疗卫生机构能力,加强县级妇幼保健机构能力建设,结合辖区医疗卫生资源,合理布局诊断机构和干预康复机构,构建儿童孤独症筛查、诊断、干预康复一体化服务链条。加强人员培训,强化质量控制,确保服务质量。要强化信息安全和隐私保护,加强区域信息平台建设,推进儿童孤独症筛查干预信息互联共享,提高服务质量,减轻基层负担,方便群众办事。

## 七、评估指标

（一）初筛率

统计期限内辖区 0~6 岁儿童接受心理行为发育初筛人数 / 统计期限内辖区 0~6 岁儿童人数 × 100%。

（二）复筛率

统计期限内辖区 0~6 岁儿童心理行为发育初筛异常者到复筛机构接受复筛人数 / 统计期限内辖区 0~6 岁儿童心理行为发育初筛异常人数 × 100%。

（三）诊断率

统计期限内辖区 0~6 岁儿童心理行为发育复筛异常者已转诊到诊断机构接受诊断的人数 / 统计期限内辖区 0~6 岁儿童心理行为发育复筛异常人数 × 100%。

附件 1

# 儿童心理行为发育问题预警征象筛查表

| 年龄 | 预警征象 | | 年龄 | 预警征象 | |
|---|---|---|---|---|---|
| 3月 | 1. 对很大声音没有反应 | ☐ | 6月 | 1. 发音少,不会笑出声 | ☐ |
| | 2. 逗引时不发音或不会微笑 | ☐ | | 2. 不会伸手抓物 | ☐ |
| | 3. 不注视人脸,不追视移动人或物品 | ☐ | | 3. 紧握拳松不开 | ☐ |
| | 4. 俯卧时不会抬头 | ☐ | | 4. 不能扶坐 | ☐ |
| 8月 | 1. 听到声音无应答 | ☐ | 12月 | 1. 呼唤名字无反应 | ☐ |
| | 2. 不会区分生人和熟人 | ☐ | | 2. 不会模仿"再见"或"欢迎"动作 | ☐ |
| | 3. 双手间不会传递玩具 | ☐ | | 3. 不会用拇食指对捏小物品 | ☐ |
| | 4. 不会独坐 | ☐ | | 4. 不会扶物站立 | ☐ |
| 18月 | 1. 不会有意识叫"爸爸"或"妈妈" | ☐ | 24月 | 1. 不会说3个物品的名称 | ☐ |
| | 2. 不会按要求指人或物 | ☐ | | 2. 不会按吩咐做简单事情 | ☐ |
| | 3. 与人无目光交流 | ☐ | | 3. 不会用勺吃饭 | ☐ |
| | 4. 不会独走 | ☐ | | 4. 不会扶栏上楼梯/台阶 | ☐ |
| 30月 | 1. 不会说2~3个字的短语 | ☐ | 36月 | 1. 不会说自己的名字 | ☐ |
| | 2. 兴趣单一、刻板 | ☐ | | 2. 不会玩"拿棍当马骑"等假想游戏 | ☐ |
| | 3. 不会示意大小便 | ☐ | | 3. 不会模仿画圆 | ☐ |
| | 4. 不会跑 | ☐ | | 4. 不会双脚跳 | ☐ |
| 4岁 | 1. 不会说带形容词的句子 | ☐ | 5岁 | 1. 不能简单叙说事情经过 | ☐ |
| | 2. 不能按要求等待或轮流 | ☐ | | 2. 不知道自己的性别 | ☐ |
| | 3. 不会独立穿衣 | ☐ | | 3. 不会用筷子吃饭 | ☐ |
| | 4. 不会单脚站立 | ☐ | | 4. 不会单脚跳 | ☐ |
| 6岁 | 1. 不会表达自己的感受或想法 | ☐ | | | |
| | 2. 不会玩角色扮演的集体游戏 | ☐ | | | |
| | 3. 不会画方形 | ☐ | | | |
| | 4. 不会奔跑 | ☐ | | | |

注:适用于0~6岁儿童。检查有无相应月龄的预警征象,发现相应情况在"☐"内打"√"。该年龄段任何一条预警征象阳性,提示有发育偏异的可能。

附件 2

编号 □□□□□□□□□□□□□□□□□

# 0~6 岁儿童心理行为发育档案

基层医疗卫生机构_____省_____市(州)_____县(市、区)
_____乡(镇、社区)

县级医疗机构_____省_____市(州)_____县(市、区)

# 0~6 岁儿童心理行为发育评估记录表
# （供各地参考使用）

表 1　基本信息

表 2　0~6 岁儿童心理行为发育初筛记录表　婴儿期(0~1 岁)

表 3　0~6 岁儿童心理行为发育初筛记录表　幼儿期(1~3 岁)

表 4　0~6 岁儿童心理行为发育初筛记录表　学龄前期(4~6 岁)

表 5　0~6 岁儿童心理行为发育复筛记录表

表 6　0~6 岁儿童心理行为发育异常诊断记录表

### 表 1　基本信息

儿童姓名_____　编号□□□□□□□□□□□□□□□□□

性别□　1 男　2 女　9 未说明的性别　出生日期 □□□□年□□月□□日

身份证号 □□□□□□□□□□□□□□□□□□

家庭住址_____省_____市(州)_____县(市、区)_____乡(镇、街道)

_____村(居委会)_____

父亲姓名_____联系电话_____出生日期　□□□□年□□月□□日

文化程度□　1 研究生　2 大学本科　3 大学专科和专科学校　4 中等专业学校

　　　　　5 技工学校　6 高中　7 初中　8 小学　9 文盲或半文盲　10 不详

职　业□　0 国家机关、党群组织、企业、事业单位负责人　1 专业技术人员

　　　　2 办事人员和有关人员　3 商业、服务业人员　4 农、林、牧、渔、水利业生产人员

　　　　5 生产、运输设备操作人员及有关人员　6 军人

　　　　7 不便分类的其他从业人员　8 无职业

母亲姓名_____　联系电话_____　出生日期□□□□年□□月□□日

文化程度□　1 研究生　2 大学本科　3 大学专科和专科学校　4 中等专业学校

　　　　　5 技工学校　6 高中　7 初中　8 小学　9 文盲或半文盲　10 不详

职　业□　0 国家机关、党群组织、企业、事业单位负责人　1 专业技术人员

　　　　2 办事人员和有关人员　3 商业、服务业人员

4 农、林、牧、渔、水利业生产人员

5 生产、运输设备操作人员及有关人员　6 军人

7 不便分类的其他从业人员　8 无职业

## 填表要求

一、基本要求

1. 档案填写一律用黑色的钢笔或圆珠笔进行填写。字迹要清楚,书写要工整。数字或代码一律用阿拉伯数字书写。数字和编码要填在"□"内,不要填出格外,如果数字填错,用双横线将整笔数码划去,并在原数码上方工整填写正确的数码。切勿在原数码上涂改。

2.《0~6 岁儿童心理行为发育档案》表 1~ 表 6 的具体填写说明请参照各表下方标注。

二、档案编码

统一为 0~6 岁儿童心理行为发育档案进行编码,采用 17 位编码制,以国家统一的行政区划编码为基础,村(居)委会为单位,编制居民健康档案唯一编码。同时将建档儿童的身份证号作为统一的身份识别码,为在信息平台下实现资源共享奠定基础。

第一段为 6 位数字,表示县及县以上的行政区划,统一使用《中华人民共和国行政区划代码》(GB 2260);

第二段为 3 位数字,表示乡镇(街道)级行政区划,按照国家标准《县以下行政区划代码编码规则》(GB/T 10114—2003)编制;

第三段为 3 位数字,表示村(居)民委员会等,具体划分为:001~099 表示居委会,101~199 表示村委会,901~999 表示其他组织;

第四段为 5 位数字,表示儿童个人序号,由建档机构根据建档顺序编制。

三、其他

1. 本表用于儿童首次建立档案时填写。如果儿童的个人信息有所变动,可在原条目处修改,并注明修改时间。

2. 儿童姓名:填写新生儿姓名。如没有取名则填写母亲名字 + 之男或之女。

3. 性别:分为男、女及未说明的性别。

4. 出生日期:根据居民身份证的出生日期,按照年(4 位)、月(2 位)、日(2 位)顺序填写,如 20200101。

5. 身份证号码:如新生儿无身份证号码,可暂时空缺,待户口登记后再补填。

6. 联系电话:填写可联系到父母的手机或常用电话。

## 表2 0~6岁儿童心理行为发育初筛记录表

婴儿期(0~1岁)

编号□□□□□□□□□□□□□□□□□□

儿童姓名_____ 性别_____ 出生日期_____年_____月_____日

| 项目 | | 3月龄 | 6月龄 | 8月龄 | 12月龄 |
|---|---|---|---|---|---|
| 心理行为发育初筛 | 预警征象筛查 | □ 0. 未见异常<br>□ 1. 对很大声音没有反应<br>□ 2. 逗引时不发音或不会微笑<br>□ 3. 不注视人脸,不追视移动人或物<br>□ 4. 俯卧时不会抬头 | □ 0. 未见异常<br>□ 1. 发音少,不会笑出声<br>□ 2. 不会伸手抓物<br>□ 3. 紧握拳松不开<br>□ 4. 不能扶坐 | □ 0. 未见异常<br>□ 1. 听到声音无应答<br>□ 2. 不会区分生人和熟人<br>□ 3. 双手间不会传递玩具<br>□ 4. 不会独坐 | □ 0. 未见异常<br>□ 1. 呼唤名字无反应<br>□ 2. 不会模仿"再见"或"欢迎"动作<br>□ 3. 不会用拇食指对捏小物品<br>□ 4. 不会扶物站立 |
| | 语言功能和社会交往能力询问 | □ 1. 未见异常<br>□ 2. 语言功能障碍或倒退<br>□ 3. 社会交往能力障碍或倒退 | □ 1. 未见异常<br>□ 2. 语言功能障碍或倒退<br>□ 3. 社会交往能力障碍或倒退 | □ 1. 未见异常<br>□ 2. 语言功能障碍或倒退<br>□ 3. 社会交往能力障碍或倒退 | □ 1. 未见异常<br>□ 2. 语言功能障碍或倒退<br>□ 3. 社会交往能力障碍或倒退 |
| 初筛结果 | | □ 1. 未见异常<br>□ 2. 异常 | □ 1. 未见异常<br>□ 2. 异常 | □ 1. 未见异常<br>□ 2. 异常 | □ 1. 未见异常<br>□ 2. 异常 |
| 转诊建议 | | □ 1. 无<br>□ 2. 有,上转接诊医疗机构名称_____ | □ 1. 无<br>□ 2. 有,上转接诊医疗机构名称_____ | □ 1. 无<br>□ 2. 有,上转接诊医疗机构名称_____ | □ 1. 无<br>□ 2. 有,上转接诊医疗机构名称_____ |
| 检查日期 | | _____年__月__日 | _____年__月__日 | _____年__月__日 | _____年__月__日 |
| 医生签名 | | | | | |
| 医疗机构名称 | | | | | |

注:心理行为发育初筛"预警征象筛查""语言功能和社会交往能力询问""初筛结果"以及"转诊建议"部分,检查时发现相应情况在"□"内打"√"。检查日期介于两个月龄段之间的按最近的小月龄内容进行测查和记录。

## 表3 0~6岁儿童心理行为发育初筛记录表

### 幼儿期(1~3岁)

编号□□□□□□□□□□□□□□□□□□□

儿童姓名_____ 性别_____ 出生日期_____年_____月_____日

| 项目 | | 18月龄 | 24月龄 | 30月龄 | 36月龄 |
|---|---|---|---|---|---|
| 心理行为发育初筛 | 预警征象筛查 | □ 0. 未见异常<br>□ 1. 不会有意识叫"爸爸"或"妈妈"<br>□ 2. 不会按要求指人或物<br>□ 3. 与人无目光交流<br>□ 4. 不会独走 | □ 0. 未见异常<br>□ 1. 不会说3个物品的名称<br>□ 2. 不会按吩咐做简单事情<br>□ 3. 不会用勺吃饭<br>□ 4. 不会扶栏上楼梯/台阶 | □ 0. 未见异常<br>□ 1. 不会说2~3个字的短语<br>□ 2. 兴趣单一、刻板<br>□ 3. 不会示意大小便<br>□ 4. 不会跑 | □ 0. 未见异常<br>□ 1. 不会说自己的名字<br>□ 2. 不会玩"拿棍当马骑"等假想游戏<br>□ 3. 不会模仿画圆<br>□ 4. 不会双脚跳 |
| | 语言功能和社会交往能力询问 | □ 1. 未见异常<br>□ 2. 语言功能障碍或倒退<br>□ 3. 社会交往能力障碍或倒退 | □ 1. 未见异常<br>□ 2. 语言功能障碍或倒退<br>□ 3. 社会交往能力障碍或倒退 | □ 1. 未见异常<br>□ 2. 语言功能障碍或倒退<br>□ 3. 社会交往能力障碍或倒退 | □ 1. 未见异常<br>□ 2. 语言功能障碍或倒退<br>□ 3. 社会交往能力障碍或倒退 |
| 初筛结果 | | □ 1. 未见异常<br>□ 2. 异常 | □ 1. 未见异常<br>□ 2. 异常 | □ 1. 未见异常<br>□ 2. 异常 | □ 1. 未见异常<br>□ 2. 异常 |
| 转诊建议 | | □ 1. 无<br>□ 2. 有,上转接诊医疗机构名称_____ | □ 1. 无<br>□ 2. 有,上转接诊医疗机构名称_____ | □ 1. 无<br>□ 2. 有,上转接诊医疗机构名称_____ | □ 1. 无<br>□ 2. 有,上转接诊医疗机构名称_____ |
| 检查日期 | | _____年__月__日 | _____年__月__日 | _____年__月__日 | _____年__月__日 |
| 医生签名 | | | | | |
| 医疗机构名称 | | | | | |

注:心理行为发育初筛"预警征象筛查""语言功能和社会交往能力询问""初筛结果"以及"转诊建议"部分,检查时发现相应情况在"□"内打"√"。检查日期介于两个月龄段之间的按最近的小月龄内容进行测查和记录。

## 表4 0~6岁儿童心理行为发育初筛记录表

学龄前期(4~6岁)

编号□□□□□□□□□□□□□□□□□

儿童姓名＿＿＿＿＿＿ 性别＿＿＿＿＿＿ 出生日期＿＿＿＿年＿＿＿＿月＿＿＿＿日

| 项目 | | 4岁 | 5岁 | 6岁 |
|---|---|---|---|---|
| 心理行为发育初筛 | 预警征象筛查 | □ 0. 未见异常 | □ 0. 未见异常 | □ 0. 未见异常 |
| | | □ 1. 不会说带形容词的句子 | □ 1. 不能简单叙说事情经过 | □ 1. 不会表达自己的感受或想法 |
| | | □ 2. 不能按要求等待或轮流 | □ 2. 不知道自己的性别 | □ 2. 不会玩角色扮演的集体游戏 |
| | | □ 3. 不会独立穿衣 | □ 3. 不会用筷子吃饭 | □ 3. 不会画方形 |
| | | □ 4. 不会单脚站立 | □ 4. 不会单脚跳 | □ 4. 不会奔跑 |
| | 语言功能和社会交往能力询问 | □ 1. 未见异常 | □ 1. 未见异常 | □ 1. 未见异常 |
| | | □ 2. 语言功能障碍或倒退 | □ 2. 语言功能障碍或倒退 | □ 2. 语言功能障碍或倒退 |
| | | □ 3. 社会交往能力障碍或倒退 | □ 3. 社会交往能力障碍或倒退 | □ 3. 社会交往能力障碍或倒退 |
| 初筛结果 | | □ 1. 未见异常 | □ 1. 未见异常 | □ 1. 未见异常 |
| | | □ 2. 异常 | □ 2. 异常 | □ 2. 异常 |
| 转诊建议 | | □ 1. 无 | □ 1. 无 | □ 1. 无 |
| | | □ 2. 有,上转接诊医疗机构名称 ＿＿＿＿＿＿ | □ 2. 有,上转接诊医疗机构名称 ＿＿＿＿＿＿ | □ 2. 有,上转接诊医疗机构名称 ＿＿＿＿＿＿ |
| 检查日期 | | ＿＿＿＿年＿月＿日 | ＿＿＿＿年＿月＿日 | ＿＿＿＿年＿月＿日 |
| 医生签名 | | | | |
| 医疗机构名称 | | | | |

注:心理行为发育初筛"预警征象筛查""语言功能和社会交往能力询问""初筛结果"以及"转诊建议"部分,检查时发现相应情况在"□"内打"√"。检查日期介于两个年龄段之间的按最近的小年龄内容进行测查和记录。

### 表5 0~6岁儿童心理行为发育复筛记录表

（此表一式两份，一份由复筛机构留存，一份交家长）

编号□□□□□□□□□□□□□□□□□□

儿童姓名_____　性别_____　出生日期_____年_____月_____日

**初筛医疗机构名称**_____

**初筛结果**　　　　□预警征筛查异常，注明未通过项目_____

　　　　　　　　　□语言功能障碍或倒退　□社会交往功能障碍或倒退

**病史询问**

是否有以下症状（可多选）

　　　　　　　□无　□语言障碍　□交流障碍　□行为刻板　□兴趣狭隘

　　　　　　　□其他，注明具体症状或问题_____

**发育量表评估**

儿心量表 - Ⅱ（0~6 岁）

　　发育商总分_____分

　　　　其中，大运动得分_____分，精细动作得分_____分，适应能力得分_____分

　　　　语言得分_____分，社会行为得分_____分

　　测评结果 □未见明显异常　□可疑（评估得分 70~79 分）　□发育偏离　□发育障碍

**孤独症筛查量表评估**

修订版孤独症筛查量表（M-CHAT）（18~24 月龄）

　　核心项目阳性_____个　　　　　　项目阳性_____个

　　测评结果　□未见明显异常　□未通过（存在孤独症风险）

孤独症行为评定量表（ABC）（24 月龄及以上）

　　总分_____分

　　　　其中，感觉得分_____分，社会交往得分_____分，躯体运动得分_____分，

　　　　语言得分_____分，生活自理得分_____分

测评结果　□未见明显异常　□未通过（存在可疑孤独症症状）

**复筛结果**

　　□未见明显异常，3 个月内复查

　　□可疑（"儿心量表 - Ⅱ"评估分为 70~79 分），3 个月内复查

　　□异常（病史询问存在疑似孤独症症状或修订版孤独症筛查量表"M-CHAT"筛查未通过或孤独症行为评定量表"ABC"筛查未通过）

**转诊建议**

　　□不转诊。

　　□转诊，转至_____进一步诊断，同时进行健康宣教。

医生签字_____　　　　　　　填写日期_____年_____月_____日

**医疗机构**_____

## 表6 0~6岁儿童心理行为发育异常诊断记录表

（此表一式两份，一份由诊断机构留存，一份交家长）

编号□□□□□□□□□□□□□□□□□□

儿童姓名_____ 性别_____ 出生日期_____年_____月_____日

**病史询问**（包括儿童生长发育史、现病史、既往史、父母孕育史、家族史等）

_____

_____

_____

**行为观察**（以对儿童的行为观察为主，重点观察儿童社会交往、语言和非语言交流）

_____

_____

_____

**体格检查及神经系统检查**

_____

_____

_____

**量表评估**

　　CARS 量表　□＜30 分（非孤独症）　□≥30 分（孤独症）

　　其他量表_____

**辅助检查**_____

**诊断结果**　□排除孤独症　□确诊孤独症　□未确诊，2 个月后复查

　　　　　　共患疾病（注意缺陷多动障碍、抽动障碍、癫痫、强迫症等）

　　　　　　□无　□有，请注明_____

**确诊孤独症儿童干预康复建议**

　　□家庭干预　□社区干预（基层医疗卫生机构）

　　□机构干预　□其他，请具体说明

医生签字_____　　　　　　　填写日期_____年_____月_____日

医疗机构_____

背面

检验检查结果报告单粘贴处

附件 3

## 0~6 岁儿童心理行为发育初筛转诊单

### （第一联 乡镇卫生院或社区卫生服务中心留存）

编　　号□□□□□□□□□□□□□□□□□

儿童姓名_____ 性别_____ 出生日期_____年_____月_____日

身份证号□□□□□□□□□□□□□□□□□□

家长姓名_____ 联系电话_____

转诊原因　1. 预警征象筛查结果　□未见异常

　　　　　　　　　　　　　　　□异常,具体注明未通过项目_____

　　　　　2. 语言功能及社会交往功能询问

　　　　　□未见异常　□语言功能障碍或倒退　□社会交往能力障碍或倒退

**儿童存在以上情况,建议转诊到_____医疗机构进一步接受复筛。**

医疗机构_____ 医生签字_____ 填写日期_____年_____月_____日

## 0~6 岁儿童心理行为发育初筛转诊单

### （第二联 由家长携带至县级接诊机构）

备注：就诊时须携带本转诊单

编　　号□□□□□□□□□□□□□□□□□

儿童姓名_____ 性别_____ 出生日期_____年_____月_____日

身份证号□□□□□□□□□□□□□□□□□□

家长姓名_____ 联系电话_____

转诊原因　1. 预警征象筛查结果　□未见异常

　　　　　　　　　　　　　　　□异常,具体注明未通过项目_____

　　　　　2. 语言功能及社会交往功能询问

　　　　　□未见异常　□语言功能障碍或倒退　□社会交往能力障碍或倒退

**儿童存在以上情况,建议转诊到_____医疗机构进一步接受复筛。**

医疗机构_____ 医生签字_____ 填写日期_____年_____月_____日

附件 4

### 0~6 岁儿童心理行为发育初筛异常登记表

_____省 _____市(州) _____县(市、区) _____乡(镇、街道) _____机构

| 序号 | 编号 | 儿童姓名 | 性别 | 家长姓名 | 联系电话 | 家庭住址 | 初筛日期 | 初筛结果 |
|------|------|----------|------|----------|----------|----------|----------|----------|
| 1 | | | | | | | | 1. 预警征象筛查异常<br>2. 语言功能障碍或倒退<br>3. 社会交往能力障碍或倒退 |
| 2 | | | | | | | | 1. 预警征象筛查异常<br>2. 语言功能障碍或倒退<br>3. 社会交往能力障碍或倒退 |
| 3 | | | | | | | | 1. 预警征象筛查异常<br>2. 语言功能障碍或倒退<br>3. 社会交往能力障碍或倒退 |
| ... | | | | | | | | 1. 预警征象筛查异常<br>2. 语言功能障碍或倒退<br>3. 社会交往能力障碍或倒退 |

注: 1. 该表用于记录 0~6 岁儿童心理行为发育初筛结果异常的儿童,由乡镇卫生院、社区卫生服务中心工作人员填写。

2. 初筛结果可以多选。

附件 5

## 0~6 岁儿童心理行为发育复筛转诊单

### （第一联 县级妇幼保健机构留存）

编　　号□□□□□□□□□□□□□□□□□□

儿童姓名＿＿＿＿＿＿　性别＿＿＿＿＿＿　出生日期＿＿＿年＿＿＿月＿＿＿日

身份证号□□□□□□□□□□□□□□□□□□

家长姓名＿＿＿＿＿＿＿　联系电话＿＿＿＿＿＿＿＿＿＿

转诊原因

1 病史询问　□未见明显异常　□存在疑似孤独症症状,具体为:

_____

2 发育量表评估(儿心量表 - Ⅱ)　□未见明显异常　□可疑(评估得分 0~79 分)

　　　　　　　　　　　　　　　　□发育偏离　　　　□发育障碍

3 孤独症量表筛查

　3.1　M-CHAT 结果(　　　)个核心项目阳性,(　　　)个项目阳性

　　　　　　　　　　□未见明显异常　□存在孤独症风险

　3.2　ABC 结果＿＿＿＿＿＿分　□未见明显异常　□存在可疑孤独症症状

**儿童存在以上情况,建议转诊到＿＿＿＿＿＿＿医疗机构进一步接受诊断。**

医疗机构＿＿＿＿＿＿＿　医生签字＿＿＿＿　填写日期＿＿＿年＿＿＿月＿＿＿日

---

## 0~6 岁儿童心理行为发育复筛转诊单

### （第二联 由家长携带至诊断机构留存）

备注:就诊时须携带本转诊单和 0~6 岁儿童心理行为发育复筛记录表

编　　号□□□□□□□□□□□□□□□□□□

儿童姓名＿＿＿＿＿＿　性别＿＿＿＿＿＿　出生日期＿＿＿年＿＿＿月＿＿＿日

身份证号□□□□□□□□□□□□□□□□□□

家长姓名＿＿＿＿＿＿＿　联系电话＿＿＿＿＿＿＿＿＿＿

转诊原因

1 病史询问　□未见明显异常　□存在疑似孤独症症状,具体为:

_____

2 发育量表评估(儿心量表 - Ⅱ)　□未见明显异常　□可疑(评估得分 70~79 分)

　　　　　　　　　　　　　　　　□发育偏离　　　　□发育障碍

3 孤独症量表筛查

　3.1　M-CHAT 结果(　　　)个核心项目阳性,(　　　)个项目阳性

　　　　　　　　　　□未见明显异常　□存在孤独症风险

　3.2　ABC 结果＿＿＿＿＿＿分　□未见明显异常　□存在可疑孤独症症状

**儿童存在以上情况,建议转诊到＿＿＿＿＿＿＿医疗机构进一步接受诊断。**

医疗机构＿＿＿＿＿＿＿　医生签字＿＿＿＿　填写日期＿＿＿年＿＿＿月＿＿＿日

附件 6

## 0~6 岁儿童心理行为发育复筛异常登记表

_____省 _____市(州) _____县(市、区) _____机构

| 序号 | 编号 | 儿童姓名 | 性别 | 家长姓名 | 联系电话 | 家庭住址 | 复筛日期 | 复筛结果 |
|------|------|----------|------|----------|----------|----------|----------|----------|
| 1 | | | | | | | | 1. 病史询问及观察发现异常 2. 发育量表评估异常 3. 孤独症量表筛查异常 4. 可疑("儿心量表 - Ⅱ"评估得分 70~79 分),3 个月内复查 |
| 2 | | | | | | | | 1. 病史询问及观察发现异常 2. 发育量表评估异常 3. 孤独症量表筛查异常 4. 可疑("儿心量表 - Ⅱ"评估得分 70~79 分),3 个月内复查 |
| ... | | | | | | | | 1. 病史询问及观察发现异常 2. 发育量表评估异常 3. 孤独症量表筛查异常 4. 可疑("儿心量表 - Ⅱ"评估得分 70~79 分),3 个月内复查 |

注:1. 该表用于记录 0~6 岁儿童心理行为发育复筛结果异常的儿童,由县级妇幼保健机构工作人员填写。

2. 复筛结果可以多选。

附件7

## 0~6岁儿童心理行为发育异常诊断结果登记表

_____省 _____市(州) _____县(市、区) _____机构

| 序号 | 编号 | 儿童姓名 | 性别 | 家长姓名 | 联系电话 | 家庭住址 | 诊断日期 | 诊断结果 | 干预康复建议 |
|------|------|----------|------|----------|----------|----------|----------|----------|--------------|
| 1 | | | | | | | | 1. 排除孤独症<br>2. 确诊孤独症<br>3. 未确诊,2个月后复查 | 1. 家庭干预<br>2. 社区干预<br>3. 机构干预<br>4. 其他_____ |
| 2 | | | | | | | | 1. 排除孤独症<br>2. 确诊孤独症<br>3. 未确诊,2个月后复查 | 1. 家庭干预<br>2. 社区干预<br>3. 机构干预<br>4. 其他_____ |
| 3 | | | | | | | | 1. 排除孤独症<br>2. 确诊孤独症<br>3. 未确诊,2个月后复查 | 1. 家庭干预<br>2. 社区干预<br>3. 机构干预<br>4. 其他_____ |
| … | | | | | | | | 1. 排除孤独症<br>2. 确诊孤独症<br>3. 未确诊,2个月后复查 | 1. 家庭干预<br>2. 社区干预<br>3. 机构干预<br>4. 其他_____ |

注:1. 该表用于记录0~6岁儿童心理行为发育复筛异常者的诊断结果,由诊断机构工作人员填写。

2. 干预康复建议可以多选,若干预康复建议为"其他",请在下划线"_____"上具体说明。

附件 8

## 0~6 岁儿童孤独症筛查诊断干预康复服务内容示意图

```
乡镇/社区卫        初筛  1. 量表筛查：儿童心理行为发育问题预警征象筛查表
生服务机构    →          2. 询问家长：语言功能和社会交往能力障碍或倒退
```

量表筛查阳性或询问发现异常 → 否

转诊

未见异常，定期接受发育评估

```
县级妇幼        复筛  1. 询问家长：现病史
保健机构    →          2. 发育量表："儿心量表-Ⅱ"等
                      3. 孤独症筛查量表：M-CHAT、ABC量表等
```

| 其他发育行为问题 | 病史询问或应用孤独症筛查量表或发育量表筛查发现异常 | 可疑，"儿心量表-Ⅱ"评估得分70~79分 | 未见异常 |

转诊至其他相关专科

3个月内复查，未见异常者，定期接受儿童健康管理服务；异常者按照复筛异常处理

```
孤独症        诊断
诊断机构  →  通过病史询问、行为观察、体格检查与神经系
            统检查、孤独症量表测评（CARS等）及必要的
            辅助检查等，综合评估后进行诊断
```

排除孤独症，对其他疾病进行评估和专科治疗

确诊孤独症

未确诊孤独症2个月后复查

每3~6个月进行效果评定

```
干预康复场所      干预康复
  机构          1. 原则：早期、个体化、科学循证、长程高强度、基层为主、
  社区       →      家庭参与
  家庭          2. 方法：行为干预、家庭干预和支持以及药物治疗
                3. 步骤：开展评估、制定方案、实施干预、效果评定
```

# 国家卫生健康委关于印发健康儿童行动提升计划（2021—2025 年）的通知

国卫妇幼发〔2021〕33 号

各省、自治区、直辖市及新疆生产建设兵团卫生健康委：

为贯彻落实党中央、国务院决策部署，保障实施优化生育政策，进一步提高优生优育服务水平，促进儿童健康，我委在总结 2018—2020 年健康儿童行动计划实施情况和有效经验做法的基础上，制定了《健康儿童行动提升计划（2021—2025 年）》。现印发给你们，请结合实际，认真贯彻执行。

国家卫生健康委

2021 年 10 月 29 日

## 健康儿童行动提升计划（2021—2025 年）

儿童是国家的未来、民族的希望，儿童健康是经济社会可持续发展的重要保障。为深入贯彻《中共中央 国务院关于优化生育政策促进人口长期均衡发展的决定》，落实《"健康中国 2030"规划纲要》和《健康中国行动（2019—2030 年）》，进一步提高儿童健康水平，制定本计划。

### 一、基本原则

坚持儿童优先，共建共享。遵循儿童优先发展理念，动员全社会力量，共同保障儿童健康，为经济社会可持续发展提供健康人力资源。

坚持预防为主，防治结合。推动以治病为中心向以健康为中心转变，保生存向促发展转变，构建整合型儿童健康服务体系，推进儿童健康事业高质量发展。

坚持公平可及，促进均衡。加强农村地区儿童健康工作，夯实基层儿童健康服务基础，缩小城乡、地区之间差距，助力乡村振兴，推动儿童健康服务均等化。

坚持守正创新，持续发展。坚持保健与临床相结合、个体与群体相结合、中医与西医相结合，因地制宜，改革创新，走出具有中国特色的儿童健康事业可持续发展道路。

### 二、主要目标

到 2025 年，覆盖城乡的儿童健康服务体系更加完善，基层儿童健康服务网络进一步加强，儿童医疗保健服务能力明显增强，儿童健康水平进一步提高。具体目标如下：

——新生儿死亡率、婴儿死亡率和 5 岁以下儿童死亡率分别控制在 3.1‰、5.2‰ 和 6.6‰

以下。

——6 个月内婴儿纯母乳喂养率达到 50% 以上；5 岁以下儿童生长迟缓率控制在 5% 以下。

——适龄儿童免疫规划疫苗接种率以乡（镇、街道）为单位保持在 90% 以上。

——儿童肥胖、贫血、视力不良、心理行为发育异常等健康问题得到积极干预。

——儿童常见疾病和恶性肿瘤等严重危害儿童健康的疾病得到有效防治。

——儿童健康生活方式进一步普及，儿童及其照护人健康素养提升。

## 三、重点行动

（一）新生儿安全提升行动

1. 加强危重新生儿救治网络建设。完善省、市、县三级危重新生儿救治网络，健全上下联动、应对有序、运转高效的危重新生儿救治、会诊、转诊网络。重点加强中西部危重新生儿救治中心和转运体系建设。提升助产机构危重新生儿救治能力，强化产科与新生儿科医护团队产前、产时及产后密切合作。开展危重新生儿救治网络建设质量评估，每个县域内均有 1 家符合质量评估要求标准化的危重新生儿救治中心。

2. 提升新生儿医疗救治服务能力。加强新生儿科医师培训，每个危重新生儿救治中心新生儿科医师均经过系统培训。每个危重新生儿救治中心每季度开展至少 1 次专项技能培训和快速反应团队急救演练，提升新生儿救治快速反应和处置能力。全面推广新生儿复苏技术，每个分娩现场均有 1 名经过培训的新生儿复苏专业人员。规范开展新生儿死亡评审，抓好问题整改落实，减少新生儿死亡。探索新生儿重症监护病房家庭参与式看护运行模式。

3. 强化新生儿生命早期基本保健。强化新生命围孕期、产时和分娩后连续健康监测与保健服务，保障胎儿和新生儿健康。加强新生儿规范化访视，指导家长做好新生儿喂养、保健护理和疾病预防，早期发现异常和疾病，及时处理和就诊。新生儿访视率保持在 90% 以上。强化早产儿专案管理，推广早产儿母乳喂养、袋鼠式护理和早期发展促进，不断提高早产儿专案管理率。

（二）出生缺陷防治提升行动

4. 完善出生缺陷防治网络。加强省级出生缺陷防治机构能力建设和全省域业务指导作用发挥。规范婚前孕前保健门诊、产前筛查机构、产前诊断机构设置和管理，健全新生儿疾病筛查、诊断、治疗网络，开展相关特色专科建设。加强临床遗传咨询、产前超声诊断、遗传病诊治等出生缺陷防治紧缺人才培养。针对唐氏综合征、先天性心脏病、先天性耳聋、重型地中海贫血等重点出生缺陷疾病，建立健全县级能筛查、地市能诊断、省级能指导、区域能辐射的出生缺陷防治网络。

5. 推进出生缺陷防治服务。一是强化一级预防。推广婚姻登记、婚前医学检查、生育指导"一站式"服务，统筹推进婚育健康教育、婚前保健、孕前优生健康检查、增补叶酸工作，免费孕前优生健康检查目标人群覆盖率达到 80% 以上。二是完善二级预防。开展产前筛查和产前诊断补助试点，针对先天性心脏病、遗传病等重点疾病推动围孕期、产前产后一体化管理服务和多学科诊疗协作。三是推进三级预防。扩大新生儿疾病筛查范围，逐步将先天性髋关节脱位等疾病纳入筛查病种,新生儿遗传代谢病筛查率和新生儿听力障碍筛查率分别达到98%和90%以上。新生儿先天性心脏病筛查覆盖所有区县,筛查率达到60%以上。实施出生缺陷干预救助项目。

（三）儿童保健服务提升行动

6. 加强儿童健康管理。以儿童体格生长监测、营养与喂养指导、心理和行为发育评估、眼保健和口腔保健、听力障碍评估为重点,积极推进国家基本公共卫生服务0~6岁儿童健康管理项目。3岁以下儿童系统管理率和7岁以下儿童健康管理率分别保持在85%以上和90%以上。将儿童健康管理纳入家庭医生签约服务,鼓励设立多种类服务包,提供多元化、多层次、个性化儿童保健服务。建立健全高危儿转诊服务网络和机制,规范高危儿管理。加强对幼儿园、托育机构卫生保健业务指导。

7. 强化儿童营养喂养与运动指导。强化孕前、孕产期营养评价与膳食指导,提高母婴营养水平。实施母乳喂养促进行动,加强爱婴医院管理,倡导6个月内婴儿纯母乳喂养。强化婴幼儿辅食添加咨询指导,降低儿童贫血患病率和生长迟缓率。在脱贫地区继续实施儿童营养改善项目。加强儿童运动指导,普及学龄前儿童每日不同强度的运动时间不少于180分钟,中等强度及以上的运动时间不少于60分钟等科普知识,减少久坐时间,促进吃动平衡,预防和减少儿童超重和肥胖。推进妇幼保健机构儿童营养、运动医学门诊建设,加强儿童营养喂养咨询、运动指导科学专业队伍建设,提高营养喂养咨询和运动指导能力。

8. 促进儿童心理健康。加强儿童心理行为发育监测与评估,探索建立以儿童孤独症等发育异常为重点,在社区可初筛、县级能复筛、专业医疗机构诊断和康复的服务网络。推动妇幼保健机构、儿童医院、二级以上综合医院、精神专科医院开设儿童精神心理科或儿童心理保健门诊,加强儿童精神心理专科建设,促进儿童心理学科发展。加强社会宣传健康促进,营造心理健康从娃娃抓起的社会氛围。针对孕产妇及家庭成员、儿童家长、幼儿园和托育机构工作人员、学校教师,普及儿童心理行为发育健康知识,开展生命教育和性教育,培养儿童珍爱生命意识和情绪管理与心理调适能力。

9. 推进儿童眼保健服务。实施儿童眼健康"启明行动",加强科普知识宣传教育。聚焦新生儿期、婴幼儿期和学龄前期,开展早产儿视网膜病变、先天性白内障等致盲性眼病以及屈光不正、斜视、弱视、上睑下垂等儿童常见眼病的筛查、诊断和干预。普及儿童屈光筛查,监测远视储备量,防控近视发生。开展儿童青少年近视防控中医适宜技术试点。扎实开展0~6岁儿童眼保健和视力检查服务,人群覆盖率达到90%以上。加强基层医疗卫生机构、妇幼保健机构眼保健服务能力建设,与儿童医院和综合医院眼科建立协同机制,实现儿童眼健康异常情况早发现、早诊断和早干预。

10. 加强儿童重点疾病防控。以肺炎、腹泻、手足口病等儿童常见疾病为重点,推广儿童疾病防治适宜技术。提高儿童血液病、恶性肿瘤等重病诊疗和医疗保障能力。实施国家免疫规划,规范开展儿童预防接种,维持较高水平的国家免疫规划疫苗接种率。坚持常规和应急结合,加强突发公共卫生事件中儿童医疗救治,保障儿童必要应急物资储备。做好新型冠状病毒肺炎等新发传染病疫情防控中儿童健康评估与干预。加强儿童碘缺乏病的防控工作,开展定期监测,消除碘缺乏危害并保障儿童碘营养水平适宜。做好农村地区儿童氟斑牙和大骨节病的筛查与防控，保护儿童牙齿、骨骼健康发育。

（四）儿童早期发展服务提升行动

11. 加强婴幼儿养育照护指导。聚焦0~3岁婴幼儿期，在强化儿童保健服务基础上，通过家长课堂、养育照护小组活动、入户指导等方式，普及科学育儿知识和技能，增强家庭的科学育儿能力，促进儿童体格、认知、心理、情感、运动和社会适应能力全面发展。以留守儿童等弱势群体为重点，实施农村儿童早期发展项目，促进儿童早期发展服务均等化。

12. 加强儿童早期发展服务阵地建设。关注生命早期1 000天，建立适应儿童早期发展需求的儿童保健、儿童营养与运动、心理与社会适应等多学科协作机制。规范和加强儿童早期发展服务，提升儿童早期发展服务质量，力争每个县域内至少有1家标准化建设和规范化管理的儿童早期发展服务阵地，推动儿童早期发展服务进社区、进家庭、进农村。开展儿童早期发展适宜技术培训，提高基层人员服务能力和技术水平。

（五）儿童中医药保健提升行动

13. 加强儿童中医药服务。在全国县级以上公立中医院普遍设立儿科，有条件的地市级以上中医院应当开设儿科病房。县级以上妇幼保健机构能够提供儿科中医药服务，省级和市级妇幼保健机构设置中医儿科。儿童医院能够提供儿科中医药服务，三级儿童医院和有条件的二级儿童医院应当设置中医儿科。在基层医疗卫生机构运用中医药技术方法开展儿童基本医疗和预防保健。各级妇幼保健机构要建立儿科中西医协作诊疗制度，将中医纳入多学科协作诊疗会诊体系。加强儿科中医药人才培养，通过师带徒等形式，培训儿科中医药业务骨干。积极推广应用小儿推拿等中医药适宜技术，强化中医药在儿童医疗保健中的重要作用。建设一批中医儿科特色专科。

14. 推进儿童中医保健进社区进家庭。鼓励中医医疗机构或有条件的妇幼保健机构牵头成立妇幼（儿科）中医药联盟，通过项目合作、联合病房、学科帮扶等形式加强合作，积极推进中医优质资源下沉。各级中医医疗机构要加强对基层医疗卫生机构的业务指导，提高基层医疗卫生机构中医师的儿童保健和儿科诊疗服务能力。鼓励家庭医生开展中医治未病服务。基层医疗卫生机构和各级妇幼保健机构要推广中医治未病理念和方法，普及儿童中医药保健知识，提升群众中医药保健意识。0~36个月儿童中医药健康管理服务率达到85%以上。

（六）儿童健康服务体系提升行动

15. 完善儿童医疗卫生服务体系。健全以妇幼保健机构、儿童医院和综合医院儿科为核心，以基层医疗卫生机构为基础，以大中型综合医院和相关科研教学机构为支撑的儿童医疗卫生服务体系。强化国家儿童医学中心和国家儿童区域医疗中心示范引领和辐射带动作用。推进儿科分级诊疗体系建设，以医疗联合体为载体整合区域医疗资源，促进优质儿童医疗资源上下贯通，通过对口帮扶、远程医疗等方式提升县级医院儿童医疗卫生服务水平。鼓励社会力量举办儿童专科医疗机构。

16. 强化基层儿童保健服务网络。加强以县级妇幼保健机构为龙头，乡镇卫生院和社区卫生服务中心为枢纽,社区卫生服务站和村卫生室为基础的基层儿童保健服务网络建设。开展儿童保健门诊标准化建设,提升儿童保健服务质量。探索将基层医疗卫生机构的儿童保健科、儿科门诊、儿童预防接种门诊有机整合,优化功能布局,丰富内涵,推进儿童健康全过程管理和服务。开展基层儿童保健人员培训,加强基层儿童保健服务队伍建设。

17. 加强儿童保健服务质量管理。健全儿童保健服务质量管理制度,完善儿童保健工作规范。医疗机构要强化儿童保健服务质量管理,落实主体责任,实行院、科两级质量管理,推动儿童保健服务质量的持续改进。各级妇幼保健机构加强对辖区儿童保健服务质量管理。将儿童保健服务质量改进纳入改善医疗服务行动和优质服务基层行活动。

18. 开展儿童友好医院建设。以环境设施符合儿童心理特点和安全需要、医疗保健服务优质高效为重点,以妇幼保健机构、儿童医院、综合医院儿科、基层医疗卫生机构为主体,开展儿童友好医院建设。促进儿童保健与儿科临床高质量融合发展,加强儿童康复服务供给和儿童伤害监测干预,畅通儿童危急重症抢救绿色通道。医疗机构构建符合儿童身心特点、呵护儿童健康全过程的温馨服务环境和友善服务氛围,努力为儿童提供有情感、有温度、有人文的优质医疗保健服务。

(七)智慧儿童健康服务提升行动

19. 健全儿童健康服务信息化平台。加强区域妇幼健康信息平台建设,完善儿童健康信息标准,推进儿童健康信息互联共享。提高基层医疗卫生机构信息化水平,鼓励有条件的地区为基层医务人员配备智能化移动服务终端设备,提高服务质量,减轻基层负担。积极推进母子健康手册信息化,加强实时动态儿童健康管理。

20. 推广"云上妇幼"服务。充分利用各种互联网交流平台,开展线上儿童健康评估和指导。推进预约诊疗、诊间结算、移动支付、检验检查结果线上推送与查询等智慧服务,提高就医体验。广泛开展远程会诊、线上转诊、远程培训和指导,促进优质医疗资源下沉。推动利用5G技术、可穿戴设备、人工智能等新技术开展儿童健康监测与管理,创新儿童医疗保健服务模式。

21. 推进"出生一件事"多证联办。利用可信身份认证信息系统和人脸识别技术,推动出生医学证明"刷脸识别、在线核验、机构审核、预约取证",规范出生医学证明签发,方便群众办事。利用各级政务服务平台,会同公安、人力资源社会保障、医保等部门,优化完善政务服务事项办理流程,推进线上线下深度融合,促进出生医学证明、预防接种证、户口登记、医保参保、社保卡申领等"出生一件事"跨部门、跨地区办理,逐步实现"网上办""掌上办"。

22. 加强儿童健康科学研究和应用推广。围绕儿童肥胖和遗传代谢性疾病防控、儿童心理行为发育异常筛查和干预、出生缺陷三级预防、儿童危急重症综合救治和重大疾病综合防治等重点领域,大力发展具有自主知识产权和符合国情的儿童医疗保健技术。加强儿童保健适宜技术应用和推广。鼓励和支持儿童用药品和适宜剂型、罕见病专用药和医疗器械的研发,大力推动高质量科技成果在儿童健康领域的转化和应用。

## 四、组织实施

### (一) 加强组织领导

各省级卫生健康行政部门要结合实际制定健康儿童行动实施方案,细化任务分工,列入督办台账,夯实工作责任。积极开展"儿童健康综合发展示范县"创建活动,提升儿童健康服务水平。加强督促指导和监测评估,深入查找分析问题,及时补短板强弱项。每年至少召开1次健康儿童行动协调推进会,总结部署儿童健康工作,推动各项重点任务落地落实。

### (二) 加大保障力度

各级卫生健康行政部门在推进健康中国建设、落实中国妇女儿童发展纲要进程中,要加强统筹协调,为健康儿童行动提供更加有力的政策投入保障、组织管理保障和体系建设保障,不断健全儿童健康服务网络,加强儿童健康专业人才队伍建设和学科发展,促进儿童健康事业高质量发展。

### (三) 强化宣传引导

加大健康儿童行动宣传力度,做好行业内和面向公众的政策宣传,总结各地经验做法,及时通报进展成效,宣传表扬典型机构、人员和事例,增强儿童健康战线使命感、荣誉感,提升人民群众获得感、满意度,为促进儿童健康事业发展营造更加良好的舆论氛围和社会支持环境。

# 未成年人学校保护规定

中华人民共和国教育部令第 50 号

《未成年人学校保护规定》已经 2021 年 5 月 25 日教育部第 1 次部务会议审议通过,现予公布,自 2021 年 9 月 1 日起施行。

教育部部长 陈宝生

2021 年 6 月 1 日

## 未成年人学校保护规定
## 第一章 总 则

第一条 为了落实学校保护职责,保障未成年人合法权益,促进未成年人德智体美劳全面发展、健康成长,根据《中华人民共和国教育法》《中华人民共和国未成年人保护法》等法律法规,制定本规定。

第二条 普通中小学、中等职业学校(以下简称学校)对本校未成年人(以下统称学生)在校学习、生活期间合法权益的保护,适用本规定。

第三条 学校应当全面贯彻国家教育方针,落实立德树人根本任务,弘扬社会主义核心价值观,依法办学、依法治校,履行学生权益保护法定职责,健全保护制度,完善保护机制。

第四条 学校学生保护工作应当坚持最有利于未成年人的原则,注重保护和教育相结合,适应学生身心健康发展的规律和特点;关心爱护每个学生,尊重学生权利,听取学生意见。

第五条 教育行政部门应当落实工作职责,会同有关部门健全学校学生保护的支持措施、服务体系,加强对学校学生保护工作的支持、指导、监督和评价。

## 第二章 一 般 保 护

第六条 学校应当平等对待每个学生,不得因学生及其父母或者其他监护人(以下统称家长)的民族、种族、性别、户籍、职业、宗教信仰、教育程度、家庭状况、身心健康情况等歧视学生或者对学生进行区别对待。

第七条　学校应当落实安全管理职责,保护学生在校期间人身安全。学校不得组织、安排学生从事抢险救灾、参与危险性工作,不得安排学生参加商业性活动及其他不宜学生参加的活动。

学生在校内或者本校组织的校外活动中发生人身伤害事故的,学校应当依据有关规定妥善处理,及时通知学生家长;情形严重的,应当按规定向有关部门报告。

第八条　学校不得设置侵犯学生人身自由的管理措施,不得对学生在课间及其他非教学时间的正当交流、游戏、出教室活动等言行自由设置不必要的约束。

第九条　学校应当尊重和保护学生的人格尊严,尊重学生名誉,保护和培育学生的荣誉感、责任感,表彰、奖励学生做到公开、公平、公正;在教育、管理中不得使用任何贬损、侮辱学生及其家长或者所属特定群体的言行、方式。

第十条　学校采集学生个人信息,应当告知学生及其家长,并对所获得的学生及其家庭信息负有管理、保密义务,不得毁弃以及非法删除、泄露、公开、买卖。

学校在奖励、资助、申请贫困救助等工作中,不得泄露学生个人及其家庭隐私;学生的考试成绩、名次等学业信息,学校应当便利学生本人和家长知晓,但不得公开,不得宣传升学情况;除因法定事由,不得查阅学生的信件、日记、电子邮件或者其他网络通讯内容。

第十一条　学校应当尊重和保护学生的受教育权利,保障学生平等使用教育教学设施设备、参加教育教学计划安排的各种活动,并在学业成绩和品行上获得公正评价。

对身心有障碍的学生,应当提供合理便利,实施融合教育,给予特别支持;对学习困难、行为异常的学生,应当以适当方式教育、帮助,必要时,可以通过安排教师或者专业人员课后辅导等方式给予帮助或者支持。

学校应当建立留守学生、困境学生档案,配合政府有关部门做好关爱帮扶工作,避免学生因家庭因素失学、辍学。

第十二条　义务教育学校不得开除或者变相开除学生,不得以长期停课、劝退等方式,剥夺学生在校接受并完成义务教育的权利;对转入专门学校的学生,应当保留学籍,原决定机关决定转回的学生,不得拒绝接收。

义务教育学校应当落实学籍管理制度,健全辍学或者休学、长期请假学生的报告备案制度,对辍学学生应当及时进行劝返,劝返无效的,应当报告有关主管部门。

第十三条　学校应当按规定科学合理安排学生在校作息时间,保证学生有休息、参加文娱活动和体育锻炼的机会和时间,不得统一要求学生在规定的上课时间前到校参加课程教学活动。

义务教育学校不得占用国家法定节假日、休息日及寒暑假,组织学生集体补课;不得以集体补课等形式侵占学生休息时间。

第十四条　学校不得采用毁坏财物的方式对学生进行教育管理,对学生携带进入校园的违法违规物品,按规定予以暂扣的,应当统一管理,并依照有关规定予以处理。

学校不得违反规定向学生收费,不得强制要求或者设置条件要求学生及家长捐款捐物、购买商品或者服务,或者要求家长提供物质帮助、需支付费用的服务等。

第十五条 学校以发布、汇编、出版等方式使用学生作品,对外宣传或者公开使用学生个体肖像的,应当取得学生及其家长许可,并依法保护学生的权利。

第十六条 学校应当尊重学生的参与权和表达权,指导、支持学生参与学校章程、校规校纪、班级公约的制定,处理与学生权益相关的事务时,应当以适当方式听取学生意见。

第十七条 学校对学生实施教育惩戒或者处分学生的,应当依据有关规定,听取学生的陈述、申辩,遵循审慎、公平、公正的原则作出决定。

除开除学籍处分以外,处分学生应当设置期限,对受到处分的学生应当跟踪观察、有针对性地实施教育,确有改正的,到期应当予以解除。解除处分后,学生获得表彰、奖励及其他权益,不再受原处分影响。

# 第三章 专 项 保 护

第十八条 学校应当落实法律规定建立学生欺凌防控和预防性侵害、性骚扰等专项制度,建立对学生欺凌、性侵害、性骚扰行为的零容忍处理机制和受伤害学生的关爱、帮扶机制。

第十九条 学校应当成立由校内相关人员、法治副校长、法律顾问、有关专家、家长代表、学生代表等参与的学生欺凌治理组织,负责学生欺凌行为的预防和宣传教育、组织认定、实施矫治、提供援助等。

学校应当定期针对全体学生开展防治欺凌专项调查,对学校是否存在欺凌等情形进行评估。

第二十条 学校应当教育、引导学生建立平等、友善、互助的同学关系,组织教职工学习预防、处理学生欺凌的相关政策、措施和方法,对学生开展相应的专题教育,并且应当根据情况给予相关学生家长必要的家庭教育指导。

第二十一条 教职工发现学生实施下列行为的,应当及时制止:

(一)殴打、脚踢、掌掴、抓咬、推撞、拉扯等侵犯他人身体或者恐吓威胁他人;

(二)以辱骂、讥讽、嘲弄、挖苦、起侮辱性绰号等方式侵犯他人人格尊严;

(三)抢夺、强拿硬要或者故意毁坏他人财物;

(四)恶意排斥、孤立他人,影响他人参加学校活动或者社会交往;

(五)通过网络或者其他信息传播方式捏造事实诽谤他人、散布谣言或者错误信息诋毁他人、恶意传播他人隐私。

学生之间,在年龄、身体或者人数等方面占优势的一方蓄意或者恶意对另一方实施前款行为,或者以其他方式欺压、侮辱另一方,造成人身伤害、财产损失或者精神损害的,可以认定为构成欺凌。

第二十二条　教职工应当关注因身体条件、家庭背景或者学习成绩等可能处于弱势或者特殊地位的学生,发现学生存在被孤立、排挤等情形的,应当及时干预。

教职工发现学生有明显的情绪反常、身体损伤等情形,应当及时沟通了解情况,可能存在被欺凌情形的,应当及时向学校报告。

学校应当教育、支持学生主动、及时报告所发现的欺凌情形,保护自身和他人的合法权益。

第二十三条　学校接到关于学生欺凌报告的,应当立即开展调查,认为可能构成欺凌的,应当及时提交学生欺凌治理组织认定和处置,并通知相关学生的家长参与欺凌行为的认定和处理。认定构成欺凌的,应当对实施或者参与欺凌行为的学生作出教育惩戒或者纪律处分,并对其家长提出加强管教的要求,必要时,可以由法治副校长、辅导员对学生及其家长进行训导、教育。

对违反治安管理或者涉嫌犯罪等严重欺凌行为,学校不得隐瞒,应当及时向公安机关、教育行政部门报告,并配合相关部门依法处理。

不同学校学生之间发生的学生欺凌事件,应当在主管教育行政部门的指导下建立联合调查机制,进行认定和处理。

第二十四条　学校应当建立健全教职工与学生交往行为准则、学生宿舍安全管理规定、视频监控管理规定等制度,建立预防、报告、处置性侵害、性骚扰工作机制。

学校应当采取必要措施预防并制止教职工以及其他进入校园的人员实施以下行为:

(一)与学生发生恋爱关系、性关系;

(二)抚摸、故意触碰学生身体特定部位等猥亵行为;

(三)对学生作出调戏、挑逗或者具有性暗示的言行;

(四)向学生展示传播包含色情、淫秽内容的信息、书刊、影片、音像、图片或者其他淫秽物品;

(五)持有包含淫秽、色情内容的视听、图文资料;

(六)其他构成性骚扰、性侵害的违法犯罪行为。

# 第四章　管理要求

第二十五条　学校应当制定规范教职工、学生行为的校规校纪。校规校纪应当内容合法、合理,制定程序完备,向学生及其家长公开,并按照要求报学校主管部门备案。

第二十六条　学校应当严格执行国家课程方案,按照要求开齐开足课程、选用教材和教学辅助资料。学校开发的校本课程或者引进的课程应当经过科学论证,并报主管教育行政部门备案。

学校不得与校外培训机构合作向学生提供有偿的课程或者课程辅导。

第二十七条　学校应当加强作业管理,指导和监督教师按照规定科学适度布置家庭作业,不得超出规定增加作业量,加重学生学习负担。

第二十八条　学校应当按照规定设置图书馆、班级图书角,配备适合学生认知特点、内容积极向上的课外读物,营造良好阅读环境,培养学生阅读习惯,提升阅读质量。

学校应当加强读物和校园文化环境管理,禁止含有淫秽、色情、暴力、邪教、迷信、赌博、恐怖主义、分裂主义、极端主义等危害未成年人身心健康内容的读物、图片、视听作品等,以及商业广告、有悖于社会主义核心价值观的文化现象进入校园。

第二十九条　学校应当建立健全安全风险防控体系,按照有关规定完善安全、卫生、食品等管理制度,提供符合标准的教育教学设施、设备等,制定自然灾害、突发事件、极端天气和意外伤害应急预案,配备相应设施并定期组织必要的演练。

学生在校期间学校应当对校园实行封闭管理,禁止无关人员进入校园。

第三十条　学校应当以适当方式教育、提醒学生及家长,避免学生使用兴奋剂或者镇静催眠药、镇痛剂等成瘾性药物;发现学生使用的,应当予以制止、向主管部门或者公安机关报告,并应当及时通知家长,但学生因治疗需要并经执业医师诊断同意使用的除外。

第三十一条　学校应当建立学生体质监测制度,发现学生出现营养不良、近视、肥胖、龋齿等倾向或者有导致体质下降的不良行为习惯,应当进行必要的管理、干预,并通知家长,督促、指导家长实施矫治。

学校应当完善管理制度,保障学生在课间、课后使用学校的体育运动场地、设施开展体育锻炼;在周末和节假日期间,按规定向学生和周边未成年人免费或者优惠开放。

第三十二条　学校应当建立学生心理健康教育管理制度,建立学生心理健康问题的早期发现和及时干预机制,按照规定配备专职或者兼职心理健康教育教师、建设心理辅导室,或者通过购买专业社工服务等多种方式为学生提供专业化、个性化的指导和服务。

有条件的学校,可以定期组织教职工进行心理健康状况测评,指导、帮助教职工以积极、乐观的心态对待学生。

第三十三条　学校可以禁止学生携带手机等智能终端产品进入学校或者在校园内使用;对经允许带入的,应当统一管理,除教学需要外,禁止带入课堂。

第三十四条　学校应当将科学、文明、安全、合理使用网络纳入课程内容,对学生进行网络安全、网络文明和防止沉迷网络的教育,预防和干预学生过度使用网络。

学校为学生提供的上网设施,应当安装未成年人上网保护软件或者采取其他安全保护技术措施,避免学生接触不适宜未成年人接触的信息;发现网络产品、服务、信息有危害学生身心健康内容的,或者学生利用网络实施违法活动的,应当立即采取措施并向有关主管部门报告。

第三十五条　任何人不得在校园内吸烟、饮酒。学校应当设置明显的禁止吸烟、饮酒的标识,并不得以烟草制品、酒精饮料的品牌冠名学校、教学楼、设施设备及各类教学、竞赛活动。

第三十六条　学校应当严格执行入职报告和准入查询制度,不得聘用有下列情形的人员：

（一）受到剥夺政治权利或者因故意犯罪受到有期徒刑以上刑事处罚的；

（二）因卖淫、嫖娼、吸毒、赌博等违法行为受到治安管理处罚的；

（三）因虐待、性骚扰、体罚或者侮辱学生等情形被开除或者解聘的；

（四）实施其他被纳入教育领域从业禁止范围的行为的。

学校在聘用教职工或引入志愿者、社工等校外人员时，应当要求相关人员提交承诺书；对在聘人员应当按照规定定期开展核查，发现存在前款规定情形的人员应当及时解聘。

第三十七条　学校发现拟聘人员或者在职教职工存在下列情形的，应当对有关人员是否符合相应岗位要求进行评估，必要时可以安排有专业资质的第三方机构进行评估，并将相关结论作为是否聘用或者调整工作岗位、解聘的依据：

（一）有精神病史的；

（二）有严重酗酒、滥用精神类药物史的；

（三）有其他可能危害未成年人身心健康或者可能造成不良影响的身心疾病的。

第三十八条　学校应当加强对教职工的管理，预防和制止教职工实施法律、法规、规章以及师德规范禁止的行为。学校及教职工不得实施下列行为：

（一）利用管理学生的职务便利或者招生考试、评奖评优、推荐评价等机会，以任何形式向学生及其家长索取、收受财物或者接受宴请、其他利益；

（二）以牟取利益为目的，向学生推销或者要求、指定学生购买特定辅导书、练习册等教辅材料或者其他商品、服务；

（三）组织、要求学生参加校外有偿补课，或者与校外机构、个人合作向学生提供其他有偿服务；

（四）诱导、组织或者要求学生及其家长登录特定经营性网站，参与视频直播、网络购物、网络投票、刷票等活动；

（五）非法提供、泄露学生信息或者利用所掌握的学生信息牟取利益；

（六）其他利用管理学生的职权牟取不正当利益的行为。

第三十九条　学校根据《校车安全管理条例》配备、使用校车的，应当依法建立健全校车安全管理制度，向学生讲解校车安全乘坐知识，培养学生校车安全事故应急处理技能。

第四十条　学校应当定期巡查校园及周边环境，发现存在法律禁止在学校周边设立的营业场所、销售网点的，应当及时采取应对措施，并报告主管教育部门或者其他有关主管部门。

学校及其教职工不得安排或者诱导、组织学生进入营业性娱乐场所、互联网上网服务营业场所、电子游戏场所、酒吧等不适宜未成年人活动的场所；发现学生进入上述场所的，应当及时予以制止、教育，并向上述场所的主管部门反映。

# 第五章 保护机制

第四十一条 校长是学生学校保护的第一责任人。学校应当指定一名校领导直接负责学生保护工作,并明确具体的工作机构,有条件的,可以设立学生保护专员开展学生保护工作。学校应当为从事学生保护工作的人员接受相关法律、理论和技能的培训提供条件和支持,对教职工开展未成年人保护专项培训。

有条件的学校可以整合欺凌防治、纪律处分等组织、工作机制,组建学生保护委员会,统筹负责学生权益保护及相关制度建设。

第四十二条 学校要树立以生命关怀为核心的教育理念,利用安全教育、心理健康教育、环境保护教育、健康教育、禁毒和预防艾滋病教育等专题教育,引导学生热爱生命、尊重生命;要有针对性地开展青春期教育、性教育,使学生了解生理健康知识,提高防范性侵害、性骚扰的自我保护意识和能力。

第四十三条 学校应当结合相关课程要求,根据学生的身心特点和成长需求开展以宪法教育为核心、以权利与义务教育为重点的法治教育,培养学生树立正确的权利观念,并开展有针对性的预防犯罪教育。

第四十四条 学校可以根据实际组成由学校相关负责人、教师、法治副校长(辅导员)、司法和心理等方面专业人员参加的专业辅导工作机制,对有不良行为的学生进行矫治和帮扶;对有严重不良行为的学生,学校应当配合有关部门进行管教,无力管教或者管教无效的,可以依法向教育行政部门提出申请送专门学校接受专门教育。

第四十五条 学校在作出与学生权益有关的决定前,应当告知学生及其家长,听取意见并酌情采纳。

学校应当发挥学生会、少代会、共青团等学生组织的作用,指导、支持学生参与权益保护,对于情节轻微的学生纠纷或者其他侵害学生权益的情形,可以安排学生代表参与调解。

第四十六条 学校应当建立与家长有效联系机制,利用家访、家长课堂、家长会等多种方式与学生家长建立日常沟通。

学校应当建立学生重大生理、心理疾病报告制度,向家长及时告知学生身体及心理健康状况;学校发现学生身体状况或者情绪反应明显异常、突发疾病或者受到伤害的,应当及时通知学生家长。

第四十七条 学校和教职工发现学生遭受或疑似遭受家庭暴力、虐待、遗弃、长期无人照料、失踪等不法侵害以及面临不法侵害危险的,应当依照规定及时向公安、民政、教育等有关部门报告。学校应当积极参与、配合有关部门做好侵害学生权利案件的调查处理工作。

第四十八条 教职员工发现学生权益受到侵害,属于本职工作范围的,应当及时处理;不属于本职工作范围或者不能处理的,应当及时报告班主任或学校负责人;必要时可以直接向主管教育行政部门或者公安机关报告。

第四十九条　学生因遭受遗弃、虐待向学校请求保护的,学校不得拒绝、推诿,需要采取救助措施的,应当先行救助。

学校应当关心爱护学生,为身体或者心理受到伤害的学生提供相应的心理健康辅导、帮扶教育。对因欺凌造成身体或者心理伤害,无法在原班级就读的学生,学生家长提出调整班级请求,学校经评估认为有必要的,应当予以支持。

# 第六章　支持与监督

第五十条　教育行政部门应当积极探索与人民检察院、人民法院、公安、司法、民政、应急管理等部门以及从事未成年人保护工作的相关群团组织的协同机制,加强对学校学生保护工作的指导与监督。

第五十一条　教育行政部门应当会同有关部门健全教职工从业禁止人员名单和查询机制,指导、监督学校健全准入和定期查询制度。

第五十二条　教育行政部门可以通过政府购买服务的方式,组织具有相应资质的社会组织、专业机构及其他社会力量,为学校提供法律咨询、心理辅导、行为矫正等专业服务,为预防和处理学生权益受侵害的案件提供支持。

教育行政部门、学校在与有关部门、机构、社会组织及个人合作进行学生保护专业服务与支持过程中,应当与相关人员签订保密协议,保护学生个人及家庭隐私。

第五十三条　教育行政部门应当指定专门机构或者人员承担学生保护的监督职责,有条件的,可以设立学生保护专兼职监察员负责学生保护工作,处理或者指导处理学生欺凌、性侵害、性骚扰以及其他侵害学生权益的事件,会同有关部门落实学校安全区域制度,健全依法处理涉校纠纷的工作机制。

负责学生保护职责的人员应当接受专门业务培训,具备学生保护的必要知识与能力。

第五十四条　教育行政部门应当通过建立投诉举报电话、邮箱或其他途径,受理对学校或者教职工违反本规定或者其他法律法规、侵害学生权利的投诉、举报;处理过程中发现有关人员行为涉嫌违法犯罪的,应当及时向公安机关报案或者移送司法机关。

第五十五条　县级教育行政部门应当会同民政部门,推动设立未成年人保护社会组织,协助受理涉及学生权益的投诉举报、开展侵害学生权益案件的调查和处理,指导、支持学校、教职工、家长开展学生保护工作。

第五十六条　地方教育行政部门应当建立学生保护工作评估制度,定期组织或者委托第三方对管辖区域内学校履行保护学生法定职责情况进行评估,评估结果作为学校管理水平评价、校长考评考核的依据。

各级教育督导机构应当将学校学生保护工作情况纳入政府履行教育职责评价和学校督导评估的内容。

# 第七章 责任与处理

第五十七条 学校未履行未成年人保护法规定的职责,违反本规定侵犯学生合法权利的,主管教育行政部门应当责令改正,并视情节和后果,依照有关规定和权限分别对学校的主要负责人、直接责任人或者其他责任人员进行诫勉谈话、通报批评、给予处分或者责令学校给予处分;同时,可以给予学校1至3年不得参与相应评奖评优,不得获评各类示范、标兵单位等荣誉的处理。

第五十八条 学校未履行对教职工的管理、监督责任,致使发生教职工严重侵害学生身心健康的违法犯罪行为,或者有包庇、隐瞒不报,威胁、阻拦报案,妨碍调查、对学生打击报复等行为的,主管教育部门应当对主要负责人和直接责任人给予处分或者责令学校给予处分;情节严重的,应当移送有关部门查处,构成违法犯罪的,依法追究相应法律责任。因监管不力、造成严重后果而承担领导责任的校长,5年内不得再担任校长职务。

第五十九条 学校未按本规定建立学生权利保护机制,或者制定的校规违反法律法规和本规定,由主管教育部门责令限期改正、给予通报批评;情节严重、影响较大或者逾期不改正的,可以对学校主要负责人和直接负责人给予处分或者责令学校给予处分。

第六十条 教职工违反本规定的,由学校或者主管教育部门依照事业单位人员管理、中小学教师管理的规定予以处理。

教职工实施第二十四条第二款禁止行为的,应当依法予以开除或者解聘;有教师资格的,由主管教育行政部门撤销教师资格,纳入从业禁止人员名单;涉嫌犯罪的,移送有关部门依法追究责任。

教职工违反第三十八条规定牟取不当利益的,应当责令退还所收费用或者所获利益,给学生造成经济损失的,应当依法予以赔偿,并视情节给予处分,涉嫌违法犯罪的移送有关部门依法追究责任。

学校应当根据实际,建立健全校内其他工作人员聘用和管理制度,对其他人员违反本规定的,根据情节轻重予以校内纪律处分直至予以解聘,涉嫌违反治安管理或者犯罪的,移送有关部门依法追究责任。

第六十一条 教育行政部门未履行对学校的指导、监督职责,管辖区域内学校出现严重侵害学生权益情形的,由上级教育行政部门、教育督导机构责令改正、予以通报批评,情节严重的依法追究主要负责人或者直接责任人的责任。

# 第八章　附　　则

第六十二条　幼儿园、特殊教育学校应当根据未成年人身心特点，依据本规定有针对性地加强在园、在校未成年人合法权益的保护，并参照本规定、结合实际建立保护制度。

幼儿园、特殊教育学校及其教职工违反保护职责，侵害在园、在校未成年人合法权益的，应当适用本规定从重处理。

第六十三条　本规定自 2021 年 9 月 1 日起施行。

# 教育部办公厅关于加强学生心理健康
# 管理工作的通知

教思政厅函〔2021〕10 号

各省、自治区、直辖市教育厅(教委),新疆生产建设兵团教育局,部属各高等学校:

为进一步提高学生心理健康工作针对性和有效性,切实加强专业支撑和科学管理,着力提升学生心理健康素养,现就有关要求通知如下。

## 一、加强源头管理,全方位提升学生心理健康素养

1. 加强心理健康课程建设。发挥课堂教学主渠道作用,帮助学生掌握心理健康知识和技能,树立自助互助求助意识,学会理性面对挫折和困难。高校要面向本专科生开设心理健康公共必修课,原则上应设置 2 个学分(32~36 学时),有条件的高校可开设更具针对性的心理健康选修课。中小学要将心理健康教育课纳入校本课程,同时注重安排形式多样的生命教育、挫折教育等。

2. 大力培育学生积极心理品质。充分发挥体育、美育、劳动教育以及校园文化的重要作用,全方位促进学生心理健康发展。严格落实开齐开足上好体育课和美育课的刚性要求,积极推广中华传统体育项目,广泛开展普及性体育运动和丰富的艺术实践活动,结合各学段特点系统加强劳动教育,吸引学生积极参加各种健康向上的校园文化生活和学生社团活动,切实培养学生珍视生命、热爱生活的心理品质,增强学生的责任感和使命感。

3. 及早分类疏导各种压力。针对学生在学习、生活、人际关系和自我意识等方面可能遇到的心理失衡问题,主动采取举措,避免因压力无法缓解而造成心理危机。注重关心帮助学习遭遇困难、学业表现不佳的学生,教师要及时给予个别指导,鼓励同学间开展朋辈帮扶,帮助学生纾解心理压力、提振学习信心。重点关注临近毕业仍未获得用人单位录用意向的学生,积极提供就业托底帮助,缓解就业焦虑。重点关注家庭经济困难学生,在学生资助的各环节把解决实际问题与解决心理问题相结合。及时了解学生在人际交往、恋爱情感、集体生活中所遇到的困难和问题,有针对性地开展个别谈话、团体辅导等,帮助青年学生树立正确的交友观、恋爱观。

4. 增强学校、家庭和社会教育合力。学校及时了解学生是否存在早期心理创伤、家庭重大变故、亲子关系紧张等情况,积极寻求学生家庭成员及相关人员的有效支持。在家庭访问等家校联系中帮助家长更加了解孩子所处年龄段的心理特点和规律,在家长学校、社区家长课堂中将青少年发展心理学知识列为必修内容,防止因家庭矛盾或教育方式不当造成孩子心理问题。充分利用广播、电视、网络媒体等平台和渠道,传播心理健康知识,积极营造有利于学生健康成长成才的社会环境。

## 二、加强过程管理,提升及早发现能力和日常咨询辅导水平

5. 做好心理健康测评工作。积极借助专业工具和手段,加快研制更符合中国学生特点的心理测评量表,定期开展学生心理健康测评工作,健全筛查预警机制,及早实施精准干预。高校每年在新生入校后适时开展全覆盖的心理健康测评,注重对测评结果的科学分析和合理应用,分类制定心理健康教育方案。县级教育部门要设立或依托相关专业机构,牵头负责组织区域内中小学开展心理健康测评工作,每年面向小学高年级、初中、高中开展一次心理健康测评,指导学校科学运用学生心理健康测评结果,推动建立"一生一策"的心理成长档案。

6. 强化日常预警防控。高校要健全完善"学校 - 院系 - 班级 - 宿舍 / 个人"四级预警网络,依托班级心理委员、学生党团骨干、学生寝室室长等群体,重点关注学生是否遭遇重大变故、重大挫折及出现明显异常等情况。辅导员、班主任每月要遍访所有学生寝室,院系要定期召开学生心理异常情况研判会,对出现高危倾向苗头的学生及时给予干预帮扶。针对中小学生出现的异常情况,中小学教师要与家长进行密切沟通,共同加强心理疏导,帮助孩子渡过难关。

7. 加强心理咨询辅导服务。高校要强化心理咨询服务平台建设,设立心理发展辅导室、积极心理体验中心、团体活动室、综合素质训练室等,为开展个体心理咨询与团体心理辅导提供优质的实时实地服务。创造条件开通 24 小时阳光心理援助热线、网络预约专线和咨询邮箱等途径,做好常态化心理咨询服务。县级教育部门要建立区域性的中小学生心理辅导中心,积极开展线上线下多种形式咨询辅导服务,定期面向所在区域中小学提供业务指导、技能培训。

## 三、加强结果管理,提高心理危机事件干预处置能力

8. 大力构建家校协同干预机制。对于入学时就确定有抑郁症等心理障碍的学生,学校组织校内外相关专业人员进行研判,及时将干预方案告知家长,与家长共同商定任务分工。学生出现自杀自伤、伤人毁物倾向等严重心理危机时,学校及时协助家长送医诊治。

9. 积极争取专业机构协作支持。持续强化教育部门和各级学校与精神卫生医疗机构协同合作。各高校要主动争取与精神卫生医疗机构建立定点合作关系。县级教育部门要加强与卫生健康部门的协同联动,建立精神卫生医疗机构对学校心理健康教育及心理危机干预的支持协作机制,为所在区域中小学提供医疗帮助。

10. 妥善做好学生突发事件善后工作。加快提升学校应急处置能力。学生因心理问题在校发生意外事件后,学校要立即启动应急工作预案,第一时间联系学生家长,并在当地教育、公安等部门指导下核实情况、及时处理。针对可能的社会关注,学校要按照公开透明原则及时回应,对在网上进行恶意炒作者,争取网信、公安等部门支持,合力做好工作。

## 四、加强保障管理,加大综合支撑力度

11. 配齐建强骨干队伍。高校按师生比不低于 1∶4 000 比例配备心理健康教育专职教师且每校至少配备 2 名。加大心理健康教育培训力度,对新入职的辅导员、研究生导师开展心理健康

教育基本知识和技能全覆盖培训,对所有辅导员每 3 年至少开展 1 次心理健康教育专题培训。支持辅导员攻读心理学相关专业第二专业硕士学位,适当增加思想政治工作骨干在职攻读博士学位专项计划心理学相关专业名额,为一线思想政治工作队伍提升心理健康教育专业化水平创造更好保障。每所中小学至少要配备 1 名专职心理健康教育教师,县级教研机构要配备心理教研员。中小学要在班主任及各学科教师岗前培训、业务进修、日常培训等各类培训中,将心理健康教育作为必修内容予以重点安排。

12. 落实场地和经费保障。高校要为心理健康教育与咨询配备必要的办公场地和设备。县级教育部门要为区域性中小学生心理辅导中心配备专门场地空间及软硬件设备,各地教育部门要进一步推动中小学建立健全心理辅导室。学校应在年度预算中统筹各类资金保障心理健康教育工作基础经费,确定生均标准,足额按时拨付,并视情建立增长机制。

教育部办公厅

2021 年 7 月 7 日

# 关于印发健康中国行动——儿童青少年心理健康行动方案(2019—2022 年)的通知

卫疾控发〔2019〕63 号

各省、自治区、直辖市及新疆生产建设兵团卫生健康委、宣传部、文明办、网信办、教育厅(委、局)、民政厅(局)、财政厅(局)、广播电视局、妇儿工委办公室、共青团、妇联、关工委:

为贯彻落实《国务院关于实施健康中国行动的意见》,推进《健康中国行动(2019—2030 年)》心理健康促进行动、中小学健康促进行动实施,进一步加强儿童青少年心理健康工作,促进儿童青少年心理健康和全面素质发展,我们联合制定了《健康中国行动——儿童青少年心理健康行动方案(2019—2022 年)》(可从国家卫生健康委网站下载)。现印发给你们,请认真贯彻落实。

国家卫生健康委　　　　中宣部

中央文明办　　　中央网信办

教育部　　　　民政部

财政部　　国家广电总局

国务院妇儿工委办公室　　共青团中央

全国妇联　　中国关工委

2019 年 12 月 18 日

## 健康中国行动——儿童青少年心理健康行动方案(2019—2022 年)

儿童青少年心理健康工作是健康中国建设的重要内容。随着我国经济社会快速发展,儿童青少年心理行为问题发生率和精神障碍患病率逐渐上升,已成为关系国家和民族未来的重要公共卫生问题。为贯彻落实党中央、国务院决策部署,落实《国务院关于实施健康中国行动的意见》(国发〔2019〕13 号)要求,促进儿童青少年心理健康和全面素质发展,特制定本方案。

### 一、行动目标

到 2022 年底,实现《健康中国行动(2019—2030 年)》提出的儿童青少年心理健康相关指标的阶段目标,基本建成有利于儿童青少年心理健康的社会环境,形成学校、社区、家庭、媒体、医疗卫生机构等联动的心理健康服务模式,落实儿童青少年心理行为问题和精神障碍的预防干预措施,加强重点人群心理疏导,为增进儿童青少年健康福祉、共建共享健康中国奠定重要基础。

各级各类学校建立心理服务平台或依托校医等人员开展学生心理健康服务,学前教育、特殊教育机构要配备专兼职心理健康教育教师。50% 的家长学校或家庭教育指导服务站点开展心理健康教育。60% 的二级以上精神专科医院设立儿童青少年心理门诊,30% 的儿童专科医院、妇幼保健院、二级以上综合医院开设精神(心理)门诊。各地市设立或接入心理援助热线。儿童青少年心理健康核心知识知晓率达到 80%。

## 二、具体行动

### (一)心理健康宣教行动

各类媒体要对儿童青少年及家长、学校教师等加强心理健康宣传,传播心理健康知识,帮助全社会进一步树立"身心同健康"意识,掌握应对心理行为问题的方法和途径。教育引导儿童青少年安全合理使用电脑和智能终端设备,预防网络沉迷和游戏障碍。各级教育、卫生健康部门指导学校和医疗卫生机构推广实施《学生心理健康教育指南》。各级各类学校要积极开展生命教育、亲情教育、爱国教育,培养学生珍视生命、热爱家人、爱国爱民的意识,培育积极心理品质。有条件的家长学校或家庭教育指导服务站点每年至少开展一次面向家长和子女的心理健康教育。医疗卫生机构要积极开展儿童青少年健康教育和科普宣传,倡导儿童青少年保持健康心理状态、科学运动、充足睡眠、合理膳食等,减少心理行为问题和精神障碍诱因。

### (二)心理健康环境营造行动

各级卫生健康部门要会同教育等部门,倡导实施"心理滋养 1 000 天"行动,共同营造心理健康从娃娃抓起的社会环境,重点关注孕产妇、2 岁以内婴幼儿及家长心理健康状况,开展 0~6 岁儿童心理行为发育问题预警征象筛查。学校、村(居)委会、妇联、关工委、共青团等机构和组织要密切关注儿童青少年成长环境,建立完善教师或家长暴力行为、学生欺凌行为、儿童青少年受虐待问题的举报渠道,发现相关问题或可疑情况时,及时采取措施,向有关部门报告,并注重保护儿童青少年隐私。村(居)委会、妇联依托"寻找最美家庭"等活动,引导家长传承良好家风,关注自身和子女心理健康,依法履行监护责任,营造良好的家庭环境,培养子女健康人格和良好行为习惯。新闻出版、网信、广播电视等管理部门要加大对网络内容的监管力度,及时发现清理网上与儿童青少年有关的非法有害出版物及信息,重点清查问题较多的网络游戏、网络直播、短视频、教育类 APP 等,打击网络赌博、血腥暴力、色情低俗等网站和 APP,为儿童青少年营造良好的网络环境。

### (三)心理健康促进行动

各级各类学校要实施倾听一刻钟、运动一小时"两个一"行动,即促进学生每天与同学、家人有效沟通交流 15 分钟;引导学生每天至少参加 1 小时体育运动。对学生开展职业生涯规划教育,积极安排学生到有关单位观摩体验。组织开展"绿书签"系列宣传教育活动,引导学生绿色阅读、文明上网,自觉远离和抵制有害出版物和信息。教育部门要定期开展学生心理健康状况和学校心理健康教育状况调查,督促学校完善心理健康教育机制,以积极导向将结果反馈学生家长。

### (四)心理健康关爱行动

学校要对面临升学压力的初三、高三学生及家长开展心理辅导。对贫困、留守、流动、单亲、残疾、遭遇校园欺凌、丧亲等处境不利学生给予重点关爱,必要时开展心理干预。对精神障碍患者的子女,开展家庭关爱教育、辅助成长。对一般不良行为青少年进行心理辅导和批评教育。对疑似有心理行为问题或精神障碍的学生,教育部门要指导家长陪同学生到医疗机构寻求专业帮助。对患有精神障碍的学生,教育部门应当协助家庭和相关部门做好心理服务,建立健全病情稳定患者复学机制。普通学校要按照国家有关法律法规招收能够接受普通教育的精神障碍儿童入学。

(五)心理健康服务能力提升行动

各地教育部门要将心理健康教育内容纳入"国培计划"和地方各级教师培训计划,加强各级各类学校教师心理健康相关知识培训。学前教育机构、中小学结合家长会等活动,每年对学生家长开展至少一次心理健康知识培训,提高家长预防、识别子女心理行为问题的能力。卫生健康部门要加大精神科医师培养培训力度,探索开展儿童青少年精神病学专科医师培训。已建有热线的精神卫生医疗机构及 12320 公共卫生热线、共青团 12355 青少年服务热线等,要对工作人员开展儿童青少年心理健康知识培训,保障提供专业化服务,并向儿童青少年广泛宣传热线号码,鼓励其有需要时拨打求助。宣传部门要加强对各类媒体精神卫生相关新闻事件报道的指导和规范。各地各相关部门要重视各类突发事件中受影响儿童青少年人群的应急心理援助,针对儿童青少年特点制定完善相关方案,有效开展心理抚慰、疏导和心理危机干预工作。

(六)心理健康服务体系完善行动

各级各类学校要设立心理服务平台(如心理辅导室等),或通过培训校医、引入心理学专业教师、购买专业社工服务等形式开展学生心理健康服务,并加大中小学校(含中等职业学校)专兼职心理健康工作人员配置力度。高等学校按照师生比不低于 1∶4 000 配备心理健康教育专职教师,并切实发挥辅导员、班主任在学生心理健康教育中的重要作用。托育机构要配备经过心理健康相关知识培训的保育人员,学前教育、特殊教育机构要配备专兼职心理健康教师。有条件的学校要发挥共青团、少先队、学生会组织作用,积极开展同伴教育,增强同伴支持。民政、妇联、共青团等部门依托城乡社区综合服务设施、社区教育机构、儿童之家、青年之家、家长学校或家庭教育指导服务站点等活动阵地,整合社会资源,开展心理健康教育。民政、文明办、卫生健康、共青团等部门发挥协调职能,依托社区综合服务设施、社区卫生服务中心、心理咨询室、社会工作站等搭建社区心理服务平台,支持引导专业社工、志愿者面向社区开展儿童青少年心理健康服务。文明办加强未成年人心理健康成长辅导中心规范建设,拓展服务内容,增强服务能力。卫生健康、民政、残联等培育引导社会化心理健康服务机构、康复训练机构为儿童青少年提供规范化、专业化服务。卫生健康行政部门通过平安医院创建等,推动儿童专科医院、妇幼保健院、二级以上综合医院等开设精神(心理)科。鼓励有条件的精神卫生医疗机构提供儿童青少年门诊和住院诊疗服务。建立学校、社区、社会心理服务机构等向医疗卫生机构的转介通道。

## 三、保障措施

(一)加强组织领导与部门协调

各地要建立健全部门协作、社会动员、全民参与的工作机制,明确部门职责。卫生健康、教育部门要在心理健康促进与精神障碍发现、转介、诊断治疗等工作中建立协作机制；与民政、宣传、文明办、广电、网信、共青团、妇联、关工委等部门和组织加强协作，落实各项工作任务。

（二）保障经费投入

各地根据儿童青少年心理健康工作需要和财力可能，做好资金保障工作，并加强对资金使用效益的考核。鼓励各种社会资源支持开展青少年心理健康服务。

（三）加大科学研究

各级卫生健康、教育等部门要依托精神卫生医疗机构、学校、科研院所等开展儿童青少年心理健康相关基础研究和应用研究。针对儿童青少年常见的心理行为问题与精神障碍，开展早期识别与干预研究，推广应用效果明确的心理干预技术和方法。

（四）完善监测评估干预机制

卫生健康等部门要依托现有资源建设儿童青少年心理健康状况数据采集平台，追踪心理健康状况变化趋势，为相关政策的制定完善提供依据。通过委托第三方等方式对工作措施落实情况及效果进行评价，对工作效果良好的经验及时进行推广。

# 中共教育部党组关于印发《高等学校学生心理健康教育指导纲要》的通知

教党〔2018〕41号

各省、自治区、直辖市党委教育工作部门、教育厅(教委),新疆生产建设兵团教育局,部属各高等学校党委、部省合建各高等学校党委:

《高等学校学生心理健康教育指导纲要》已经部党组会议审议通过,现印发给你们,请结合实际认真贯彻执行。有关落实情况,请及时报告我部思想政治工作司。

中共教育部党组

2018年7月4日

## 高等学校学生心理健康教育指导纲要

心理健康教育是提高大学生心理素质、促进其身心健康和谐发展的教育,是高校人才培养体系的重要组成部分,也是高校思想政治工作的重要内容。为深入学习贯彻习近平新时代中国特色社会主义思想和党的十九大精神,推动全国高校思想政治工作会议精神落地生根,切实加强高校思想政治工作体系建设,进一步提升心理育人质量,根据原国家卫生计生委、教育部等22部门联合印发的《关于加强心理健康服务的指导意见》和中共教育部党组《高校思想政治工作质量提升工程实施纲要》的工作要求,特制定本指导纲要。

### 一、指导思想

深入学习贯彻习近平新时代中国特色社会主义思想,全面贯彻党的教育方针,把立德树人的成效作为检验学校一切工作的根本标准,着力培养德智体美全面发展的社会主义建设者和接班人。坚持育心与育德相统一,加强人文关怀和心理疏导,规范发展心理健康教育与咨询服务,更好地适应和满足学生心理健康教育服务需求,引导学生正确认识义和利、群和己、成和败、得和失,培育学生自尊自信、理性平和、积极向上的健康心态,促进学生心理健康素质与思想道德素质、科学文化素质协调发展。

### 二、总体目标

教育教学、实践活动、咨询服务、预防干预"四位一体"的心理健康教育工作格局基本形成。心理健康教育的覆盖面、受益面不断扩大,学生心理健康意识明显增强,心理健康素质普遍提升。

常见精神障碍和心理行为问题预防、识别、干预能力和水平不断提高。学生心理健康问题关注及时、措施得当、效果明显,心理疾病发生率明显下降。

## 三、基本原则

——科学性与实效性相结合。根据学生身心发展规律和心理健康教育规律,科学开展心理健康教育工作,逐步完善心理健康教育和咨询服务体系,切实提高学生心理健康水平,有效解决学生思想、心理和行为问题。

——普遍性与特殊性相结合。坚持心理健康教育工作面向全体学生开展,对每个学生心理健康发展负责,关注学生个体差异,注重方式方法创新,分层分类开展心理健康教育,满足不同学生群体心理健康服务需求。

——主导性与主体性相结合。充分发挥心理健康教育教师、心理咨询师、辅导员、班主任等育人主体的主导作用,强化家校育人合力。尊重学生主体地位,充分调动学生主动性、积极性,培养自主自助维护心理健康的意识和能力。

——发展性与预防性相结合。加强心理健康知识的普及和传播,充分挖掘学生心理潜能,培养积极心理品质,促进学生身心和谐发展。重视心理问题的及时疏导,加强心理危机预防干预,最大限度预防和减少严重心理危机个案的发生。

## 四、主要任务

1. 推进知识教育。健全心理健康教育课程体系,结合实际,把心理健康教育课程纳入学校整体教学计划,规范课程设置,对新生开设心理健康教育公共必修课,大力倡导面向全体学生开设心理健康教育选修和辅修课程,实现大学生心理健康教育全覆盖。公共必修课程原则上应设置 2 个学分、32~36 个学时。完善心理健康教育教材体系,组织编写大学生心理健康教育示范教材,科学规范教学内容。开发建设《大学生心理健康》等在线课程,丰富教育教学形式。创新心理健康教育教学手段,有效改进教学方法,通过线下线上、案例教学、体验活动、行为训练、心理情景剧等多种形式,激发大学生学习兴趣,提高课堂教学效果,不断提升教学质量。

2. 开展宣传活动。加强宣传普及,通过举办心理健康教育月、"5·25"大学生心理健康节等形式多样的主题教育活动,组织开展各种有益于大学生身心健康的文体娱乐活动和心理素质拓展活动,不断增强心理健康教育吸引力和感染力。拓展传播渠道,充分利用广播、电视、书刊、影视、动漫等传播形式,组织创作、展示心理健康宣传教育精品和公益广告,传播自尊自信、乐观向上的现代文明理念和心理健康意识。创新宣传方式,主动占领网络心理健康教育新阵地,建设好融思想性、知识性、趣味性、服务性于一体的心理健康教育网站、网页和新媒体平台,广泛运用门户网站、微信、微博、手机客户端等媒介,宣传心理健康知识,倡导健康生活方式,提高心理保健能力。发挥学生主体作用,支持学生成立心理健康教育社团,组织开展心理健康教育活动,增长心理健康知识,提升心理调适能力,积极进行心理健康自助互助。强化家校育人合力,引导家长树立正确教育观念,以健康和谐的家庭环境影响学生,有效提升心理健康教育实效。

3. 强化咨询服务。优化心理咨询服务平台,加强硬件设施建设,设立心理发展辅导室、心理测评室、积极心理体验中心、团体活动室、综合素质训练室等,积极构建教育与指导、咨询与自助、自助与他助紧密结合的心理健康教育与咨询服务体系。完善体制机制,健全心理健康教育与咨询的值班、预约、转介、重点反馈等制度,通过个体咨询、团体辅导、电话咨询、网络咨询等多种形式,向学生提供经常、及时、有效的心理健康指导与咨询服务。实施分类引导,针对不同学段、不同专业学生,精准施策,因材施教,把解决思想问题、心理问题与解决实际问题结合起来,在关心呵护和暖心帮扶中开展教育引导。遵循保密原则,建立心理健康数据安全保护机制,保护学生隐私,杜绝信息泄露。

4. 加强预防干预。完善心理测评方式,优化量表选用,禁止使用可能损害学生心理健康的方法和仪器。科学分析经济社会快速发展、互联网新媒体应用快速推进、个人成长历程、家庭环境等因素对学生心理健康的深刻影响,准确把握学生心理健康状况及变化规律,不断提高心理健康素质测评覆盖面和科学性。健全心理危机预防和快速反应机制,建立学校、院系、班级、宿舍"四级"预警防控体系,完善心理危机干预工作预案,做好对心理危机学生的跟踪服务,注重做好特殊时期、不同季节的心理危机预防与干预工作,定期开展案例督导和个案研讨,不断提高心理危机预防干预专业水平。建立心理危机转介诊疗机制,畅通从学校心理健康教育与咨询机构到校医院、精神卫生专业机构的心理危机转介绿色通道,及时转介疑似患有严重心理或精神疾病的学生到专业机构接受诊断和治疗。

## 五、工作保障

1. 队伍建设。各高校要建设一支以专职教师为骨干、以兼职教师为补充,专兼结合、专业互补、相对稳定、素质良好的心理健康教育师资队伍。心理健康教育专职教师要具有从事大学生心理健康教育的相关学历和专业资质,要按照师生比不低于1:4 000配备,每校至少配备2名。心理健康教育师资队伍原则上应纳入高校思想政治工作队伍管理,要落实好职务(职称)评聘工作。设有教育学、心理学教学机构的高校,可同时纳入相应专业队伍管理。积极组织开展师资队伍培训,保证心理健康教育专职教师每年接受不低于40学时的专业培训,或参加至少2次省级以上主管部门及二级以上心理学专业学术团体召开的学术会议。充分调动全体教职员工参与心理健康教育的主动性和积极性,重视对班主任、辅导员以及其他从事高校思想政治工作的干部、教师开展心理健康教育知识培训。

2. 条件保障。各高校应落实心理健康教育专项工作经费,配备必要的办公场地和设备。有条件的高校,要建立相对独立的心理健康教育与咨询机构和院(系)二级心理辅导站。要建设校内外心理健康教育素质拓展基地,培育高校心理健康教育优秀工作案例,辐射推动区域和全国高校心理健康教育工作。

## 六、组织实施

1. 组织管理。各级教育工作部门要切实加强对学生心理健康教育工作的统一领导和统筹规划,积极支持开展大学生心理健康教育工作,要将心理健康教育工作作为高校思想政治工作测评和文明校园创建的重要内容。各高校要将心理健康教育纳入学校改革发展整体规划,纳入人才培养体系、思想政治工作体系和督导评估指标体系。要明确心理健康教育工作牵头负责职能部门,构建校内各部门统筹协调机制,研究制定心理健康教育的工作规划和相关制度。

2. 评估督导。各级教育工作部门要研究制定大学生心理健康教育工作的评价与督导指标体系,组织或委托心理学专家以及实践工作者,定期对学生心理健康教育工作开展评估、督导。评估、督导内容包括学校重视和支持程度、机构设置情况、专项经费保障、师资队伍建设、教学科研、开展辅导或咨询情况以及工作实效等。

3. 科学研究。各级教育工作部门和各高校要推动开展心理健康教育基础理论研究,逐步形成具有中国特色的心理学、教育学学科体系、学术体系、话语体系,促进研究成果转化及应用。开展心理健康教育相关理论和技术的实证研究,促进临床服务规范。开展心理健康问题的早期识别与干预研究,推广应用效果明确的心理干预技术和方法。

全国民办高校和中外合作办学类高校学生心理健康教育工作,参照本指导纲要执行。

# 教育部关于印发《中小学德育工作指南》的通知

教基〔2017〕8 号

各省、自治区、直辖市教育厅(教委),新疆生产建设兵团教育局:

为全面贯彻党的十八大和十八届三中、四中、五中、六中全会精神,深入贯彻落实习近平总书记系列重要讲话精神,落实立德树人根本任务,不断增强中小学德育工作的时代性、科学性和实效性,经研究,我部制定了《中小学德育工作指南》。现印发给你们,请认真贯彻落实。

该《指南》是指导中小学德育工作的规范性文件,适用于所有普通中小学。各地要加强组织实施,将《指南》作为学校开展德育工作的基本遵循,纳入校长和教师培训的重要内容,并将其作为教育行政部门对中小学德育工作进行督导评价的重要依据,进一步提高中小学德育工作水平。

请将贯彻落实情况及时报我部。

教育部

2017 年 8 月 17 日

## 中小学德育工作指南

为深入贯彻落实立德树人根本任务,加强对中小学德育工作的指导,切实将党和国家关于中小学德育工作的要求落细落小落实,着力构建方向正确、内容完善、学段衔接、载体丰富、常态开展的德育工作体系,大力促进德育工作专业化、规范化、实效化,努力形成全员育人、全程育人、全方位育人的德育工作格局,特制定本指南。

### 一、指导思想

全面贯彻党的十八大和十八届三中、四中、五中、六中全会精神,深入贯彻习近平总书记系列重要讲话精神和治国理政新理念新思想新战略,始终坚持育人为本、德育为先,大力培育和践行社会主义核心价值观,以培养学生良好思想品德和健全人格为根本,以促进学生形成良好行为习惯为重点,以落实《中小学生守则(2015 年修订)》为抓手,坚持教育与生产劳动、社会实践相结合,坚持学校教育与家庭教育、社会教育相结合,不断完善中小学德育工作长效机制,全面提高中小学德育工作水平,为中国特色社会主义事业培养合格建设者和可靠接班人。

### 二、基本原则

(一)坚持正确方向

加强党对中小学校的领导,全面贯彻党的教育方针,坚持社会主义办学方向,牢牢把握中小学思想政治和德育工作主导权,保证中小学校成为坚持党的领导的坚强阵地。

（二）坚持遵循规律

符合中小学生年龄特点、认知规律和教育规律,注重学段衔接和知行统一,强化道德实践、情感培育和行为习惯养成,努力增强德育工作的吸引力、感染力和针对性、实效性。

（三）坚持协同配合

发挥学校主导作用,引导家庭、社会增强育人责任意识,提高对学生道德发展、成长成人的重视程度和参与度,形成学校、家庭、社会协调一致的育人合力。

（四）坚持常态开展

推进德育工作制度化常态化,创新途径和载体,将中小学德育工作要求贯穿融入到学校各项日常工作中,努力形成一以贯之、久久为功的德育工作长效机制。

## 三、德育目标

（一）总体目标

培养学生爱党爱国爱人民,增强国家意识和社会责任意识,教育学生理解、认同和拥护国家政治制度,了解中华优秀传统文化和革命文化、社会主义先进文化,增强中国特色社会主义道路自信、理论自信、制度自信、文化自信,引导学生准确理解和把握社会主义核心价值观的深刻内涵和实践要求,养成良好政治素质、道德品质、法治意识和行为习惯,形成积极健康的人格和良好心理品质,促进学生核心素养提升和全面发展,为学生一生成长奠定坚实的思想基础。

（二）学段目标

小学低年级

教育和引导学生热爱中国共产党、热爱祖国、热爱人民,爱亲敬长、爱集体、爱家乡,初步了解生活中的自然、社会常识和有关祖国的知识,保护环境,爱惜资源,养成基本的文明行为习惯,形成自信向上、诚实勇敢、有责任心等良好品质。

小学中高年级

教育和引导学生热爱中国共产党、热爱祖国、热爱人民,了解家乡发展变化和国家历史常识,了解中华优秀传统文化和党的光荣革命传统,理解日常生活的道德规范和文明礼貌,初步形成规则意识和民主法治观念,养成良好生活和行为习惯,具备保护生态环境的意识,形成诚实守信、友爱宽容、自尊自律、乐观向上等良好品质。

初中学段

教育和引导学生热爱中国共产党、热爱祖国、热爱人民,认同中华文化,继承革命传统,弘扬民族精神,理解基本的社会规范和道德规范,树立规则意识、法治观念,培养公民意识,掌握促进身心健康发展的途径和方法,养成热爱劳动、自主自立、意志坚强的生活态度,形成尊重他人、乐于助人、善于合作、勇于创新等良好品质。

高中学段

教育和引导学生热爱中国共产党、热爱祖国、热爱人民,拥护中国特色社会主义道路,弘扬民族精神,增强民族自尊心、自信心和自豪感,增强公民意识、社会责任感和民主法治观念,学习运用马克思主义基本观点和方法观察问题、分析问题和解决问题,学会正确选择人生发展道路的相关知识,具备自主、自立、自强的态度和能力,初步形成正确的世界观、人生观和价值观。

## 四、德育内容

（一）理想信念教育

开展马列主义、毛泽东思想学习教育,加强中国特色社会主义理论体系学习教育,引导学生深入学习习近平总书记系列重要讲话精神,领会党中央治国理政新理念新思想新战略。加强中国历史特别是近现代史教育、革命文化教育、中国特色社会主义宣传教育、中国梦主题宣传教育、时事政策教育,引导学生深入了解中国革命史、中国共产党史、改革开放史和社会主义发展史,继承革命传统,传承红色基因,深刻领会实现中华民族伟大复兴是中华民族近代以来最伟大的梦想,培养学生对党的政治认同、情感认同、价值认同,不断树立为共产主义远大理想和中国特色社会主义共同理想而奋斗的信念和信心。

（二）社会主义核心价值观教育

把社会主义核心价值观融入国民教育全过程,落实到中小学教育教学和管理服务各环节,深入开展爱国主义教育、国情教育、国家安全教育、民族团结教育、法治教育、诚信教育、文明礼仪教育等,引导学生牢牢把握富强、民主、文明、和谐作为国家层面的价值目标,深刻理解自由、平等、公正、法治作为社会层面的价值取向,自觉遵守爱国、敬业、诚信、友善作为公民层面的价值准则,将社会主义核心价值观内化于心、外化于行。

（三）中华优秀传统文化教育

开展家国情怀教育、社会关爱教育和人格修养教育,传承发展中华优秀传统文化,大力弘扬核心思想理念、中华传统美德、中华人文精神,引导学生了解中华优秀传统文化的历史渊源、发展脉络、精神内涵,增强文化自觉和文化自信。

（四）生态文明教育

加强节约教育和环境保护教育,开展大气、土地、水、粮食等资源的基本国情教育,帮助学生了解祖国的大好河山和地理地貌,开展节粮节水节电教育活动,推动实行垃圾分类,倡导绿色消费,引导学生树立尊重自然、顺应自然、保护自然的发展理念,养成勤俭节约、低碳环保、自觉劳动的生活习惯,形成健康文明的生活方式。

（五）心理健康教育

开展认识自我、尊重生命、学会学习、人际交往、情绪调适、升学择业、人生规划以及适应社会生活等方面教育,引导学生增强调控心理、自主自助、应对挫折、适应环境的能力,培养学生健全的人格、积极的心态和良好的个性心理品质。

### 五、实施途径和要求

（一）课程育人

充分发挥课堂教学的主渠道作用,将中小学德育内容细化落实到各学科课程的教学目标之中,融入渗透到教育教学全过程。

严格落实德育课程。按照义务教育、普通高中课程方案和标准,上好道德与法治、思想政治课,落实课时,不得减少课时或挪作他用。

要围绕课程目标联系学生生活实际,挖掘课程思想内涵,充分利用时政媒体资源,精心设计教学内容,优化教学方法,发展学生道德认知,注重学生的情感体验和道德实践。

发挥其他课程德育功能。要根据不同年级和不同课程特点,充分挖掘各门课程蕴含的德育资源,将德育内容有机融入到各门课程教学中。

语文、历史、地理等课要利用课程中语言文字、传统文化、历史地理常识等丰富的思想道德教育因素,潜移默化地对学生进行世界观、人生观和价值观的引导。

数学、科学、物理、化学、生物等课要加强对学生科学精神、科学方法、科学态度、科学探究能力和逻辑思维能力的培养,促进学生树立勇于创新、求真求实的思想品质。

音乐、体育、美术、艺术等课要加强对学生审美情趣、健康体魄、意志品质、人文素养和生活方式的培养。

外语课要加强对学生国际视野、国际理解和综合人文素养的培养。

综合实践活动课要加强对学生生活技能、劳动习惯、动手实践和合作交流能力的培养。

用好地方和学校课程。要结合地方自然地理特点、民族特色、传统文化以及重大历史事件、历史名人等,因地制宜开发地方和学校德育课程,引导学生了解家乡的历史文化、自然环境、人口状况和发展成就,培养学生爱家乡、爱祖国的感情,树立维护祖国统一、加强民族团结的意识。

统筹安排地方和学校课程,开展法治教育、廉洁教育、反邪教教育、文明礼仪教育、环境教育、心理健康教育、劳动教育、毒品预防教育、影视教育等专题教育。

（二）文化育人

要依据学校办学理念,结合文明校园创建活动,因地制宜开展校园文化建设,使校园秩序良好、环境优美,校园文化积极向上、格调高雅,提高校园文明水平,让校园处处成为育人场所。

优化校园环境。学校校园建筑、设施、布置、景色要安全健康、温馨舒适,使校园内一草一木、一砖一石都体现教育的引导和熏陶。

学校要有升国旗的旗台和旗杆。建好共青团、少先队活动室。积极建设校史陈列室、图书馆(室)、广播室、学校标志性景观。

学校、教室要在明显位置张贴社会主义核心价值观24字、《中小学生守则(2015年修订)》。教室正前上方有国旗标识。

要充分利用板报、橱窗、走廊、墙壁、地面等进行文化建设,可悬挂革命领袖、科学家、英雄模范等杰出人物的画像和格言,展示学生自己创作的作品或进行主题创作。

营造文化氛围。凝练学校办学理念,加强校风教风学风建设,形成引导全校师生共同进步的精神力量。

鼓励设计符合教育规律、体现学校特点和办学理念的校徽、校训、校规、校歌、校旗等并进行教育展示。

创建校报、校刊进行宣传教育。可设计体现学校文化特色的校服。

建设班级文化,鼓励学生自主设计班名、班训、班歌、班徽、班级口号等,增强班级凝聚力。

推进书香班级、书香校园建设,向学生推荐阅读书目,调动学生阅读积极性。提倡小学生每天课外阅读至少半小时、中学生每天课外阅读至少 1 小时。

建设网络文化。积极建设校园绿色网络,开发网络德育资源,搭建校园网站、论坛、信箱、博客、微信群、QQ 群等网上宣传交流平台,通过网络开展主题班(队)会、冬(夏)令营、家校互动等活动,引导学生合理使用网络,避免沉溺网络游戏,远离有害信息,防止网络沉迷和伤害,提升网络素养,打造清朗的校园网络文化。

(三) 活动育人

要精心设计、组织开展主题明确、内容丰富、形式多样、吸引力强的教育活动,以鲜明正确的价值导向引导学生,以积极向上的力量激励学生,促进学生形成良好的思想品德和行为习惯。

开展节日纪念日活动。利用春节、元宵、清明、端午、中秋、重阳等中华传统节日以及二十四节气,开展介绍节日历史渊源、精神内涵、文化习俗等校园文化活动,增强传统节日的体验感和文化感。

利用植树节、劳动节、青年节、儿童节、教师节、国庆节等重大节庆日集中开展爱党爱国、民族团结、热爱劳动、尊师重教、爱护环境等主题教育活动。

利用学雷锋纪念日、中国共产党建党纪念日、中国人民解放军建军纪念日、七七抗战纪念日、九三抗战胜利纪念日、九一八纪念日、烈士纪念日、国家公祭日等重要纪念日,以及地球日、环境日、健康日、国家安全教育日、禁毒日、航天日、航海日等主题日,设计开展相关主题教育活动。

开展仪式教育活动。仪式教育活动要体现庄严神圣,发挥思想政治引领和道德价值引领作用,创新方式方法,与学校特色和学生个性展示相结合。

严格中小学升挂国旗制度。除寒暑假和双休日外,应当每日升挂国旗。除假期外,每周一及重大节会活动要举行升旗仪式,奏唱国歌,开展向国旗敬礼、国旗下宣誓、国旗下讲话等活动。

入团、入队要举行仪式活动。

举办入学仪式、毕业仪式、成人仪式等有特殊意义的仪式活动。

开展校园节(会)活动。举办丰富多彩、寓教于乐的校园节(会)活动,培养学生兴趣爱好,充实学生校园生活,磨练学生意志品质,促进学生身心健康发展。

学校每学年至少举办一次科技节、艺术节、运动会、读书会。可结合学校办学特色和学生实际,自主开发校园节(会)活动,做好活动方案和应急预案。

开展团、队活动。加强学校团委对学生会组织、学生社团的指导管理。明确中学团委对初中少先队工作的领导职责,健全初中团队衔接机制。确保少先队活动时间,小学 1 年级至初中 2 年级每周安排 1 课时。

发挥学生会作用,完善学生社团工作管理制度,建立体育、艺术、科普、环保、志愿服务等各类学生社团。学校要创造条件为学生社团提供经费、场地、活动时间等方面保障。

要结合各学科课程教学内容及办学特色,充分利用课后时间组织学生开展丰富多彩的科技、文娱、体育等社团活动,创新学生课后服务途径。

(四)实践育人

要与综合实践活动课紧密结合,广泛开展社会实践,每学年至少安排一周时间,开展有益于学生身心发展的实践活动,不断增强学生的社会责任感、创新精神和实践能力。

开展各类主题实践。利用爱国主义教育基地、公益性文化设施、公共机构、企事业单位、各类校外活动场所、专题教育社会实践基地等资源,开展不同主题的实践活动。

利用历史博物馆、文物展览馆、物质和非物质文化遗产地等开展中华优秀传统文化教育。

利用革命纪念地、烈士陵园(墓)等开展革命传统教育。

利用法院、检察院、公安机关等开展法治教育。

利用展览馆、美术馆、音乐厅等开展文化艺术教育。

利用科技类馆室、科研机构、高新技术企业设施等开展科普教育。

利用军事博物馆、国防设施等开展国防教育。

利用环境保护和节约能源展览馆、污水处理企业等开展环境保护教育。

利用交通队、消防队、地震台等开展安全教育。

利用养老院、儿童福利机构、残疾人康复机构等社区机构等开展关爱老人、孤儿、残疾人教育。

利用体育科研院所、心理服务机构、儿童保健机构等开展健康教育。

加强劳动实践。在学校日常运行中渗透劳动教育,积极组织学生参与校园卫生保洁、绿化美化,普及校园种植。

将校外劳动纳入学校的教育教学计划,小学、初中、高中每个学段都要安排一定时间的农业生产、工业体验、商业和服务业实习等劳动实践。

教育引导学生参与洗衣服、倒垃圾、做饭、洗碗、拖地、整理房间等力所能及的家务劳动。

组织研学旅行。把研学旅行纳入学校教育教学计划,促进研学旅行与学校课程、德育体验、实践锻炼有机融合,利用好研学实践基地,有针对性地开展自然类、历史类、地理类、科技类、人文类、体验类等多种类型的研学旅行活动。

要考虑小学、初中、高中不同学段学生的身心发展特点和能力,安排适合学生年龄特征的研学旅行。

要规范研学旅行组织管理,制定研学旅行工作规程,做到"活动有方案,行前有备案,应急有预案",明确学校、家长、学生的责任和权利。

开展学雷锋志愿服务。要广泛开展与学生年龄、智力相适应的志愿服务活动。

发挥本校团组织、少先队组织的作用,抓好学生志愿服务的具体组织、实施、考核评估等工作。

做好学生志愿服务认定记录,建立学生志愿服务记录档案,加强学生志愿服务先进典型宣传。

(五)管理育人

要积极推进学校治理现代化,提高学校管理水平,将中小学德育工作的要求贯穿于学校管理制度的每一个细节之中。

完善管理制度。制定校规校纪,健全学校管理制度,规范学校治理行为,形成全体师生广泛认同和自觉遵守的制度规范。

制定班级民主管理制度,形成学生自我教育、民主管理的班级管理模式。

制定防治学生欺凌和暴力工作制度,健全应急处置预案,建立早期预警、事中处理及事后干预等机制。

会同相关部门建立学校周边综合治理机制,对社会上损害学生身心健康的不法行为依法严肃惩处。

明确岗位责任。建立实现全员育人的具体制度,明确学校各个岗位教职员工的育人责任,规范教职工言行,提高全员育人的自觉性。

班主任要全面了解学生,加强班集体管理,强化集体教育,建设良好班风,通过多种形式加强与学生家长的沟通联系。各学科教师要主动配合班主任,共同做好班级德育工作。

加强师德师风建设。培育、宣传师德标兵、教学骨干和优秀班主任、德育工作者等先进典型,引导教师争做"四有"好教师。

实行师德"一票否决制",把师德表现作为教师资格注册、年度考核、职务(职称)评审、岗位聘用、评优奖励的首要标准。

细化学生行为规范。落实《中小学生守则(2015年修订)》,鼓励结合实际制订小学生日常行为规范、中学生日常行为规范,教育引导学生熟知学习生活中的基本行为规范,践行每一项要求。

关爱特殊群体。要加强对经济困难家庭子女、单亲家庭子女、学习困难学生、进城务工人员随迁子女、农村留守儿童等群体的教育关爱,完善学校联系关爱机制,及时关注其心理健康状况,积极开展心理辅导,提供情感关怀,引导学生心理、人格积极健康发展。

(六)协同育人

要积极争取家庭、社会共同参与和支持学校德育工作,引导家长注重家庭、注重家教、注重家风,营造积极向上的良好社会氛围。

加强家庭教育指导。要建立健全家庭教育工作机制,统筹家长委员会、家长学校、家长会、家访、家长开放日、家长接待日等各种家校沟通渠道,丰富学校指导服务内容,及时了解、沟通和反馈学生思想状况和行为表现,认真听取家长对学校的意见和建议,促进家长了解学校办学理念、教育教学改进措施,帮助家长提高家教水平。

构建社会共育机制。要主动联系本地宣传、综治、公安、司法、民政、文化、共青团、妇联、关工委、卫计委等部门、组织,注重发挥党政机关和企事业单位领导干部、专家学者以及老干部、老战士、老专家、老教师、老模范的作用,建立多方联动机制,搭建社会育人平台,实现社会资源共享共建,净化学生成长环境,助力广大中小学生健康成长。

## 六、组织实施

加强组织领导。各级教育行政部门要把中小学德育工作作为教育系统党的建设的重要内容,摆上重要议事日程,加强指导和管理。学校要建立党组织主导、校长负责、群团组织参与、家庭社会联动的德育工作机制。学校党组织要充分发挥政治核心作用,切实加强对学校德育工作的领导,把握正确方向,推动解决重要问题。校长要亲自抓德育工作,规划、部署、推动学校德育工作落到实处。学校要完善党建带团建机制,加强共青团、少先队建设,在学校德育工作中发挥共青团、少先队的思想性、先进性、自主性、实践性优势。

加强条件保障。各级教育行政部门和学校要进一步改善学校办学条件,将德育工作经费纳入经费年度预算,完善优化教育手段,提供德育工作必需的场所、设施,订阅必备的参考书、报刊杂志,配齐相应的教学仪器设备等。

加强队伍建设。各级教育行政部门和学校要重视德育队伍人员培养选拔,优化德育队伍结构,建立激励和保障机制,调动工作积极性和创造性。要有计划地培训学校党组织书记、校长、德育干部、班主任、各科教师和少先队辅导员、中学团干部,组织他们学习党的教育方针、德育理论,提高德育工作专业化水平。

加强督导评价。各级教育行政部门要将学校德育工作开展情况纳入对学校督导的重要内容,建立区域、学校德育工作评价体系,适时开展专项督导评估工作。学校要认真开展学生的品德评价,纳入综合素质评价体系,建立学生综合素质档案,做好学生成长记录,反映学生成长实际状况。

加强科学研究。各级教育行政部门、教育科研机构和学校要组织力量开展中小学德育工作研究,探索新时期德育工作特点和规律,创新德育工作的途径和方法,定期总结交流研究成果,学习借鉴先进经验和做法,增强德育工作的科学性、系统性和实效性。

# 幼儿园工作规程(节选)

(2016年1月5日中华人民共和国教育部令第39号公布 自2016年3月1日起施行)

## 第一章 总 则

第一条 为了加强幼儿园的科学管理,规范办园行为,提高保育和教育质量,促进幼儿身心健康,依据《中华人民共和国教育法》等法律法规,制定本规程。

第二条 幼儿园是对3周岁以上学龄前幼儿实施保育和教育的机构。幼儿园教育是基础教育的重要组成部分,是学校教育制度的基础阶段。

第三条 幼儿园的任务是:贯彻国家的教育方针,按照保育与教育相结合的原则,遵循幼儿身心发展特点和规律,实施德、智、体、美等方面全面发展的教育,促进幼儿身心和谐发展。

幼儿园同时面向幼儿家长提供科学育儿指导。

第四条 幼儿园适龄幼儿一般为3周岁至6周岁。

幼儿园一般为三年制。

第五条 幼儿园保育和教育的主要目标是:

(一)促进幼儿身体正常发育和机能的协调发展,增强体质,促进心理健康,培养良好的生活习惯、卫生习惯和参加体育活动的兴趣。

(二)发展幼儿智力,培养正确运用感官和运用语言交往的基本能力,增进对环境的认识,培养有益的兴趣和求知欲望,培养初步的动手探究能力。

(三)萌发幼儿爱祖国、爱家乡、爱集体、爱劳动、爱科学的情感,培养诚实、自信、友爱、勇敢、勤学、好问、爱护公物、克服困难、讲礼貌、守纪律等良好的品德行为和习惯,以及活泼开朗的性格。

(四)培养幼儿初步感受美和表现美的情趣和能力。

第六条 幼儿园教职工应当尊重、爱护幼儿,严禁虐待、歧视、体罚和变相体罚、侮辱幼儿人格等损害幼儿身心健康的行为。

第七条 幼儿园可分为全日制、半日制、定时制、季节制和寄宿制等。上述形式可分别设置,也可混合设置。

## 第二章 幼儿入园和编班

第八条 幼儿园每年秋季招生。平时如有缺额,可随时补招。

幼儿园对烈士子女、家中无人照顾的残疾人子女、孤儿、家庭经济困难幼儿、具有接受普通教育能力的残疾儿童等入园,按照国家和地方的有关规定予以照顾。

第九条 企业、事业单位和机关、团体、部队设置的幼儿园,除招收本单位工作人员的子女外,应当积极创造条件向社会开放,招收附近居民子女入园。

第十条 幼儿入园前,应当按照卫生部门制定的卫生保健制度进行健康检查,合格者方可入园。

幼儿入园除进行健康检查外,禁止任何形式的考试或测查。

第十一条 幼儿园规模应当有利于幼儿身心健康,便于管理,一般不超过360人。

幼儿园每班幼儿人数一般为:小班(3周岁至4周岁)25人,中班(4周岁至5周岁)30人,大班(5周岁至6周岁)35人,混合班30人。寄宿制幼儿园每班幼儿人数酌减。

幼儿园可以按年龄分别编班,也可以混合编班。

# 第三章 幼儿园的安全

第十二条 幼儿园应当严格执行国家和地方幼儿园安全管理的相关规定,建立健全门卫、房屋、设备、消防、交通、食品、药物、幼儿接送交接、活动组织和幼儿就寝值守等安全防护和检查制度,建立安全责任制和应急预案。

第十三条 幼儿园的园舍应当符合国家和地方的建设标准,以及相关安全、卫生等方面的规范,定期检查维护,保障安全。幼儿园不得设置在污染区和危险区,不得使用危房。

幼儿园的设备设施、装修装饰材料、用品用具和玩教具材料等,应当符合国家相关的安全质量标准和环保要求。

入园幼儿应当由监护人或者其委托的成年人接送。

第十四条 幼儿园应当严格执行国家有关食品药品安全的法律法规,保障饮食饮水卫生安全。

第十五条 幼儿园教职工必须具有安全意识,掌握基本急救常识和防范、避险、逃生、自救的基本方法,在紧急情况下应当优先保护幼儿的人身安全。

幼儿园应当把安全教育融入一日生活,并定期组织开展多种形式的安全教育和事故预防演练。

幼儿园应当结合幼儿年龄特点和接受能力开展反家庭暴力教育,发现幼儿遭受或者疑似遭受家庭暴力的,应当依法及时向公安机关报案。

第十六条 幼儿园应当投保校方责任险。

# 第四章  幼儿园的卫生保健

第十七条  幼儿园必须切实做好幼儿生理和心理卫生保健工作。

幼儿园应当严格执行《托儿所幼儿园卫生保健管理办法》以及其他有关卫生保健的法规、规章和制度。

第十八条  幼儿园应当制定合理的幼儿一日生活作息制度。正餐间隔时间为 3.5~4 小时。在正常情况下,幼儿户外活动时间(包括户外体育活动时间)每天不得少于 2 小时,寄宿制幼儿园不得少于 3 小时;高寒、高温地区可酌情增减。

第十九条  幼儿园应当建立幼儿健康检查制度和幼儿健康卡或档案。每年体检一次,每半年测身高、视力一次,每季度量体重一次;注意幼儿口腔卫生,保护幼儿视力。

幼儿园对幼儿健康发展状况定期进行分析、评价,及时向家长反馈结果。

幼儿园应当关注幼儿心理健康,注重满足幼儿的发展需要,保持幼儿积极的情绪状态,让幼儿感受到尊重和接纳。

第二十条  幼儿园应当建立卫生消毒、晨检、午检制度和病儿隔离制度,配合卫生部门做好计划免疫工作。

幼儿园应当建立传染病预防和管理制度,制定突发传染病应急预案,认真做好疾病防控工作。

幼儿园应当建立患病幼儿用药的委托交接制度,未经监护人委托或者同意,幼儿园不得给幼儿用药。幼儿园应当妥善管理药品,保证幼儿用药安全。

幼儿园内禁止吸烟、饮酒。

第二十一条  供给膳食的幼儿园应当为幼儿提供安全卫生的食品,编制营养平衡的幼儿食谱,定期计算和分析幼儿的进食量和营养素摄取量,保证幼儿合理膳食。

幼儿园应当每周向家长公示幼儿食谱,并按照相关规定进行食品留样。

第二十二条  幼儿园应当配备必要的设备设施,及时为幼儿提供安全卫生的饮用水。

幼儿园应当培养幼儿良好的大小便习惯,不得限制幼儿便溺的次数、时间等。

第二十三条  幼儿园应当积极开展适合幼儿的体育活动,充分利用日光、空气、水等自然因素以及本地自然环境,有计划地锻炼幼儿肌体,增强身体的适应和抵抗能力。正常情况下,每日户外体育活动不得少于 1 小时。

幼儿园在开展体育活动时,应当对体弱或有残疾的幼儿予以特殊照顾。

第二十四条  幼儿园夏季要做好防暑降温工作,冬季要做好防寒保暖工作,防止中暑和冻伤。

# 第五章　幼儿园的教育

第二十五条　幼儿园教育应当贯彻以下原则和要求：

（一）德、智、体、美等方面的教育应当互相渗透，有机结合。

（二）遵循幼儿身心发展规律，符合幼儿年龄特点，注重个体差异，因人施教，引导幼儿个性健康发展。

（三）面向全体幼儿，热爱幼儿，坚持积极鼓励、启发引导的正面教育。

（四）综合组织健康、语言、社会、科学、艺术各领域的教育内容，渗透于幼儿一日生活的各项活动中，充分发挥各种教育手段的交互作用。

（五）以游戏为基本活动，寓教育于各项活动之中。

（六）创设与教育相适应的良好环境，为幼儿提供活动和表现能力的机会与条件。

第二十六条　幼儿一日活动的组织应当动静交替，注重幼儿的直接感知、实际操作和亲身体验，保证幼儿愉快的、有益的自由活动。

第二十七条　幼儿园日常生活组织，应当从实际出发，建立必要、合理的常规，坚持一贯性和灵活性相结合，培养幼儿的良好习惯和初步的生活自理能力。

第二十八条　幼儿园应当为幼儿提供丰富多样的教育活动。

教育活动内容应当根据教育目标、幼儿的实际水平和兴趣确定，以循序渐进为原则，有计划地选择和组织。

教育活动的组织应当灵活地运用集体、小组和个别活动等形式，为每个幼儿提供充分参与的机会，满足幼儿多方面发展的需要，促进每个幼儿在不同水平上得到发展。

教育活动的过程应注重支持幼儿的主动探索、操作实践、合作交流和表达表现，不应片面追求活动结果。

第二十九条　幼儿园应当将游戏作为对幼儿进行全面发展教育的重要形式。

幼儿园应当因地制宜创设游戏条件，提供丰富、适宜的游戏材料，保证充足的游戏时间，开展多种游戏。

幼儿园应当根据幼儿的年龄特点指导游戏，鼓励和支持幼儿根据自身兴趣、需要和经验水平，自主选择游戏内容、游戏材料和伙伴，使幼儿在游戏过程中获得积极的情绪情感，促进幼儿能力和个性的全面发展。

第三十条　幼儿园应当将环境作为重要的教育资源，合理利用室内外环境，创设开放的、多样的区域活动空间，提供适合幼儿年龄特点的丰富的玩具、操作材料和幼儿读物，支持幼儿自主选择和主动学习，激发幼儿学习的兴趣与探究的愿望。

幼儿园应当营造尊重、接纳和关爱的氛围，建立良好的同伴和师生关系。

幼儿园应当充分利用家庭和社区的有利条件，丰富和拓展幼儿园的教育资源。

第三十一条　幼儿园的品德教育应当以情感教育和培养良好行为习惯为主,注重潜移默化的影响,并贯穿于幼儿生活以及各项活动之中。

第三十二条　幼儿园应当充分尊重幼儿的个体差异,根据幼儿不同的心理发展水平,研究有效的活动形式和方法,注重培养幼儿良好的个性心理品质。

幼儿园应当为在园残疾儿童提供更多的帮助和指导。

第三十三条　幼儿园和小学应当密切联系,互相配合,注意两个阶段教育的相互衔接。

幼儿园不得提前教授小学教育内容,不得开展任何违背幼儿身心发展规律的活动。

# 第十一章　附　　则

第六十四条　本规程适用于城乡各类幼儿园。

第六十五条　省、自治区、直辖市教育行政部门可根据本规程,制订具体实施办法。

第六十六条　本规程自 2016 年 3 月 1 日起施行。1996 年 3 月 9 日由原国家教育委员会令第 25 号发布的《幼儿园工作规程》同时废止。

# 教育部办公厅关于印发
# 《中小学心理辅导室建设指南》的通知

教基一厅函〔2015〕36号

各省、自治区、直辖市教育厅(教委),新疆生产建设兵团教育局:

根据教育部《中小学心理健康教育指导纲要(2012年修订)》,为进一步加强和规范中小学心理辅导室建设,切实发挥心理辅导室在提高全体学生心理素质,预防和解决学生心理行为问题中的重要作用,我部研究制定了《中小学心理辅导室建设指南》,现印发给你们,请结合实际认真贯彻执行。

教育部办公厅

2015年7月29日

## 中小学心理辅导室建设指南

本指南根据教育部《中小学心理健康教育指导纲要(2012年修订)》(教基一〔2012〕15号)的精神和国家有关中小学心理健康教育工作的基本要求制定。适用于全国中小学心理辅导室的建设、规范、管理与督导评估。

### 一、建设目标

心理辅导室建设应坚持立德树人,以促进学生健康发展为根本,心理辅导室软、硬件设施配置遵循中小学生身心发展特点和心理健康教育规律,重在提供心理辅导和心理健康服务。通过向学生提供发展性心理辅导和心理支持,提高全体学生的心理素质,培养他们积极乐观、健康向上的心理品质,促进学生身心和谐可持续发展,有效适应学校生活和社会公共生活,为他们快乐学习、健康成长和幸福生活奠定坚实基础。

### 二、功能定位

心理辅导室是心理健康教育教师开展个别辅导和团体辅导,帮助学生疏导与解决学习、生活、自我意识、情绪调适、人际交往和升学就业中出现的心理行为问题,排解心理困扰和防范心理障碍的专门场所,是学校开展心理健康教育工作的重要阵地。其主要功能是:

1. 开展团体心理辅导。关注全体学生的心理健康水平,提高全体学生的心理素质,开展面向全体学生的心理健康教育活动和团体心理辅导活动。

2. 进行个别心理辅导。对有心理困扰或心理问题的学生进行有效的个别辅导,提供有针对性的心理支持；或根据情况及时将其转介到相关专业心理咨询机构或心理诊治部门，并做好协同合作、回归保健和后续心理支持工作。

3. 监测心理健康状况。了解和监测全体师生的心理健康状况、特点和发展趋势，及时发现问题，有效监控、防范和应对各种突发事件，减小危机事件对师生的消极影响。

4. 营造心理健康环境。对有需要的教职工进行心理辅导和心理支持，提高其心理健康水平，营造积极、健康、和谐的育人环境。举办心理健康教育宣传活动，帮助家长了解和掌握孩子成长的特点、规律以及教育方法，协助家长共同解决孩子发展过程中的心理行为问题。利用学校心理健康教育资源服务社区，发挥学校心理健康教育的辐射作用。

## 三、基本设置

心理辅导室建设应坚持科学、实用原则，保证基本配置，满足心理健康教育工作科学有效开展，有条件的地方可以结合实际情况，拓展心理辅导室功能区域和相关配置。

1. 位置选择。心理辅导室应选择建在相对安静又方便进出的地方，尽量避开热闹、嘈杂区域。楼层不宜太高。

2. 环境要求。心理辅导室环境布置应充分考虑心理健康教育工作的特殊性和青少年身心发展特征，体现人性化设计和人文关怀，富于生机。心理辅导室可选择亲切、生动、贴近学生心理，易于学生接受的名称。室外可张贴轻松的欢迎标语，图示图标简明醒目。内部环境应温馨、整洁、舒适，以清新、淡雅、柔和的暖色调为主，合理运用色彩、灯光和装饰物，光线适中，自然光、灯光强度合理。个别辅导室要充分保障学生隐私性要求。

3. 基本配置。心理辅导室应设置个别辅导室、团体活动室和办公接待区等基本功能区域，有条件的学校也可单独设置心理测量区、放松室、自主自助活动区等心理健康教育拓展区域。心理辅导室的使用面积要与在校生人数相匹配。学校可结合心理健康教育工作的实际需要与学校其他场所共建共享，在不影响心理辅导各功能区基本功能的情况下，心理辅导室各功能区域也可以相互兼容。心理辅导室外应设有心理信箱。

区域基本配置个别辅导室面积要求 10~15 平方米 / 每间基本设施配有咨询椅或沙发，教师咨询椅或沙发与学生咨询椅或沙发成 90 度或 60 度摆放。可根据条件配备放松音乐、心理健康知识挂图、录音设备等。团体活动室面积要求 20 平方米以上 / 每间基本设施配有可移动桌椅、座垫、多媒体设备。可根据条件配备团体心理辅导箱、游戏心理辅导包等。办公接待区面积要求 15 平方米以上基本设施配有电脑、打印机、电话、档案柜、期刊架、心理书籍等。其他拓展区域（依需要和条件建设）配备学生心理测评系统和心理健康自助系统等工具，沙盘类、绘画类辅助辅导器材，放松类、自助类器材等。

## 四、管理规范

1. 开放时间。心理辅导室定期对学生开放，可视学生数量和学校心理健康教育实际情况确定具体开放时间。原则上，学生在校期间每天均应开放，课间、课后等非上课时间应有一定时间向学生开放,并安排专人值班。

2. 人员配备。心理辅导室至少应配备一名专职或兼职心理健康教育教师,并逐步增大专职人员配比。专兼职教师原则上须具备心理学或相关专业本科学历,取得相关资格证书,经过岗前培训,具备心理辅导的基本理论、专业知识和操作技能,并定期接受一定数量的专业培训。心理健康教育教师享受班主任同等待遇。

3. 经费投入。学校应设立心理健康教育专项经费,纳入年度经费预算,保证心理辅导室工作正常开展。心理辅导室应免费为本校师生、家长提供心理辅导。

4. 成长记录。心理辅导室应为学生建立成长信息记录。一般包括学生的基本情况、家庭情况、心理状况、辅导记录等。辅导记录一般包括学生目前的心理状况、辅导的主要问题及问题的评估和鉴定,并有相应的分析、对策与辅导效果评价。学生成长信息记录、测评资料、信件、录音录像和其他资料,应在严格保密的情况下保存。心理辅导室应根据学生成长信息记录,有针对性地开展团体心理辅导或个别心理辅导。

5. 辅导伦理。心理健康教育教师应坚持育人为本,着力提高全体学生的心理素质;在学生出现价值偏差时,要突破"价值中立",帮助学生树立正确的世界观、人生观和价值观;在辅导过程中严格遵循保密原则,保护学生隐私,但在学生可能出现自伤、他伤等极端行为时,应突破保密原则,及时告知班主任及其监护人,并记录在案;谨慎使用心理测评量表或其他测试手段,并在学生及其监护人知情自愿基础上进行,禁止强迫学生接受心理测试,禁止给学生贴上"心理疾病"标签,禁止使用任何可能损害学生身心健康的仪器设备。

6. 危机干预。心理辅导室应建立心理危机干预机制。明确心理危机干预工作流程,出现危机事件时能够做到发现及时、处理得当,给予师生适当的心理干预,预防因心理危机引发的自伤、他伤等极端事件的发生。

7. 及时转介。心理辅导室应与相关心理诊治部门建立畅通、快速的转介渠道,对个别有严重心理疾病的学生,或发现其他需要转介的情况,能够识别并及时转介到相关心理诊治部门。转介过程记录翔实,并建立跟踪反馈制度。

8. 加强研究。心理辅导室应定期组织教研活动、典型案例讨论、组织参加专家督导,定期开展心理健康普查和心理健康调查研究,不断提高心理辅导的科学性与实效性。

# （二）老年人

# 关于印发居家和社区医养结合服务指南
# （试行）的通知

国卫办老龄发〔2023〕18号

各省、自治区、直辖市及新疆生产建设兵团卫生健康委、中医药局、疾控局：

为认真贯彻党中央、国务院决策部署，落实国家卫生健康委等部门《关于进一步推进医养结合发展的指导意见》（国卫老龄发〔2022〕25号）要求，进一步规范居家和社区医养结合服务内容，提高服务质量，国家卫生健康委、国家中医药局、国家疾控局研究制定了《居家和社区医养结合服务指南（试行）》（可从国家卫生健康委网站下载）。现印发给你们，请结合实际参照执行。

国家卫生健康委办公厅　国家中医药局综合司
国家疾控局综合司
2023年11月1日

## 居家和社区医养结合服务指南（试行）

### 一、总则

为进一步规范居家和社区医养结合服务内容，提高服务质量，经调查研究，参考相关部门标准规范，遵循全面性、准确性、时效性和实用性的原则，制定本指南。

本指南所称居家和社区医养结合服务是指有条件的医疗卫生机构通过多种方式为居家养老和社区养老的老年人提供所需的医疗卫生服务，包括到老年人家中或社区养老服务设施或机构，为有需求的老年人提供医疗巡诊、家庭病床、居家医疗服务等医疗卫生服务。

本指南适用于提供居家和社区医养结合服务的各级各类医疗卫生机构，对医疗卫生机构在居家和社区环境下所提供的医养结合服务内容和服务要求作出了规范，医疗卫生机构可以根据机构类型、执业范围、服务能力和老年人需求确定服务内容。相关机构提供的医疗卫生服务应适用现行医疗卫生服务的规范、标准和管理规定。

### 二、基本要求

（一）机构资质、设施设备

1. 应当具备相应的资质和能力。医疗卫生机构应依法取得医疗机构执业许可或在卫生健康行政部门(含中医药主管部门,下同)备案。开展居家医疗服务的医疗机构还应具有与所开展居家医疗服务相应的诊疗科目并已具备家庭病床、巡诊等服务方式,重点是二级及以下医院,基层医疗卫生机构等。

2. 提供居家和社区医养结合服务的医疗卫生机构,其科室设置、设施设备配备应符合医疗卫生机构国家和行业现行标准,确保服务质量和安全,为老年人提供优质、专业的服务。

(二)服务人员资质

1. 医务人员应当具有相关部门颁发的执业资格证书或相应的专业技术职称。提供居家医疗服务的医务人员应符合《关于加强老年人居家医疗服务工作的通知》有关要求。

2. 医疗护理员应当经相关培训合格后上岗,具有良好职业道德,掌握相应知识和技能。

3. 根据服务需要聘请的营养指导员、公共营养师、心理咨询师、健康管理师、社会工作者等人员应持有相关部门颁发的资格证书等证明材料。

## 三、服务内容与要求

居家和社区医养结合服务的服务对象是辖区内有医养结合服务需求的居家养老和社区养老的老年人,重点是失能(含失智,下同)、慢性病、高龄、残疾、疾病康复或终末期,出院后仍需医疗服务的老年人。服务内容包括健康教育、健康管理服务、医疗巡诊服务、家庭病床服务、居家医疗服务、中医药服务、心理精神支持服务、转诊服务等。

(一)健康教育

医疗卫生机构应利用多种方式和媒体媒介,面向老年人及其照护者广泛传播运动健身、心理健康、伤害预防、合理用药、生命教育等健康科普知识。有条件的医疗卫生机构可针对老年人举办健康知识讲座,开展老年健康宣传周、敬老月、重阳节等活动,制作发放健康教育宣传资料,引导老年人形成健康生活方式,提升老年人健康素养。

(二)健康管理服务

基层医疗卫生机构应按照国家基本公共卫生服务规范,为老年人建立健康档案,并根据老年人健康状况提供老年人健康管理、高血压患者健康管理、2型糖尿病患者健康管理、中医药健康管理等基本公共卫生服务。有条件的基层医疗卫生机构可为老年人提供针对性保健咨询、营养改善指导等服务。

(三)医疗巡诊服务

有条件的医疗卫生机构可根据资源配置情况,为有需求的老年人提供医疗巡诊服务,包括居家上门巡诊和社区巡诊,主要为老年患者提供常见病多发病诊疗、诊断明确的慢性病治疗、应急救护等基本医疗服务。有条件的社区养老服务机构可与开展远程医疗服务的医疗卫生机构合作,为入住老年人提供远程会诊等服务。有条件的基层医疗卫生机构可利用便携医疗设备,结合基本公共卫生服务和家庭医生签约服务,定期开展社区巡诊服务。

(四)家庭病床服务

医疗卫生机构可根据资源配置情况,为符合条件的居家老年人和社区养老服务机构入住老年人提供家庭病床服务。服务对象应是行动不便、诊断明确、病情稳定、适合在家庭或社区养老服务机构进行检查、治疗和护理的老年患者。服务项目应为在家庭或社区养老服务机构条件下医疗安全能得到保障、治疗效果较为确切、消毒隔离能达到要求、医疗器械便于携带、非创伤性、不容易失血和不容易引起严重过敏的项目。

（五）居家医疗服务

有条件的医疗卫生机构应按照《关于加强老年人居家医疗服务工作的通知》的有关要求，为有需求的老年人提供诊疗、康复护理、安宁疗护等上门服务。原则上，以需求量大、医疗风险低、适宜居家操作实施的服务项目为宜。医务人员在提供相应服务过程中应遵循《老年护理实践指南（试行）》《安宁疗护实践指南（试行）》等，规范服务行为。

（六）中医药服务

医疗卫生机构可利用中医药技术方法，为老年人提供常见病、多发病、慢性病的中医诊疗服务，中医药康复服务及中医健康状态辨识与评估、咨询指导、健康管理等服务，推广使用针刺、推拿、刮痧、拔罐、艾灸、熏洗等中医适宜技术。有条件的医疗卫生机构可为老年人提供中医养生保健、中医护理、膳食营养指导等服务，对老年人个性化起居养生、膳食调养、情志调养、传统体育运动等进行健康指导。

（七）心理精神支持服务

有条件的医疗卫生机构可为有需求的老年人提供环境适应、情绪疏导、心理支持、危机干预、情志调节等心理精神支持服务。了解和掌握老年人心理和精神状况，发现异常及时与老年人沟通并告知第三方，必要时请医护人员、社会工作者等专业人员协助处理或转至专业医疗机构。有条件的医疗卫生机构可定期组织志愿者为老年人提供服务，促进老年人与外界社会接触交往。

（八）转诊服务

对于居家或社区养老的有需求并符合转诊条件的疑难病、危急重症老年患者，巡诊的医疗卫生机构应积极响应及时将其转诊至综合医院或专科医院。对于经治疗出院在居家或社区养老的仍需要慢性病治疗、康复、护理的老年患者，负责辖区巡诊的医疗卫生机构可根据病情和医疗机构医嘱按规定开具处方，并提供必要的家庭病床、随访、病例管理、康复、护理等服务。

## 四、服务流程与要求

（一）服务流程

医疗卫生机构医护人员到老年人家中、社区养老服务设施或机构提供居家和社区医养结合服务，具体流程主要包括服务对象提出申请、医务人员开展评估、签署知情同意书、提供服务、做好记录、总结提升等。本服务流程为推荐性流程，具体可根据服务实际情况适当调整。

1. 提出申请。确有居家和社区医养结合服务需求的老年人可通过现场、电话、网络等途径向相关医疗卫生机构提出服务申请，医疗卫生机构应向老年人简要介绍服务的相关内容，并登记留存老年人健康状况、需求及个人信息。

2. 开展评估。工作人员可通过面对面、电话、视频、询问或实地考察等方式详细了解老年人的疾病情况、健康需求、服务环境、执业风险等情况,结合医疗卫生机构自身服务能力,综合判断能否为该老年人提供服务,以及可以提供的服务内容。经评估为可以提供服务的,则派出具备相应资质和技术能力的医护人员提供相关服务。

3. 知情同意。相关医疗卫生机构在为居家和社区养老的老年人提供服务前,应先与老年人或其家属沟通,提前告知服务过程中可能存在的隐患与风险,签署知情同意书。

4. 提供服务。工作人员到达服务场所后,根据相关要求开展服务,及时向老年人及其家属解释所做的必要操作,服务过程中要保证服务质量。

5. 做好记录。服务完毕后及时、准确填写服务记录,保证服务提供相关信息的可追溯性与可追踪性,服务过程中形成的文件、档案等内容及时汇总、分类和归档,跟进老年人对服务的评价情况并记录入档。

6. 总结提升。对开展居家和社区医养结合服务的情况进行总结,结合老年人对服务的评价情况及时改进服务,不断提升服务质量。

(二) 有关要求

1. 应尊重老年人的权利,维护老年人的尊严,保护老年人的隐私,为老年人提供服务以维持并更好地发挥其现有能力。

2. 提供的医疗卫生服务应当符合相关法律法规和标准规范,落实各项医疗质量安全管理核心制度,确保医疗卫生安全。

3. 医疗卫生机构应严格执行传染病防治法等法律法规及相关管理制度、操作规范,制定传染病应急预案,防止传染病的医源性感染和院内感染。发现有关传染病疫情时,应当按要求及时报告并采取相关必要措施。

4. 为老年人提供医养结合服务的相关人员,如医护人员、医疗护理员等要加强信息沟通交流。有条件的地方要充分发挥社区工作者的作用,应当建立社区工作者与上述服务人员的联动工作机制,共同为老年人做好服务保障。居家、社区老年医疗护理员提供的服务可参照《居家、社区老年医疗护理员服务标准》(WS/T 803—2022)。

5. 公立医疗卫生机构在内部绩效分配时,对完成居家医疗、医养结合签约等服务较好的医务人员给予适当倾斜。

6. 医疗卫生机构应建立健全对提供居家医养结合服务人员的安全风险应对机制,如对服务对象身份信息、病历资料、家庭签约协议、健康档案等资料进行核验;提供居家服务时,要求应有具备完全民事行为能力的患者家属或看护人员在场;为服务人员提供手机 APP 定位追踪系统,配置工作记录仪等装置,购买责任险、人身意外伤害险等,切实保障双方安全。

7. 医疗卫生机构如与社区养老服务机构签约合作,服务方式与内容参照《医疗卫生机构与养老服务机构签约合作服务指南(试行)》。

8. 医疗卫生机构在机构内提供的医养结合服务,内容和要求参照《医养结合机构服务指南(试行)》。

9. 生活照料、家庭养老床位等居家和社区相关养老服务适用养老服务有关标准规范。

# 国家卫生健康委办公厅关于开展老年痴呆防治促进行动（2023—2025 年）的通知

国卫办老龄函〔2023〕190 号

各省、自治区、直辖市及新疆生产建设兵团卫生健康委：

随着人口老龄化进程的加快，以阿尔茨海默病为主的老年痴呆疾病发病人数持续增加，严重威胁老年人健康和生命质量，给家庭和社会带来沉重负担。为认真贯彻落实《中共中央 国务院关于加强新时代老龄工作的意见》《健康中国行动（2019—2030 年）》有关要求，预防和减缓老年痴呆发生，切实增强老年人的健康获得感，促进健康老龄化，我委决定 2023—2025 年在全国组织开展老年痴呆防治促进行动。现将有关事项通知如下：

## 一、行动目标

（一）广泛开展老年痴呆防治的宣传教育，积极引导老年人树立主动管理脑健康的理念，不断提高公众对老年痴呆防治知识的知晓率，在全社会营造积极预防老年痴呆的社会氛围。

（二）指导有条件的地区结合实际开展老年人认知功能筛查、转诊和干预服务，提高老年痴呆就诊率，实现早筛查、早发现、早干预，减少或延缓老年痴呆发生。

（三）推广老年痴呆照护辅导技术，提升老年痴呆照护技能，减轻老年痴呆照护负担。

## 二、行动内容

（一）宣传老年痴呆防治科普知识

加强老年人健康教育，利用社区健康教育宣传栏，以及广播电视、报刊图书、公益广告、互联网、移动客户端等各类媒体平台，在全社会进行脑健康知识教育，普及老年痴呆防治相关知识。在社区健康大讲堂、老年大学等开设老年痴呆防治专题讲座，利用敬老月、老年健康宣传周、世界精神卫生日、世界阿尔茨海默病日等活动和纪念日，举办老年痴呆防治知识宣教活动。

（二）开展老年人认知功能筛查及早期干预

结合国家基本公共卫生服务老年人健康管理项目，指导有条件的地区结合实际为辖区内 65 岁及以上常住居民每年提供 1 次认知功能初筛。有条件的要对初筛发现的痴呆风险人群进行分类干预服务，针对认知功能下降的高风险人群，在个体化生活方式指导及健康教育基础上，根据老年人认知功能状况，提供认知训练干预，降低认知能力下降的风险。发现痴呆高风险人群和疑似痴呆人群，指导其及时到有关机构就诊，并对诊断为轻度认知损害和痴呆的人群进行干预服务，延缓病情进展，改善生活品质。

（三）进行专项培训辅导

指导有条件的地区结合实际对记忆门诊、社区服务、社会工作等人员进行专项培训,使其具备为老年痴呆患者及照护者提供照护指导和帮助的能力。通过数字平台、健康讲堂、上门服务等多种方式,为照护者提供认知激活、运动康复、生活照料、情绪管理等照护技能辅导,指导照护者与患者进行有效沟通,了解患者的照护需求,为患者提供适宜的照护。充分利用现有资源,帮助照护者缓解照护压力,增强照护信心。

（四）建立老年痴呆防治服务网络

探索建立社区居委会、村委会、社区卫生服务中心、村卫生室、有关医疗机构、有关疾病预防控制机构、社会工作服务机构、老年健康服务志愿者组织的合作机制和服务网络,为老年人提供综合连续的老年痴呆防治服务。

## 三、工作要求

各地卫生健康行政部门要高度重视,将老年痴呆防治促进行动作为健康中国建设的重要内容,纳入当地促进健康老龄化发展规划,统筹各方资源,保障工作开展。引导各类媒体加大宣传力度,在全社会形成关心关爱痴呆老年人的良好氛围。各省级卫生健康行政部门要会同有关部门,定期对本省份老年痴呆防治促进行动工作情况进行指导评估,推动各项任务有效落实。

老年痴呆防治促进行动由国家卫生健康委老龄司组织领导,中国疾病预防控制中心慢病中心协调管理,北京大学第六医院组织实施。中国疾病预防控制中心慢病中心和北京大学第六医院共同负责指导推动各地开展老年痴呆防治促进行动、制作老年痴呆防治科普宣传材料、制定服务规范、组织专项培训、开展现场评估等相关工作。

国家卫生健康委老龄司联系人:孟雪、齐新杰

联系电话: 010-62030627

中国疾病预防控制中心慢病中心联系人:尹香君

联系电话: 010-63019850

北京大学第六医院联系人:夏梦梦、王华丽

联系电话: 010-62723705

国家卫生健康委办公厅

2023 年 5 月 26 日

# 关于发布《中国健康老年人标准》等 2 项推荐性 卫生行业标准的通告

国卫通〔2022〕9 号

现发布《中国健康老年人标准》等 2 项推荐性卫生行业标准,编号和名称如下:

WS/T 802—2022 中国健康老年人标准(下载链接: http://www.nhc.gov.cn/fzs/s7848/202211/2046b264e2a04160bcba246d562f06f1/files/49110d1bed934b6da0dbb3eb44f95395.pdf)

WS/T 803—2022 居家、社区老年医疗护理员服务标准(下载链接: http://www.nhc.gov.cn/fzs/s7848/202211/2046b264e2a04160bcba246d562f06f1/files/38b80ad440c24581b37fee1169e32b31.pdf)

上述标准自 2023 年 3 月 1 日起施行。

特此通告。

国家卫生健康委

2022 年 9 月 28 日

# 国家发展改革委等部门印发《养老托育服务业纾困扶持若干政策措施》的通知（节选）

发改财金〔2022〕1356号

各省、自治区、直辖市及计划单列市人民政府，新疆生产建设兵团，国务院各部门、各直属机构：

促进养老托育服务健康发展，解决好"一老一小"问题，对保障和改善民生、促进人口长期均衡发展具有重要意义。受新冠肺炎疫情等因素影响，养老托育服务业面临较多困难。为切实推动养老托育服务业渡过难关、恢复发展，更好满足人民群众日益增长的养老托育服务需求，经国务院同意，现提出以下政策措施。

## 六、其他支持措施

（二十二）地方各级人民政府组织心理医生、社会工作者等团队，通过现场或视频方式，根据需要及时为不具备心理咨询条件的养老服务机构提供心理疏导服务，帮助缓解入住老年人及员工因长期封闭出现的焦虑等心理健康问题。

# 关于全面加强老年健康服务工作的通知

国卫老龄发〔2021〕45 号

各省、自治区、直辖市及新疆生产建设兵团卫生健康委（老龄办）、中医药管理局：

为贯彻落实全国老龄工作会议精神，协同推进健康中国战略和积极应对人口老龄化国家战略，持续增加老年健康服务供给，切实提高老年健康服务质量，不断满足老年人的健康服务需求，现就全面加强老年健康服务工作通知如下。

## 一、增强老年健康服务意识

人口老龄化是我国今后相当长一个时期的基本国情，健康服务需求是老年人最急迫、最突出的需求，促进健康老龄化是积极应对人口老龄化的长久之计。提升医疗卫生服务体系的适老化水平，建立完善老年健康服务体系，推进老年健康预防关口前移，持续扩大优质老年健康服务的覆盖面，向内在能力不同的老年人提供精准健康服务，促进"以疾病为中心"向"以健康为中心"转变，是促进健康老龄化的必然要求。各地要强化健康老龄化理念，切实增强老年健康服务意识，提升老年健康服务水平，解决好老年人的操心事、烦心事，不断提升老年人在健康方面的获得感、幸福感和安全感。

## 二、做好老年健康服务

（一）加强老年人健康教育

在城乡社区加强老年健康知识宣传和教育，利用多种方式和媒体媒介，面向老年人及其照护者广泛传播营养膳食、运动健身、心理健康、伤害预防、疾病预防、合理用药、康复护理、生命教育、消防安全和中医养生保健等科普知识。组织实施老年人健康素养促进项目，有针对性地加强健康教育，提升老年人健康素养。利用老年健康宣传周、敬老月、重阳节、世界阿尔茨海默病日等契机，积极宣传《老年健康核心信息》《预防老年跌倒核心信息》《失能预防核心信息》《阿尔茨海默病预防与干预核心信息》等老年健康科学知识和老年健康服务政策。将老年健康教育融入临床诊疗工作，鼓励各地将其纳入医疗机构绩效考核内容。

（二）做实老年人基本公共卫生服务

落实国家基本公共卫生服务老年人健康管理项目，提供生活方式和健康状况评估、体格检查、辅助检查和健康指导服务，到 2025 年，65 岁及以上老年人城乡社区规范健康管理服务率达到 65% 以上。利用多种渠道动态更新和完善老年人健康档案内容，包括个人基本信息、健康体检信息、重点人群健康管理记录和其他医疗卫生服务记录，推动健康档案的务实应用。各地结合实际开展老年健康与医养结合服务项目，重点为失能老年人提供健康评估和健康服务，为居家老年人提供医养结合服务，有条件的地方要逐步扩大服务覆盖范围。

（三）加强老年人功能维护

加强老年人群重点慢性病的早期筛查、干预及分类指导,积极开展阿尔茨海默病、帕金森病等神经退行性疾病的早期筛查和健康指导,提高公众对老年痴呆防治知识的知晓率。鼓励有条件的地方开展老年人认知功能筛查,及早识别轻度认知障碍,预防和减少老年痴呆发生。组织开展老年人失能(失智)预防与干预试点工作,鼓励有条件的省(区、市)组织开展省级试点工作,减少老年人失能(失智)发生。加强老年人伤害预防,减少伤害事件发生。鼓励有条件的地方开展老年人视、听等感觉能力评估筛查,维护老年人内在功能。组织开展老年口腔健康行动,将普及口腔健康知识和防治口腔疾病相结合,降低老年人口腔疾病发生率。组织实施老年营养改善行动,改善老年人营养状况。

（四）开展老年人心理健康服务

重视老年人心理健康,针对抑郁、焦虑等常见精神障碍和心理行为问题,开展心理健康状况评估和随访管理,为老年人特别是有特殊困难的老年人提供心理辅导、情绪纾解、悲伤抚慰等心理关怀服务。总结推广老年心理关爱项目经验,各省(区、市)要组织实施省级项目。到2025年,老年心理关爱项目点覆盖全国所有县(市、区)。

（五）做好老年人家庭医生签约服务

加强家庭医生签约服务宣传推广,为老年人提供基本医疗卫生、健康管理、健康教育与咨询、预约和转诊、用药指导、中医"治未病"等服务。提高失能、高龄、残疾等特殊困难老年人家庭医生签约覆盖率,到2025年不低于80%。进一步强化服务履约,采取更加灵活的签约周期,方便老年人接受签约服务。家庭医生要定期主动联系签约老年人了解健康状况,提供针对性的健康指导,切实提高签约老年人的获得感和满意度。

（六）提高老年医疗多病共治能力

加强国家老年医学中心和国家老年区域医疗中心设置与管理,鼓励建设省级老年区域医疗中心。加强综合性医院老年医学科建设,到2025年,二级及以上综合性医院设立老年医学科的比例达到60%以上。医疗机构要积极开展老年综合评估、老年综合征诊治和多学科诊疗,对住院老年患者积极开展跌倒、肺栓塞、误吸和坠床等高风险筛查,提高多病共治能力。鼓励各地争取资源加强基层医疗卫生机构老年健康服务科室建设,充分发挥大型医院的帮扶带动作用,借助医疗联合体等形式,帮助和指导基层医疗卫生机构开展老年健康服务,惠及更多老年人。

（七）加强老年人居家医疗服务

贯彻落实《关于加强老年人居家医疗服务工作的通知》要求,增加居家医疗卫生服务供给,重点对居家行动不便的高龄或失能老年人,慢性病、疾病康复期或终末期、出院后仍需医疗服务的老年患者提供诊疗服务、医疗护理、康复治疗、药学服务、安宁疗护。扩大医疗机构提供家庭病床、上门巡诊等居家医疗服务的范围,鼓励医联体提供居家医疗服务,按规定报销相关医疗费用,按成本收取上门服务费。

（八）加强老年人用药保障

完善社区用药相关制度,保证老年慢性病、常见病药品配备,方便老年人就近取药,提高老年人常见病用药可及性。鼓励医疗机构开设药学门诊,发展居家社区药学服务和"互联网＋药学服务",为长期用药老年人提供用药信息和药学咨询服务,开展个性化的合理用药宣教指导。落实慢性病长期处方制度的有关要求,为患有多种疾病的老年患者提供"一站式"长期处方服务,减少老年患者往返医院次数,解决多科室就医取药问题。鼓励医疗机构开展老年人用药监测,并将结果运用到老年人日常健康管理之中,提高老年人安全用药、合理用药水平。

(九)加强老年友善医疗服务

贯彻落实《关于开展建设老年友善医疗机构工作的通知》《关于实施进一步便利老年人就医举措的通知》要求,从文化、管理、服务、环境等方面,加快老年友善医疗机构建设,方便老年人看病就医;不断优化医疗服务流程,改善老年人就医体验。全面落实老年人医疗服务优待政策,完善诊间、电话、自助机、网络、现场预约等多种预约挂号方式,保留一定比例的现场号源。医疗机构内的各种标识要醒目、简明、易懂、大小适当,要对公共设施进行适老化改造,配备必要且符合国家无障碍设计标准的无障碍设施。鼓励医疗机构设立志愿者服务岗,明确导诊、陪诊服务人员,提供轮椅、平车等设施设备。到 2025 年,85% 以上的综合性医院、康复医院、护理院和基层医疗卫生机构成为老年友善医疗机构。

(十)大力发展老年护理、康复服务

贯彻落实《关于加强老年护理服务工作的通知》《关于加快推进康复医疗工作发展的意见》要求,鼓励医疗资源丰富地区的部分一级、二级医院转型为护理院、康复医院等,加强接续性医疗机构建设,畅通双向转诊通道。通过新建、改(扩)建、转型发展,鼓励多方筹资建设基于社区、连锁化的康复中心和护理中心。鼓励有条件的基层医疗卫生机构根据需要设置和增加提供老年护理、康复服务的床位。鼓励有条件的地区和医疗机构开展"互联网＋护理服务"。鼓励二级及以上综合性医院提供康复医疗服务。通过为老年患者提供早期、系统、专业、连续的康复医疗服务,促进老年患者功能恢复。

(十一)加强失能老年人健康照护服务

完善从专业机构到社区、居家的失能老年人健康照护服务模式。鼓励建设以失能老年人为主要服务对象的护理院(中心)。鼓励二级及以下医院、基层医疗卫生机构与护理站建立签约合作关系,共同为居家失能老年人提供健康照护服务。面向居家失能老年人照护者开展照护技能培训,提高家庭照护者的照护能力和水平。借助信息化手段,对失能低收入老年人的医疗保障、健康照护等情况以及因病返贫风险进行动态监测,维护失能低收入老年人身心健康。

(十二)加快发展安宁疗护服务

推动医疗机构根据自身功能和定位,开设安宁疗护病区或床位,开展安宁疗护服务。推动有条件的地方积极开展社区和居家安宁疗护服务,探索建立机构、社区和居家安宁疗护相结合的工作机制。建立完善安宁疗护多学科服务模式,为疾病终末期患者提供疼痛及其他症状控制、舒适照护等服务,对患者及其家属提供心理支持和人文关怀。加强对公众的宣传教育,推动安宁疗护理念得到社会广泛认可和接受。

（十三）加强老年中医药健康服务

二级及以上中医医院要设置"治未病"科室,鼓励开设老年医学科,增加老年病床数量,开展老年常见病、慢性病防治和康复护理。提高康复、护理、安宁疗护等医疗机构的中医药服务能力,推广使用中医药综合治疗。到2025年,三级中医医院设置康复科比例达到85%。积极发挥城乡社区基层医疗卫生机构为老年人提供优质规范中医药服务的作用,推进社区和居家中医药健康服务,促进优质中医药资源向社区、家庭延伸,到2025年,65岁及以上老年人中医药健康管理率达到75%以上。鼓励中医医师加入老年医学科工作团队和家庭医生签约团队。积极开展中医药膳食疗科普等活动,推广中医传统运动项目,加强中医药健康养生养老文化宣传。

（十四）做好老年人传染病防控

医疗卫生机构要按照传染病防控部署,及时为老年人接种相关疫苗。有条件的地方做好流感、肺炎等疫苗接种,减少老年人罹患相关疾病风险。在疫苗接种工作中,对独居、高龄、行动不便或失能等特殊老年人,要给予重点关注,提供周到服务。加强老年人结核病防治工作,做好老年结核病患者的定点救治。积极开展老年人艾滋病预防知识宣传教育,有条件的地区提供艾滋病检测服务。建立老年人突发公共卫生事件应急处置机制和预案,在突发传染病等重大公共卫生事件中,充分考虑老年人特点,保障老年人应急物资和医疗卫生服务供给。

## 三、强化老年健康服务的组织保障

（一）加强组织领导

各级卫生健康行政部门(老龄办)、中医药主管部门要切实增强为老服务意识,将老年健康服务工作摆上重要议事日程,每年至少召开一次专题会议重点研究部署。要落实各内设机构和直属联系单位相关职责,形成工作合力,加大资金、政策、人员倾斜,共同做好老年健康服务工作。要加强行风建设,将提供老年健康服务的医疗机构纳入卫生健康"双随机一公开"行业监督内容。充分发挥涉老社会组织作用,为老年人提供健康促进、健康照护和精神慰藉等服务。

（二）加强政策保障

推动将老年健康服务体系建设和老年健康服务作为重要内容纳入各地卫生健康服务体系建设规划和卫生健康事业发展规划,促进城乡、区域老年健康服务均衡发展。结合疾控体系改革和医药卫生体制改革,加强老年健康服务供给侧改革,加强老年疾病预防控制能力建设,优化老年医疗服务资源。深入开展健康中国行动老年健康促进行动,推动将老年健康服务相关项目纳入各级政府民生实事项目。

（三）加强科技支撑

推进国家老年疾病临床医学研究中心等老年医学研究机构建设。鼓励各级卫生健康行政部门、中医药主管部门设立老年健康科研专项,加强老年健康科学研究,支持老年健康相关预防、诊断、治疗技术和产品研发,加强老年健康科研成果转化和适宜技术推广。逐步完善全国老龄健康信息管理系统,促进各类健康数据的汇集和融合,整合信息资源,实现信息共享,以信息化推动老年健康服务管理质量提升。

（四）加强队伍建设

加强老年医学学科建设和发展。加强内科、全科专业住院医师的老年医学知识与技能培训。组织实施老年医学紧缺人才培训项目。支持退休、转岗的护士从事失能老年人护理指导、培训和服务等工作。开展医疗护理员职业技能培训和就业指导服务，充实长期照护服务队伍。

国家卫生健康委

全国老龄办

国家中医药局

2021 年 12 月 31 日

# 关于加强老年人居家医疗服务工作的通知（节选）

国卫办医发〔2020〕24号

## 一、开展居家医疗服务要素

（三）服务内容

居家医疗服务主要包括适宜居家提供的诊疗服务、医疗护理、康复治疗、药学服务、安宁疗护、中医服务等医疗服务（居家医疗服务参考项目见附件）。诊疗服务包括健康评估、体格检查、药物治疗、诊疗操作等。医疗护理服务包括基础护理、专项护理、康复护理、心理护理等。康复治疗服务包括康复评定、康复治疗、康复指导等。药学服务包括用药评估、用药指导等。安宁疗护服务包括症状控制、舒适照护、心理支持和人文关怀等。中医服务包括中医辨证论治、中医技术、健康指导等。各地卫生健康行政部门（含中医药主管部门，下同）应当结合实际，组织制定本地区居家医疗服务项目。原则上，以需求量大、医疗风险低、适宜居家操作实施的技术和服务项目为宜。

## 二、规范居家医疗服务行为

（五）开展首诊和评估

原则上，医疗机构在提供居家医疗服务前应当对申请者进行首诊，结合本单位医疗服务能力，对其疾病情况、身心状况、健康需求等进行全面评估。经评估认为可以提供居家医疗服务的，可派出本机构具备相应资质和技术能力的医务人员提供相关医疗服务。提供家庭病床、家庭医生签约服务的，按照有关规定开展。

附件：居家医疗服务参考项目（试行）

国家卫生健康委办公厅 国家中医药管理局办公室

2020年12月17日

附件

# 居家医疗服务参考项目(试行)
## (节选)

## 一、诊疗服务类

(一)健康评估

9. 心理评估

## 二、医疗护理类

(四)心理护理

1. 心理评估

2. 心理支持

3. 心理沟通和疏导

## 五、安宁疗护类

(一)症状控制

10. 睡眠 / 觉醒障碍(失眠)

(三)心理支持和人文关怀

1. 心理社会评估

2. 医患沟通

3. 帮助患者应对情绪反应

4. 患者和家属心理疏导

5. 死亡教育

6. 患者转介安排与指导

7. 丧葬准备与指导

8. 哀伤辅导

## 六、中医服务类

(三)健康指导

2. 中医情志指导

# 关于印发医疗卫生机构与养老服务机构签约合作服务指南（试行）的通知

国卫办老龄发〔2020〕23号

各省、自治区、直辖市及新疆生产建设兵团卫生健康委、民政厅（局）、中医药管理局：

为进一步规范医疗卫生机构与养老服务机构签约合作服务行为，切实提高医养签约服务质量，国家卫生健康委、民政部、国家中医药管理局组织制定了《医疗卫生机构与养老服务机构签约合作服务指南（试行）》（可从国家卫生健康委网站下载）。现印发给你们，请参照执行。

各级卫生健康、民政、中医药管理部门应当及时指导医疗卫生机构与养老服务机构开展签约合作。各地卫生健康行政部门可根据本地实际，牵头制定签约协议参考文本，指导当地医疗卫生机构与养老服务机构规范签约合作。鼓励地方采取政府购买服务的方式，购买医疗卫生机构的签约服务，切实减轻养老服务机构运行压力。

国家卫生健康委办公厅　　　　民政部办公厅

国家中医药管理局办公室

2020 年 12 月 11 日

## 医疗卫生机构与养老服务机构签约合作服务指南（试行）
## （节选）

为贯彻落实《国务院办公厅转发卫生计生委等部门关于推进医疗卫生与养老服务相结合指导意见的通知》（国办发〔2015〕84号）和国家卫生健康委等部门《关于深入推进医养结合发展的若干意见》（国卫老龄发〔2019〕60号）精神，指导医疗卫生机构和具有民事主体资格的养老服务机构（包含养老机构、居家社区养老服务机构，下同）签约合作，切实提高医养签约服务质量，特制定本指南。

### 一、适用范围及服务方式

本指南适用于医疗卫生机构和养老服务机构的签约合作服务，包括两种情形：一是医疗卫生机构与没有设置医疗卫生机构的养老服务机构签约合作；二是医疗卫生机构与已经设置医疗卫生机构但尚不能满足入住老年人医疗卫生服务需求的养老服务机构签约合作。

签约医疗卫生机构可定期或不定期安排医疗卫生人员上门，也可根据需求在养老服务机构设置分院或门诊部,安排医疗卫生人员常驻养老服务机构提供医疗卫生服务。在符合双方意愿的基础上,养老机构可探索将内设医疗卫生机构交由签约医疗卫生机构管理运营。

## 二、基本要求

### (一) 机构要求

医疗卫生机构应当具备相应资质和能力。养老机构应当进行备案。日间照料机构应当依法办理登记,并纳入养老服务综合监管。

### (二) 人员要求

医疗卫生机构中为签约养老服务机构入住老年人提供医疗卫生服务的医疗卫生人员应当持有相关部门颁发的执业资格证书,按照《中华人民共和国执业医师法》和《护士条例》等要求持证上岗,具有良好职业道德,掌握相应知识和技能。

### (三) 合作原则

医疗卫生机构与养老服务机构在合作中应当以"平等、自愿、开放"为原则,统筹资源,优势互补,形成合力提高医养结合服务质量,实现共赢。

## 三、服务内容

### (一) 基本公共卫生服务

基层医疗卫生机构指导签约养老服务机构做好健康教育,有条件的医疗卫生机构可以在签约养老服务机构开展健康教育宣传活动和专题健康咨询,举办健康讲座,为养老服务机构入住老年人提供疾病预防、膳食营养、心理健康等指导,指导老年人建立合理膳食、控制体重、适当运动、心理平衡、改善睡眠、戒烟限酒、科学就医等健康生活方式,提高老年人自我保健的意识和能力。对于存在危险因素的老年人进行针对性的健康教育和危险因素干预。

### (六) 精神卫生服务

有条件的医疗卫生机构可安排精神卫生专业人员为签约养老服务机构内有需求的老年人提供精神卫生或心理健康相关服务。针对老年人的心理特征、认知功能、心理支持需求等情况,提供专业的疾病诊疗、情绪调节、心理支持、危机干预、交流沟通等个性化服务。

### (七) 安宁疗护服务

有条件的医疗卫生机构可安排专业医疗卫生人员为签约养老服务机构内处于生命终末期的老年人提供症状控制、舒适照护、心理支持和人文关怀等服务,指导签约养老服务机构对临终老年人家属进行情绪疏导、哀伤辅导等心理关怀服务。

附件:医疗卫生机构向养老服务机构提供协议医疗卫生服务项目(推荐)

附件

# 医疗卫生机构向养老服务机构提供协议医疗卫生服务项目(推荐)

| 序号 | 项目 | 服务内容 | 说明 |
|---|---|---|---|
| 1 | 基本公共卫生服务 | (1)健康教育宣传和健康讲座 | 基层医疗卫生机构基本项目,其中,健康体检1次/年 |
| | | (2)健康体检:测量体重、身高、腰围、BMI等一般状况检测及分析,血常规、尿常规、肝功能、肾功能、空腹血糖、血脂、心电图检查和腹部B超检查及个性化检查项目 | |
| | | (3)建立健康档案 | |
| | | (4)健康管理服务:慢性病患者健康管理(高血压、糖尿病等)。中医药健康管理(中医体质辨识、中医药保健指导) | |
| | | (5)为签约养老服务机构老年人提供疫苗接种健康指导,并根据国家和地方免疫规划,引导符合条件的老年人到当地预防接种门诊接受免疫规划疫苗接种服务 | |
| | | (6)老年健康与医养结合服务:血压测量、末梢血血糖检测、康复指导、护理技能指导、保健咨询、营养改善指导,每年两次;失能老年人健康评估与健康服务 | 有条件的基层医疗卫生机构开展 |
| 2 | 疾病诊疗服务 | 提供常见病、多发病等疾病的诊治服务 | 基本项目 |
| | | 为老年人提供家庭医生签约服务,为慢性病老年患者提供长期处方服务 | 基层医疗卫生机构基本项目 |
| 3 | 医疗康复服务 | 提供专业的医疗康复服务 | 有条件的开展 |
| 4 | 医疗护理服务 | 提供专业医疗护理服务,开展老年护理需求评估 | 有条件的开展 |
| 5 | 中医药服务 | 提供中医诊疗、中医康复、中医健康状态辨识与评估、咨询指导、健康管理等服务 | 有条件的开展 |
| | | 向工作人员提供中医药技能培训,推广普及中医保健技术及方法 | |
| 6 | 精神卫生服务 | 为有需求的老年人提供精神卫生或心理健康相关服务 | 有条件的开展 |
| 7 | 安宁疗护服务 | 为生命终末期老年人提供症状控制、舒适照护、心理支持和人文关怀等服务 | 有条件的开展 |
| | | 对临终老年人家属进行情绪疏导、哀伤辅导等心理关怀服务 | 有条件的开展 |
| 8 | 家庭病床服务 | 在当地卫生健康行政部门的指导和规定下,在签约养老服务机构设立家庭病床 | 有条件的基层医疗卫生机构开展 |
| 9 | 急诊急救绿色通道服务 | 提供急诊急救绿色通道,重点为急危重症患者提供相应服务 | 有条件的开展 |
| 10 | 双向转诊服务 | 建立双向转诊机制 | 有条件的开展 |
| 11 | 药事管理指导 | 为签约养老服务机构提供日常摆药、存储、质量管理等药事管理指导,为养老服务机构入住老年人提供合理用药指导 | 有条件的开展 |
| 12 | 专业培训 | 组织签约养老机构内设医疗卫生机构的医务人员参加继续医学教育 | 有条件的开展 |
| | | 对签约养老服务机构的工作人员开展应急救护等医疗卫生专业知识和技能的专项培训 | 有条件的开展 |

续表

| 序号 | 项目 | 服务内容 | 说明 |
|---|---|---|---|
| 13 | 传染病防控和院内感染风险防控指导 | 指导养老服务机构严格执行相关管理制度、操作规范,协助养老机构内设医疗机构医疗废弃物的规范处置。指导其加强机构内感染预防与控制工作,做好传染病防控、疫情监测信息报告等工作 | 有条件的开展 |
| 14 | 远程医疗服务 | 向养老机构内设医疗卫生机构提供远程医疗服务 | 有条件的开展 |

# 关于印发医养结合机构管理指南（试行）的通知

国卫办老龄发〔2020〕15号

各省、自治区、直辖市及新疆生产建设兵团卫生健康委、民政厅（局）、中医药管理局：

为提高我国医养结合机构管理水平，国家卫生健康委、民政部、国家中医药管理局组织制定了《医养结合机构管理指南（试行）》（可从国家卫生健康委网站下载）。现印发给你们，请参照执行。

国家卫生健康委办公厅　　　　民政部办公厅

国家中医药管理局办公室

2020年9月27日

## 医养结合机构管理指南（试行）
## （节选）

### 一、总则

本指南适用于各种类型的医养结合机构。医养结合机构是指兼具医疗卫生资质和养老服务能力的医疗机构或养老机构。医养结合机构主要为入住机构的老年人提供生活照护、医疗、护理、康复、安宁疗护、心理精神支持等服务。

### 三、养老服务管理

（一）养老服务管理制度

养老服务包括生活照护、基础照护、康复服务、心理支持、照护评估等服务。养老机构一线照护人员应当按照《养老护理员国家职业技能标准（2019年版）》有关工作内容和技能要求，为老年人提供养老服务。

3. 康复服务包括但不限于：协助老年人进行体位转换、功能促进、认知训练；对老年人进行康复评估；示范、指导老年人开展康乐活动；应用音乐、园艺、益智类游戏等活动照护失智老年人。

4. 心理支持包括但不限于：为老年人提供精神慰藉、心理辅导；与老年人及家属及时沟通。

5. 照护评估包括但不限于：对老年人进行能力评估、对适老环境进行评估、对老年人康复辅具使用需求进行评估。

## 四、医疗服务管理

（三）医疗康复服务管理

2. 开展康复服务的机构，应当按需评定老年人身心状况、日常生活活动能力和社会功能，制定并实施康复服务质量评价标准、效果评价流程及风险防控预案。

3. 开展康复辅具适配服务的机构，应当建立康复辅具管理制度，明确本机构配置的康复辅具目录，专人管理，做好定期检查、维修及相关记录，并指导老年人科学使用辅具。

# 国家卫生健康委办公厅关于探索开展抑郁症、老年痴呆防治特色服务工作的通知

国卫办疾控函〔2020〕726 号

各省、自治区、直辖市及新疆生产建设兵团卫生健康委：

为贯彻落实《健康中国行动(2019—2030 年)》有关要求,指导各地探索开展抑郁症、老年痴呆等综合防治工作,我委组织专家编制了《探索抑郁症防治特色服务工作方案》《探索老年痴呆防治特色服务工作方案》。请你单位组织辖区社会心理服务体系建设试点地区,将防治抑郁症、老年痴呆作为试点特色项目,按照方案要求做好组织实施。

联系人：疾控局　符君

联系电话：010-68792333

附件：1. 探索抑郁症防治特色服务工作方案

2. 探索老年痴呆防治特色服务工作方案

国家卫生健康委办公厅

2020 年 8 月 31 日

附件 1

# 探索抑郁症防治特色服务工作方案

为贯彻落实《健康中国行动(2019—2030 年)》心理健康促进行动有关要求,加大抑郁症防治工作力度,遏制患病率上升趋势,鼓励社会心理服务试点地区探索开展抑郁症防治特色服务,特制定本方案。

## 一、工作目标

到 2022 年,在试点地区初步形成全民关注精神健康,支持和参与抑郁症防治工作的社会氛围。公众对抑郁症防治知识的知晓率达 80%,学生对防治知识知晓率达 85%。抑郁症就诊率在现有基础上提升 50%,治疗率提高 30%,年复发率降低 30%。非精神专科医院的医师对抑郁症的识别率在现有基础上提升 50%,规范治疗率在现有基础上提升 20%。

## 二、重点任务

（一）加强防治知识宣教

在试点地区各级党委政府领导下,卫生健康、宣传等部门加强协作,采用多种宣传手段,利用

影视、媒体等多种渠道,广泛开展抑郁症科普知识宣传。医疗卫生机构加大抑郁症防治科普宣教力度,拍摄制作专业权威且通俗易懂的抑郁防治科普宣传片,普遍提升公众对抑郁症的认识,减少偏见与歧视。充分发挥专家队伍作用,深入学校、企业、社区、机关等,开展抑郁症相关公益讲座。在公共场所设立或播放抑郁症公益宣传广告,各社区健康教育活动室(卫生服务中心)向居民提供科普宣传资料。

(二)开展筛查评估

医疗卫生机构使用 PHQ-9 量表,开展抑郁症筛查,通过建立微信公众号、APP 客户端等形式,为公众提供线上线下抑郁症状况测评及评分说明和诊疗建议等。各类体检中心在体检项目中纳入情绪状态评估,供体检人员选用。基层医疗卫生机构结合实际工作开展重点人群心理健康评估。对发现疑似抑郁症患者,建议其到精神卫生医疗机构就诊。精神专科医院结合各类主题日、传统节日宣传活动等,组织开展抑郁症筛查。综合医院提供自助式抑郁症测评设备或公布测评微信公众号,供就诊患者开展自助式心理健康状况测评。各个高中及高等院校将抑郁症筛查纳入学生健康体检内容,建立学生心理健康档案,评估学生心理健康状况,对测评结果异常的学生给予重点关注。

(三)提高早期诊断和规范治疗能力

各级医疗卫生机构要规范、持续开展抑郁症防治等相关知识培训。加大对非精神专科医院医师的培训,提高其识别抑郁症的能力,并及时转诊。推动综合医院与精神卫生医疗机构开展联合门诊或远程会诊。妇幼保健院、中医院要开设精神(心理)科。基层医疗卫生机构借助医联体等服务形式,与精神卫生医疗机构建立紧密的协作机制。基层医疗卫生机构要将抑郁症防治知识纳入社区医生继续教育必修课程,使社区卫生服务站(乡镇卫生院)全科医生有筛查识别抑郁症的能力。精神卫生医疗机构依托医联体,将专家服务下沉至基层,为社区(村)抑郁症患者提供科学诊断,制定治疗方案。精神卫生医疗机构开辟疑难抑郁症患者诊疗绿色通道,及时收治疑难患者。对社工和护理人员开展抑郁症照护与家属辅导技能培训。

(四)加大重点人群干预力度

1. 青少年。中学、高等院校均设置心理辅导(咨询)室和心理健康教育课程,配备心理健康教育教师。将心理健康教育作为中学、高等院校所有学生的必修课,每学期聘请专业人员进行授课,指导学生科学认识抑郁症,及时寻求专业帮助等。

2. 孕产妇。将抑郁症防治知识作为孕妇学校必备的科普宣教内容,提高孕产妇及家属防治意识。将孕产期抑郁症筛查纳入常规孕检和产后访视流程中,由经过培训的医务人员或社工进行孕期和产后抑郁的筛查追踪。鼓励精神专科医院、综合医院精神科与妇产科及妇幼保健院等医疗机构以联合门诊或远程会诊的形式,为孕产期妇女提供专业支持。

3. 老年人群。精神卫生医疗机构指导基层医疗卫生机构结合家庭医生签约服务、老年人健康体检,每年为辖区老年人开展精神健康筛查,对于经心理测评有抑郁情绪的老人提供心理咨询和及时转诊。

4. 高压职业人群。机关、企事业和其他用人单位将干部和职工心理健康作为本单位文化建设的重要内容,创造有益于干部和职工身心健康的工作环境,聘用专兼职的精神心理专业人员。制定并实施员工心理援助计划,开展心理健康教育、心理评估、心理疏导与咨询、转诊转介等服务,提高职业人群抑郁症防治水平。对处于职业发展特定时期或在易引发抑郁问题的特殊岗位工作的干部和职工,有针对性地开展心理健康教育、心理疏导及心理援助。

（五）强化心理热线服务

依托精神卫生医疗机构或 12320 公共卫生公益热线、社会心理健康服务机构等专业力量,以市为单位至少建立 1 条 24 小时提供公益服务的心理援助热线。通过报纸、电视、广播、网络等多种形式,加大心理援助热线服务的宣传,扩大热线服务的社会影响力。将心理援助热线建设成为公众进行心理健康咨询、求助、疏导、危机干预、转介的便捷平台。定期组织对热线接线员的培训和检查,每名接线员每年至少接受 2 次培训,每月至少接受 1 次检查。

（六）及时开展心理干预

建立健全包括精神科医师、心理治疗师、心理咨询师、社工等在内的专业化心理危机干预队伍,每年开展不少于 2 天的专项培训和演练。在重大传染病、自然灾害等突发事件发生时,组织开展心理疏导和心理干预,及时处理急性应激反应,识别高危人群,预防和减少极端行为的发生。

试点地区卫生健康部门要牵头成立专家工作组,对特色服务工作提供技术支持和指导。开展多层次的抑郁症防治技术培训,提高抑郁症防治水平。

附件 2

# 探索老年痴呆防治特色服务工作方案

为贯彻落实《健康中国行动(2019—2030 年)》有关要求,采取有效措施,预防和减缓老年痴呆的发生,降低家庭与社会负担,提高家庭幸福感,促进社会和谐稳定,鼓励社会心理服务体系建设试点地区探索开展老年痴呆防治特色服务,特制定本方案。

## 一、工作目标

到 2022 年,在试点地区初步形成全民关注老年痴呆、支持和参与防治工作的社会氛围,公众对老年痴呆防治知识的知晓率提高到 80%。建立健全老年痴呆防治服务网络,防治服务能力显著提升,建立健全患者自我管理、家庭管理、社区管理、医院管理相结合的预防干预模式,社区(村)老年人认知功能筛查率达 80%。

## 二、重点任务

（一）加强科普宣教

各试点地区要加大社区(村)层面宣教力度,提升公众精神卫生和心理健康意识,增强居民对老年痴呆防治知识的认识,减少偏见与歧视。各级医疗机构、老龄办、养老机构、医养结合机构工作人员要结合患者及高危人群特点,制作防治宣教材料,使公众免费获得相关科普知识及服务资源信息。鼓励以政府购买服务形式,委托有资质的社会团体开展科普宣传。创新宣教形式,如评选"形象大使",播放专业权威且通俗易懂的公益广告、科普宣教片、系列节目,组织专家编写科普书籍等。利用我国重阳节、世界精神卫生日、世界阿尔茨海默病月等重大纪念日或节日,采用地方戏、民谣、快板等喜闻乐见的传播方式,及微信、微博、移动媒体等进行科普宣教。到2022年,公众对老年痴呆防治知识知晓率提高至80%。

(二)开展患者评估筛查

基层医疗卫生机构在实施国家基本公共卫生服务老年人健康管理服务项目时,结合老年人健康体检等工作,使用AD8和简明社区痴呆筛查量表开展辖区老年人认知功能评估。养老机构、医养结合机构要定期对机构内老年人认知功能进行评估。对发现疑似痴呆的老年人,建议其到上级医疗机构就诊。社区(村)65岁以上老年人认知功能筛查率达80%。

(三)开展预防干预服务

精神专科医院或综合医院精神科、神经科、老年科依托医联体,将专家服务下沉至基层,为社区(村)可疑痴呆患者提供科学诊断,制定分类管理与治疗方案,并指导基层医疗卫生机构定期随访。基层医疗卫生机构借助医联体等服务模式,开展老年痴呆预防干预服务。对诊断为轻度认知障碍的老人,由社区(村)全科医生组织开展常态化认知训练,预防和减少老年痴呆的发生。对确诊老年痴呆的患者,社区医生对其家属和照料者开展培训,提高干预率,改善生活品质。在县级医疗机构精神科、神经科或老年科专业医生指导下,由社区(村)全科医生结合家庭医生签约服务等,对轻度认知障碍患者每年开展随访,监测认知功能变化。鼓励基层医疗卫生机构采购老年痴呆治疗药物,增加基层药品的可及性。鼓励养老机构、医养结合机构通过购买服务等形式,由精神(心理)科、神经科或老年科专业医生团队提供老年人认知功能筛查、老年痴呆诊断、治疗及预防干预等服务。

(四)建立协作服务团队

在县级及以上综合医院由精神(心理)科、神经科或老年科开设记忆门诊,鼓励在精神专科医院开设老年精神科,提供专业诊断治疗服务。建立全科医生、志愿者、社工、心理治疗师等多学科协作的轻度认知障碍及老年痴呆诊疗与照护服务团队。基层全科医生监测治疗依从性,指导社区志愿者、社工提供患者认知训练和家属辅导;心理治疗师、社工提供老年心理辅导;各类社会组织工作人员提供科普宣传、患者关爱服务等。

(五)提升专业服务能力

对试点地区各级医疗卫生机构工作人员开展定期培训。将老年痴呆早期识别与筛查技能纳入社区医生继续教育基础课程。对县级及以上综合医院精神科、神经科、老年科医生开展老年痴呆基本诊断与治疗技能培训。对社工、护理人员和养老机构、医养结合机构的照护人员开展轻度认知障碍与老年痴呆照护与家属辅导技能培训。将老年精神科亚专业培训纳入住院医师规范化培训,培养老年精神科医生。

（六）搭建信息共享服务平台

各试点地区要探索搭建信息服务平台,设置科普知识宣传、服务资源获取、患者管理治疗等模块,通过信息交流与推送的形式,引导患者和医务人员主动加入该平台接受服务;探索试点地区间信息共享与交流机制。

试点地区卫生健康部门要牵头成立专家工作组,对试点工作提供技术支持和指导。开展多层次的轻度认知障碍与老年痴呆防治技术培训,提高试点地区老年痴呆防治水平。

# 国家卫生健康委办公厅关于实施老年人心理关爱项目的通知

国卫办老龄函〔2019〕322号

各省、自治区、直辖市及新疆生产建设兵团卫生健康委：

为贯彻党的十九大提出的"为人民群众提供全方位全周期健康服务""积极应对人口老龄化""加强社会心理服务体系建设"要求，促进老年人心理健康，按照《"十三五"健康老龄化规划》要求，我委决定在全国实施老年人心理关爱项目。现将有关事项通知如下：

## 一、项目目标

（一）了解和掌握老年人心理健康状况与需求。

（二）基层工作人员的心理健康服务技能水平明显提高，常见心理行为问题和精神障碍早期识别能力显著增强。

（三）老年人心理健康意识明显增强，心理健康状况有所改善。

## 二、项目内容

（一）选取项目点

1. 2019—2020年在全国共选取1 600个城市社区、320个农村行政村开展项目工作。2019年和2020年分别选取50%的项目点。

2. 各省（区、市）项目点名额分配情况详见附件1。

（二）开展两级培训

1. 组建国家级专家团队，制订工作方案，编制项目培训教材、项目实施指导手册等。

2. 每个项目点选派1名管理人员参加国家级培训（培训通知另行印发）。

3. 各省（区、市）根据编制的培训教材和项目实施指导手册，组织项目点工作人员开展省级培训。心理健康服务工作基础好的项目地区，可在省级卫生健康行政部门指导下，开展市级培训。

（三）开展心理健康评估

对项目点常住65岁及以上老年人，以集中或入户的形式开展心理健康评估，了解老年人常见心理问题。评估时应当充分尊重老年人个人意愿。

（四）开展必要的干预和转诊推荐

1. 对评估结果显示正常的老年人，鼓励其继续保持乐观、向上的生活态度，并积极带动身边老年人共同参与社会活动。

2. 对评估结果显示轻度焦虑、抑郁的老年人,可实施心理咨询、心理治疗等心理干预,改善其心理健康状况,并定期随访。

3. 对评估结果显示疑似存在早期老年痴呆症、中度及以上心理行为问题和精神障碍的老年人,建议其到综合医院的心理健康门诊就医;必要时建议其到神经科或精神科做进一步检查,以明确诊断及时治疗,实现疾病的早发现、早诊断、早治疗。

## 三、项目安排

(一)启动阶段(2019 年 1—4 月)

组建专家团队,编写培训教材。

(二)全面开展阶段(2019 年 5 月—2020 年 9 月)

2019 年 5—12 月选取第一批项目点并开展相关工作;2020 年 1—9 月选取第二批项目点并开展相关工作。开展两级培训和心理健康评估,组织进行必要的干预和转诊推荐。

(三)总结评估阶段(2020 年 10 月—2021 年 2 月)

对项目进行全面评估总结。

## 四、有关要求

(一)各地要把"老年人心理关爱项目"列入重要议事日程,制订项目实施方案和年度工作计划,明确任务分工,认真抓好落实。项目执行办公室设在中国疾控中心慢病中心,负责组织开展人员培训、技术指导、督导检查、经验交流、评估总结等。

(二)各地要严格按照项目方案要求,以心理健康服务工作基础好、积极性高为原则,兼顾经济社会发展水平,因地制宜,精心选取项目点。

(三)各地可统筹利用现有工作渠道实施项目,同时鼓励采取政府购买服务等多种形式开展项目工作。要加大财政投入力度,保证项目顺利实施。

请各地认真填写 2019 年项目点申报表(附件 2),并于 2019 年 4 月 16 日前报送项目执行办公室。

国家卫生健康委老龄司联系人:樊静、刘明

联系方式:010—62030883、62030699

中国疾控中心慢病中心联系人:张晗、王志会

联系方式:010—63026560

电子邮箱:zhanghan@ncncd.chinacdc.cn

附件:1. 各省(区、市)项目点名额分配表(2019—2020 年)

2. 2019 年项目点申报表

国家卫生健康委办公厅

2019 年 3 月 28 日

附件 1

## 各省（区、市）项目点名额分配表（2019—2020 年）

| 省(区、市) | 城市社区数 | 农村行政村数 | 项目点总数 |
|---|---|---|---|
| 北京 | 31 | 2 | 33 |
| 天津 | 23 | 1 | 24 |
| 河北 | 60 | 21 | 81 |
| 山西 | 30 | 10 | 40 |
| 内蒙古 | 44 | 8 | 52 |
| 辽宁 | 161 | 11 | 172 |
| 吉林 | 63 | 7 | 70 |
| 黑龙江 | 62 | 10 | 72 |
| 上海 | 25 | 1 | 26 |
| 江苏 | 106 | 10 | 116 |
| 浙江 | 96 | 10 | 106 |
| 安徽 | 53 | 15 | 68 |
| 福建 | 28 | 8 | 36 |
| 江西 | 26 | 12 | 38 |
| 山东 | 142 | 14 | 156 |
| 河南 | 117 | 17 | 134 |
| 湖北 | 63 | 10 | 73 |
| 湖南 | 80 | 17 | 97 |
| 广东 | 60 | 8 | 68 |
| 广西 | 22 | 10 | 32 |
| 海南 | 3 | 1 | 4 |
| 重庆 | 53 | 10 | 63 |
| 四川 | 81 | 53 | 134 |
| 贵州 | 37 | 10 | 47 |
| 云南 | 24 | 9 | 33 |
| 西藏 | 1 | 4 | 5 |
| 陕西 | 53 | 10 | 63 |
| 甘肃 | 22 | 11 | 33 |
| 青海 | 4 | 3 | 7 |
| 宁夏 | 7 | 1 | 8 |
| 新疆(含新疆生产建设兵团) | 23 | 6 | 29 |
| 总数 | 1 600 | 320 | 1 920 |

# 附件 2

## 2019 年项目点申报表

省(区、市)

| 社区点 | 市(州) | 区(县) | 街道(乡镇) | 社区(行政村) | 联系人 | 单位及职务 | 电话 |
|---|---|---|---|---|---|---|---|
| 城市社区 | | | | | | | |
| | | | | | | | |
| | | | | | | | |
| 农村行政村 | | | | | | | |
| | | | | | | | |
| | | | | | | | |

联系人: 电话:

# （三）职业人群

# 国家卫生健康委关于贯彻落实改善一线医务人员工作条件切实关心医务人员身心健康若干措施的通知

国卫人函〔2020〕61 号

各省、自治区、直辖市及新疆生产建设兵团卫生健康委：

近日，国务院办公厅转发了《国家卫生健康委　人力资源社会保障部　财政部关于改善一线医务人员工作条件切实关心医务人员身心健康的若干措施》（国办发〔2020〕4 号），提出从七个方面完善措施，切实保障医务人员权益。各地卫生健康委要按照党中央、国务院决策部署，认真贯彻落实各项措施，协调相关部门，全力做好各项工作，切实改善一线医务人员工作条件，关心医务人员身心健康。现就该工作再次强调如下：

## 一、落实医务人员工作生活保障

各地要切实为医务人员提供良好的工作和生活条件，协调有关部门加强职业暴露的防护设施建设和设备配置，协调地方政府依法征用医院周边酒店为医务人员提供休息场所，制订医务人员排班方案，合理安排医务人员作息时间，保障医务人员休息，并做好必要的后勤保障。要预判医用防护物资需求，协调工业和信息化、发展改革等部门保障医用防护物资供应，将防护用品调配向临床一线倾斜，对医务人员实施周密的安全防护措施，组织做好一线医务人员健康体检，落实健康监测制度。切实做好医院内部防控，加强全员培训，优化服务流程，全面落实防止院内感染的各项措施，避免交叉感染。协调专门力量，全力维护医疗、隔离秩序，防范化解医疗纠纷，依法从重处置伤害医务人员、扰乱医疗救治秩序的行为。要按照《关于全力做好一线医务人员及其家属保障工作的通知》（肺炎机制发〔2020〕23 号）要求，从生活、心理、人文、安全、其他等五方面做好保障，解决医务人员后顾之忧。

## 二、加强医务人员心理危机干预和疏导

在现有心理援助热线和心理援助网络平台中开设医务人员服务专线和专区（名单见附件），为一线医务人员提供线上心理支持和心理疏导，组建专家团队为热线电话和网络平台专业人员提供技术支持和指导。建立线上线下相结合的心理支持和普遍筛查机制，落实分级干预措施，各省份派出支援湖北医疗队中应当配备有心理危机干预经验的精神科医护人员，为医务人员提供心理危机干预服务。湖北省以外的其他省份要整合当地心理卫生资源，安排本省份精神卫生医疗机构与承担医疗救治、疾病预防控制任务的医疗队、疾控队建立联合工作机制，确保为一线医务人员提供持续、专业的心理服务支持。

## 三、做好临时性工作补助发放工作

各地要按照《关于建立传染病防治人员临时性工作补助的通知》(人社部规〔2016〕4 号)和《关于新型冠状病毒感染肺炎疫情防控有关经费保障政策的通知》(财社〔2020〕2 号)有关要求,及时为疫情防控一线医务人员和防疫工作者发放临时性工作补助。由同级卫生健康行政部门会同人力资源社会保障、财政部门按月审核,由各省级卫生健康行政部门统计汇总,将执行各类补助标准的人员数、工作天数和补助金额于每月 10 日报送国家卫生健康委。第一次上报起始时间为应急响应开始之日。国家卫生健康委审核后报人力资源社会保障部、财政部审定,由同级财政部门在次月垫付临时性工作补助经费,中央财政据实结算。对于中央级医疗卫生机构按照属地化管理,由属地负责统计汇总。其他地区支援湖北的工作人员相关情况,由派出省份单列统计汇总报送。

## 四、及时开展医务人员工伤认定

各地要落实好《关于因履行工作职责感染新型冠状病毒肺炎的医护及相关工作人员有关保障问题的通知》(人社部函〔2020〕11 号),卫生健康行政部门要及时关注在新冠肺炎疫情预防和救治工作中,因履行工作职责感染新冠肺炎或因感染新冠肺炎死亡人员情况,配合人力资源社会保障和财政部门开通工伤认定绿色通道,尽快为上述人员发放工伤保险待遇,切实保障好医务人员合法权益。

## 五、落实调整卫生防疫津贴标准

为进一步保障新冠肺炎疫情防疫人员权益,有关部门将出台政策,提高卫生防疫津贴标准,各地卫生健康行政部门要积极与当地人力资源社会保障和财政部门沟通,按照政策规定及时抓好落实,特别是对参与新冠肺炎疫情防控人员,要及时足额发放到位,进一步鼓舞防疫工作者士气。

## 六、做好一次性绩效工资总量测算

各地卫生健康部门要及时了解医疗卫生机构参与疫情防控、医疗救治工作情况,主动与人力资源社会保障和财政部门沟通,综合考虑医疗卫生机构承担的防控任务量、风险程度等因素,测算提出核增不纳入基数的一次性绩效工资总量建议,指导各单位做好内部分配,重点向加班加点特别是作出突出贡献的一线人员倾斜,并及时发放到位。

## 七、开展典型宣传和及时奖励表彰工作

各地要深入挖掘在抗击疫情中作出突出贡献的医务团队和个人的先进事迹,利用电视、报纸、网站、微信公众号等多种形式加大对医务人员职业精神的宣传力度。对表现特别突出的先进典型,应当及时给予奖励和表彰。

　　保护关爱医务人员是打赢疫情防控阻击战的重要保障,各地卫生健康行政部门要积极协调有关部门,进一步细化措施明确职责分工,以高度负责的态度、务实到位的举措,切实关心关爱医务人员,帮助他们解决实际困难和问题,保障医务人员权益,坚决打赢疫情防控阻击战。

　　附件:一线医务人员心理干预热线和网络咨询服务资源

国家卫生健康委

2020 年 2 月 15 日

附件

<h2 align="center">一线医务人员心理干预热线和网络咨询服务资源</h2>

| 服务名称 | 接入方式 | 支持单位 | 接入途径 |
|---|---|---|---|
| 北京市心理援助热线 | 010-82951332<br>800-810-1117<br>010-62712471 | 北京回龙观医院 | |
| 上海市心理援助热线医务人员专线 | 021-553-69173 | 上海市精神卫生中心 | |
| 医务人员心理支持热线 | 010-64857026 | 中科院心理所 | |
| 北京师范大学心理援助医务工作者服务专线 | 4006506023 | 北京师范大学 | |
| 华中师范大学心理援助热线 | 027-59427263 | 华中师范大学心理学院 | |
| | 微信公众号"青少年网络心理与行为重点实验室" | | 进入公众号点击"心理热线" |
| 抗击疫情心理援助公益热线 | 4006806101 | 清华大学心理学系 | |
| 全国应对疫情心理援助热线平台 | 400-832-1100<br>0731-85292999<br>0731-12320 | 中南大学湘雅二医院 | |
| | "健康 320" APP | | 下载健康 320APP,进入首页即可 |
| | 微信公众号"健康 320" | | 搜索"健康 320"微信公众号,点击底部菜单栏"小程序"进入页面即可 |
| 京东抗炎一线医务人员援助平台 | "京东" APP | 北京大学第六医院 | 搜索"问医生"点击"抗炎医务工作人员心理援助专用通道" |
| 四川省新冠病毒疫情心理危机干预整合平台 | 公众号"华贝健康" | 华西医院 | 首页点击"心理辅导" |
| "上海新型肺炎公共服务平台" | "健康云" APP | 上海市精神卫生中心 | 首页点击"在线咨询" |
| 简单心理守护专线 | "简单心理" APP | 简单心理 | 首页点击免费热线 |

# 三、精神障碍防治、康复

## 民政部 财政部 国家卫生健康委 中国残联关于开展"精康融合行动"的通知

民发〔2022〕104号

各省、自治区、直辖市民政厅（局）、财政厅（局）、卫生健康委、残联，各计划单列市民政局、财政局、卫生健康委、残联，新疆生产建设兵团民政局、财政局、卫生健康委、残联：

精神障碍社区康复服务是以促进精神障碍患者回归和融入社会为目标，以改善和提高患者生活自理能力、社会适应与参与能力和就业能力为重点，综合运用精神医学、康复治疗、社会心理、社会工作、社区支持、志愿服务等专业技术和方法，开展全生命周期关怀帮助、健康教育、功能训练、社会支持，以提高患者健康水平的专业社会服务。近年来，各地积极探索精神障碍社区康复服务模式、加强服务体系建设，取得一定成效，但仍存在工作机制不顺、资金投入不足、专业力量不强等问题，亟待深化以社区融合、家庭服务、居家照料为核心的精神障碍社区康复服务。为深入贯彻落实习近平总书记"关心关爱精神障碍人员"的重要指示精神，提高精神障碍社区康复服务质量和水平，为精神障碍患者提供更加公平可及、系统连续的基本康复服务，根据民政部等四部门《关于加快精神障碍社区康复服务发展的意见》（民发〔2017〕167号）要求，决定开展为期三年的全国精神障碍社区康复服务融合行动（以下简称精康融合行动）。

## 一、总体要求

（一）指导思想

以习近平新时代中国特色社会主义思想为指导，深入贯彻落实党的二十大精神，坚持以人民为中心，认真履行基本民生保障、基层社会治理、基本社会服务等职责，以促进患者回归和融入社会、减轻精神障碍患者、家庭及社会总负担为目标，着力推动精神障碍社区康复服务体系布局优化、资源投入整合强化、服务内容提质增效，促进基层治理体系和治理能力现代化，增强精神障碍患者及家庭获得感、幸福感，努力为全面建设社会主义现代化国家营造安全、平稳、健康、有序的社会环境。

（二）基本原则

聚焦重点，精准实施。坚持示范带动，聚焦提高服务可及性、实施精准度，聚焦提升服务公平性、对象覆盖率，引导工作基础好、重视程度高的城市发挥引领示范作用，带动科学布局布点、夯实基础能力、提升服务效果。

统筹协调，汇聚合力。坚持系统观念，统筹存量与增量，发挥有关部门在规划布局、政策扶持、资源投入等方面的统筹引导作用，形成政策合力，构建分类指导、城乡统筹、上下联动的工作格局,推动精神障碍社区康复服务均衡发展。

需求牵引,提质增效。坚持需求导向,整合运用各类康复服务资源、方法和先进康复技术,着力提升精神障碍社区康复服务科学化、标准化、规范化发展水平,推动形成全方位、全生命周期的服务模式。

制度保障,持续运行。坚持顶层设计,总结精神障碍社区康复服务基层实践和创新,推动重要制度和工作机制成熟定型,引导多方资源投入和社会力量参与,促进精神障碍社区康复服务可持续发展。

(三)主要目标

用3年左右时间,基本形成布局健全合理、服务主体组成多元、形式方法多样灵活、转介衔接顺畅有序、管理机制专业规范的精神障碍社区康复服务体系,为实现2025年目标任务奠定坚实基础。

第一年(2023年1月至2023年12月),围绕"服务覆盖年"建设目标,精神障碍社区康复服务主体培育取得显著成效,依托现有资源建立的转介服务机制基本完善,全国统一的精神障碍社区康复服务国家转介信息平台(以下简称全国转介信息平台)基本搭建完成,精神障碍社区康复服务机构和康复对象档案数据比较完善。全国50%以上的县(市、区、旗)开展精神障碍社区康复服务,登记康复对象接受规范服务率达30%以上。

第二年(2024年1月至2024年12月),围绕"提质增效年"建设目标,精神障碍社区康复服务形式较为丰富,康复对象疾病复发率、致残率显著降低,生活自理能力、就业能力明显提高,康复对象及照料者接受专业服务的意识和意愿显著增强,全国65%以上的县(市、区、旗)开展精神障碍社区康复服务,登记康复对象接受规范服务率达45%以上。

第三年(2025年1月至2025年12月),围绕"长效机制建设年"建设目标,全国精神障碍社区康复服务体系持续完善,服务专业性、稳定性、可及性明显增强,社会舆论环境持续向好,社会歧视现象明显减少。全国80%以上的县(市、区、旗)开展精神障碍社区康复服务,登记康复对象接受规范服务率达60%以上。

## 二、重点任务

(一)全国精神障碍社区康复服务体系建设布局优化行动

1. 科学规划精神障碍社区康复服务体系建设。综合精神障碍流行病学调研数据、精神卫生服务机构数量、社区康复设施状况、社会工作者等专业人才规模等要素,统筹规划精神障碍社区康复服务体系建设,合理布局精神障碍社区康复服务机构。每个地级市应设置具备评估转介、培训督导、服务示范等综合功能的精神障碍社区康复服务机构,发挥辐射带动作用和指导功能,逐步推动精神障碍社区康复服务机构等级划分与评定。

2. 高质量建设基层服务网络。按照有利于满足精神障碍社区康复服务对象需求、交通便利、场所安全、转诊便捷、公用基础设施完善等原则,并根据日间照料和居家支持等不同功能要求,推动精神障碍社区康复服务机构场所面积、承载能力、功能设计、设施配置、人员配备构成等的标准化建设,逐步建立权责清晰、内部制度完备的规范化运行管理机制。

3. 统筹推进城乡精神障碍社区康复服务发展。拓展精神卫生医疗机构、社区卫生服务机构、乡镇卫生院等的技术支持和服务辐射范围;引导城市精神卫生优质服务资源到农村开展康复服务,通过驻点帮扶、人才培养、技术指导等方式提升农村地区精神障碍社区康复服务能力和水平;支持探索和推广适合农村地区的精神障碍社区康复服务模式,大力发展成本可负担、效果明显、方便可及的农村地区精神障碍社区康复服务。

(二)畅通精神障碍治疗与康复双向转介行动

4. 改进精神障碍社区康复转介信息服务。统筹利用现有资源,整合形成全国统一的精神障碍社区康复服务国家转介信息平台,对接国家数据共享交换平台,实现与国家严重精神障碍信息系统等数据交换共享,以县(市、区、旗)为单位,推进辖区内精神卫生医疗机构、基层医疗卫生机构、社区康复服务机构及康复对象需求信息的收集、整合和共享,为康复对象提供及时、高效、便捷的转介服务。开展全国精神障碍社区康复服务现状摸底调查,建立完善精神障碍社区康复服务机构和康复服务对象信息档案,提高精神障碍社区康复服务精准管理水平,从源头上实现精神障碍治疗与精神障碍社区康复服务有效衔接。

5. 建立基于专业评估和自愿申请的转介登记机制。医疗机构对精神障碍患者开展出院康复评估、门诊就诊诊断评估,为符合条件的精神障碍患者及其监护人提供社区康复建议,引导其接受社区康复服务。对于有社区康复需求的严重精神障碍患者经患者及监护人同意后,有关医疗卫生机构通过国家严重精神障碍信息系统上传转介信息。全国转介信息平台通过国家数据共享交换平台获取患者评估转介数据。同时,精神障碍患者及监护人可通过精神卫生医疗机构或精神障碍社区康复服务机构的社会工作者自愿提出社区康复申请,由社会工作者审核评估康复需求后在全国转介信息平台登记。各类企事业单位、村(居)民委员会、社会组织和个人发现精神障碍患者社区康复需求时,可以通过相关机构、网络等适当渠道向全国转介信息平台提出登记申请,由社会工作者审核评估康复需求后给予登记。

6. 完善精神障碍社区康复服务机构康复转介机制。全国转介信息平台接收转介申请后,应及时汇总、分派、转送至精神障碍社区康复服务机构。因缺少承接服务的精神障碍社区康复服务机构,需要患者等候时间超过3个月的,应在康复转介前由社会工作者再次审核申请人意愿和实际情况。精神障碍社区康复服务机构应及时组织精神科医生、护士、康复师、社会工作者等专业人员对服务对象进行综合评估,出具康复意见。精神障碍患者离开本地的,原精神障碍社区康复服务机构应及时通过全国转介信息平台,将患者信息推送至其新居住地精神障碍社区康复服务机构对其开展康复服务。精神障碍社区康复服务机构在开展康复服务前,应与康复对象及监护人签订知情同意书、服务协议等。精神卫生医疗机构和精神障碍社区康复服务机构建立绿色通道,康复对象在社区康复期间病情复发的,可通过所在精神障碍社区康复服务机构向精神卫生医疗机构快速转介。

7. 建立完善精神障碍社区康复服务后转介机制。精神障碍社区康复服务机构应定期组织专业人员对康复对象的康复效果、疾病状态、生活自理能力、就业意愿和就业能力等情况开展定期转介评估,经评估符合转出条件的,按照不同需求进行推荐就业或公益性庇护性就业、申请其他类型社区康复服务、返回社区居住等转介服务,并将精神障碍社区康复服务后转介情况向全国转介信息平台登记结案。

各地要根据实际制定推行康复评估、后转介评估、知情同意、服务协议等方面的标准、程序和示范文本,规范服务转介及签约履约行为,鼓励有条件的地方使用电子协议。

(三)精神障碍社区康复服务供给能力提升行动

8. 统筹利用各类精神障碍社区康复服务资源。利用好城乡社区各类服务机构等场地资源,依托精神卫生医疗机构、心理健康和精神卫生防治机构、社区卫生服务机构等技术支持,发挥精神卫生福利机构、有条件的残疾人康复中心等的辐射带动作用,提高精神障碍社区康复服务供给能力。推动引入第三方评价机制,对精神障碍社区康复服务内容及形式、服务质量、服务对象满意度、业务培训、行业标准与法规制定等开展综合评价,并明确评价结果使用办法。

9. 加快培育精神障碍社区康复服务多元市场主体。完善相关政策,鼓励社会力量通过公建民营、政府购买服务、政府和社会资本合作(PPP)等方式参与精神障碍社区康复服务供给。加大政府购买服务力度,明确政府购买服务的量化指标,支持提供精神障碍社区康复服务的社会服务机构和企业规模化、特色化、专业化发展。引导口碑好、经验丰富、专业素质强、服务质量高的品牌化社会服务机构发挥联动发展效应,每个地级市培育至少1家以提供精神障碍社区康复服务为主,专业化程度高、服务能力强、社会影响大的品牌化精神康复社会服务机构。

10. 丰富发展精神障碍社区康复服务内容。丰富完善服药训练、生活技能训练、社交技能训练、职业能力训练、居家康复指导等基础服务内容,不断健全满足全面康复需要的全人服务网络。根据儿童、青少年、老年人等不同年龄段康复对象的特殊需求和特点,设计专门的康复服务内容,以提高康复服务效果。有条件的地区可探索运用5G、智能机器人、虚拟现实等信息技术手段,构建工作生活服务场景,提升康复服务效果。

11. 推进精神障碍社区康复服务形式多样化。根据康复对象个性需求和实际情况,有针对性地提供日间训练和职业康复服务、过渡性住宿服务、居家支持和家庭支援、同伴支持、患者家属专家交流互助等多种形式的精神障碍社区康复服务。发挥社会工作者等精神障碍社区康复服务人员的创造性和自主性,大力推行个案管理、小组工作等精准康复服务形式。在制定机构运行和服务规范时,应增强服务的可及性、灵活性、个性化,避免形式主义、官僚主义,不得以过度标准化限制服务提供形式。开展相关工作过程当中,要严格保护服务对象隐私,保障数据信息安全,保护合法权益。

(四)高素质专业人才队伍建设行动

12. 加强精神障碍社区康复服务专业人才挖掘使用。重视解决精神障碍社区康复服务人才短缺问题,大力培育精神卫生社会工作者队伍,动员组织具备精神障碍社区康复服务知识和技能的社会志愿服务队伍,用好用足精神科医师、康复师、心理治疗师、心理咨询师、公共卫生医师、护士等专业技术人才,为精神障碍社区康复服务提供人力支持。到"精康融合行动"结束时,精神障碍社区康复服务机构中具有精神卫生、社会工作、心理健康相关专业学历的从业人员应占30%以上。分级分类建立"精康融合行动"专家指导组,广泛开展技术指导、评估督导和培训示范工作,不断提高精神障碍社区康复服务的专业性、规范性。

13. 强化精神障碍社区康复服务从业人员督导培训。总结形成精神障碍社区康复服务理论与实践系统化课程,加强《精神障碍社区康复服务工作规范》宣贯,指导精神障碍社区康复服务从业人员根据实际需要接受岗前培训、集中培训、跟踪督导培训、职业技能培训。直接服务人员每年至少接受20小时的精神障碍康复专业知识培训,从事评估转介的社会工作者须经过精神障碍康复需求评估能力培训,切实提高从业人员素质能力,保障精神障碍社区康复服务效果和质量。推动将精神障碍社区康复服务理念、评估和转介列入精神科医师和护士培训内容,促进精神障碍诊疗和康复服务衔接。

14. 提高精神障碍社区康复服务人才保障水平。根据实际建立日常岗位服务评价和激励保障制度,对满意度高、口碑较好、康复效果好的精神障碍社区康复服务优秀人才在职称评定或技能评定上给予倾斜考虑,实行体现专业服务价值激励导向的薪酬分配制度。鼓励精神障碍社区康复服务机构投保雇主责任险,为员工投保意外伤害保险、职业责任保险。

(五)精神障碍社区康复服务可持续发展保障行动

15. 强化政府政策引领推动作用。民政、卫生健康、残联等部门和单位通过统筹现有资源,积极支持"精康融合行动"实施,在政府购买服务、精神障碍社区康复服务人才引进和培训、精神障碍社区康复服务机构标准化建设等方面加大政策扶持力度。促进社会资本与中小精神障碍社区康复服务企业对接,落实企业税收优惠政策。支持符合条件的精神障碍社区康复服务企业发行社会领域产业专项债券。

16. 引导社会资金筹集和使用。推动实施"精康融合行动"过程中,注意更好发挥第三次分配调节作用,引导鼓励爱心企业、慈善组织、基金会设立专项基金、开展公益捐赠,支持符合条件且认定为慈善组织的精神障碍社区康复服务社会服务机构依法取得公开募捐资格,提高可持续发展能力。完善激励保障措施,落实慈善捐赠的相关优惠政策,引导社会力量支持参与提供精神障碍社区康复服务。

(六)精神障碍社区康复服务支撑体系优化行动

17. 建立精神障碍社区康复服务记录和监管制度。建立服务记录和统计报告等运行监管制度,引导精神障碍社区康复服务机构采取信息化、电子化方式适当记录服务过程,作为监督依据。采取"双随机、一公开"、协同监管等方式加强精神障碍社区康复服务机构专业人才队伍稳定性、团队管理专业性、服务质量可控性、资金使用合规性等监管,不过度要求提供书面报告。通过设立监督电话、公众号等方式,为服务对象和社会公众提供监督渠道,促进精神障碍社区康复服务机构改进服务。

18. 加强标准化建设和价格监管。加强精神卫生领域有关国家标准的实施推广,根据地方实际建立完善精神障碍社区康复服务标准体系,鼓励先行出台地方性法规、规章。扶持培育精神障碍社区康复服务行业组织,促进行业自律和组织地区间交流。规范精神障碍社区康复服务价格秩序,实行明码标价并以适当方式向社会公开,定价既要保证精神障碍社区康复服务机构可持续发展,也要考虑当地实际消费水平。规范精神障碍社区康复服务协议的价格条款,对随意涨价行为加强监管。精神障碍社区康复服务机构要制定突发事件处置应急预案,防范消除安全风险和隐患。

19. 发挥正面宣传和社区支持作用。通过社区精神卫生健康宣传教育、政策宣传、公益广告等方式,引导社区居民接纳精神障碍患者。为精神障碍患者提供社区融入服务,推动其参加社区活动,建构社区关系网络。推动加强县(市、区、旗)、乡镇(街道)对城乡社区组织的指导,经常性走访了解辖区内精神障碍患者及家庭情况,帮助链接残疾人福利政策、职业康复等社会资源,改善患者家庭经济状况。

## 三、保障措施

20. 加强组织领导。建立党委领导、政府负责、部门协作、社会参与的工作机制,统筹协调解决突出问题,整合和集中使用相关部门的资金、政策及设施等资源,确保"精康融合行动"稳妥有序推进实施。民政部门要推动社区、社会组织、社会工作者、社区志愿者、社会慈善资源"五社联动"支持精神障碍社区康复服务发展,推进精神障碍治疗、康复有机衔接和转介,加强精神障碍社区康复服务标准化体系建设,促进精神障碍社区康复服务广泛开展。财政部门要加强资金保障,民政、卫生健康、残联等部门和单位依法对精神障碍社区康复服务所涉及资金使用情况、政府购买精神障碍社区康复服务社会服务机构情况进行监督管理。卫生健康部门要将精神障碍社区康复服务纳入心理健康和精神卫生防治体系建设,提供精神卫生医疗服务和专业技术人才支持,促进精神障碍预防、治疗、康复衔接。指导医疗机构将精神障碍患者康复评估情况及建议告知患者及监护人,引导其接受社区康复服务,并将有关信息上传至严重精神障碍信息系统,实现与全国转介信息平台共享。残联要积极反映精神残疾人诉求,维护精神残疾人康复权益,将精神障碍社区康复与残疾人康复、托养、就业等服务共同推进。对病情稳定、有就业意愿且具备就业能力的精神障碍社区康复服务对象提供就业培训指导,做好推荐就业和公益性庇护性就业转介工作。

21. 加大政策扶持。各地要落实好最低生活保障、城乡居民医疗保险、困难群众医疗救助、困难残疾人生活补贴和重度残疾人护理补贴、严重精神障碍患者监护职责以奖代补等政策。国家和省级有关部门形成政策合力,有条件的地方可创新发展政策,促进"精康融合行动"实施。

22. 制定行动方案。各省级民政部门会同相关部门根据本通知精神,结合当地实际情况,细化深化实化"精康融合行动"推进方案,并报民政部备案。

23. 加强督促落实。民政部将会同相关部门对推进方案实施情况进行跟踪监测,采取适当方式,通报各地"精康融合行动"进展情况;并适时征集发布一批"精康融合行动"优秀案例,确定一批基础扎实、示范性强的重点城市,发挥辐射示范作用。

民政部　财政部　国家卫生健康委　中国残疾人联合会

2022 年 12 月 29 日

# 关于印发"十四五"残疾人康复服务实施方案的通知

残联发〔2021〕33号

各省、自治区、直辖市及新疆生产建设兵团残联、教育厅（局）、民政厅（局）、人力资源社会保障厅（局）、卫生健康委、医疗保障局：

为做好"十四五"残疾人康复工作，根据《"十四五"残疾人保障和发展规划》，中国残联、教育部、民政部、人力资源社会保障部、国家卫生健康委、国家医疗保障局制定了《"十四五"残疾人康复服务实施方案》，现印发给你们，请认真贯彻落实。

中国残联
教育部
民政部
人力资源社会保障部
国家卫生健康委
国家医疗保障局
2021年8月16日

## "十四五"残疾人康复服务实施方案

为贯彻落实习近平总书记关于残疾人事业的重要论述和党中央、国务院决策部署，进一步加强残疾人康复服务，提升康复服务质量，依据《中华人民共和国国民经济和社会发展第十四个五年规划和2035年远景目标纲要》及《"十四五"残疾人保障和发展规划》，制定本方案。

### 一、实施背景

党中央、国务院高度关心重视残疾人康复工作。习近平总书记强调要努力实现残疾人"人人享有康复服务"的目标，党的十九大报告提出"发展残疾人事业，加强残疾康复服务"。"十三五"期间，在党和政府有力领导，社会各界大力支持、共同努力下，我国残疾人康复事业取得显著发展成就。残疾人康复法规政策进一步完善，国务院颁布《残疾预防和残疾人康复条例》，残疾儿童康复救助制度在全国范围建立实施，29项医疗康复项目纳入基本医疗保障支付范围，工伤康复和康复辅助器具配置待遇水平稳步提高；残疾人康复服务体系进一步健全，残疾人康复机构持续增加，社区康复工作普遍开展、不断深化；残疾人康复服务状况进一步改善，残疾人康复服务纳入国家基本公共服务均等化规划，通过组织实施残疾人精准康复服务行动等，残疾人基本康复服务覆盖率超过 80%。

残疾人康复事业持续进步、残疾人基本康复服务初步普及的同时,我国残疾人康复保障制度不完善、专业化服务能力不强、服务质量不高等发展不平衡、不充分的问题仍较突出,与广大残疾人日益增长的康复需求和残疾人康复事业高质量发展的要求相比还有较大差距。

"十四五"时期,我国将开启全面建设社会主义现代化国家新征程,进一步加强残疾人康复服务,提升残疾康复服务质量,对于增强残疾人保障和发展能力,增进残疾人民生福祉,实现残疾人对美好生活的向往具有重要意义。

## 二、总体要求

### (一) 指导思想

以习近平新时代中国特色社会主义思想为指导,全面贯彻党的十九大和十九届二中、三中、四中、五中全会精神,贯彻落实习近平总书记关于残疾人康复事业的重要指示批示和党中央、国务院决策部署,坚持保基本、补短板、强弱项,以推动残疾人康复事业高质量发展为主题,以完善残疾人康复保障制度和服务体系为主线,以改革创新为动力,着力满足残疾人基本康复需求,提升康复服务质量,不断满足残疾人美好生活的需要。

### (二) 任务目标

着力构建与经济社会发展相协调、与残疾人康复需求相适应的残疾人康复保障制度和服务体系;着力增强专业化康复服务能力,提升残疾康复服务质量,进一步满足城乡残疾人基本康复服务需求。到 2025 年,有需求的持证残疾人和残疾儿童接受基本康复服务的比例达 85% 以上,残疾人普遍享有安全、有效的基本康复服务。

## 三、主要措施

### (一) 完善残疾人康复保障政策

1. 加强残疾人医疗康复保障。帮助残疾人按规定加入基本医疗保险,对符合条件的残疾人参加城乡居民基本医疗保险个人缴费部分给予补贴。进一步落实将 29 项医疗康复项目纳入基本医疗保险支付范围的政策,按规定做好城乡居民重性精神病药物维持治疗医保参保患者门诊保障工作。开展长期护理保险试点的地区,按规定将符合待遇享受条件的残疾人纳入保障范围。加强残疾人医疗救助,做好医疗救助与基本医疗保险、大病保险的互补衔接。

2. 完善残疾人康复专项保障政策。全面实施残疾儿童康复救助制度,做好儿童残疾筛查、诊断、康复救助衔接,鼓励有条件的地区提高救助标准、扩大救助范围。推动有条件的地区出台政策、建立制度,对残疾人基本辅助器具适配等康复服务给予补贴。

### (二) 加强残疾人康复服务体系建设

1. 贯彻落实《关于加快推进康复医疗工作发展的意见》,加强康复医院、康复医疗中心和综合医院康复医学科建设。推动医疗资源丰富地区的部分一级、二级医院转型为康复医院。支持举办规模化、连锁化康复医疗中心,增加提供康复医疗服务的医疗机构数量。加强县级医院和基层医疗机构康复医疗能力建设,支持有条件的基层医疗机构开设康复医疗门诊,为残疾人提供便捷、专业的康复医疗服务。

加强儿童福利、精神卫生福利和工伤康复机构建设,增强面向残疾孤儿、精神残疾人、工伤致残人员的康复服务能力。支持特殊教育学校和普通学校资源教室配备满足残疾学生需求的教育教学和康复训练等仪器设备,优先为残疾学生提供康复辅助器具适配及服务。积极探索推进残疾人康复工作与工伤康复工作的协作机制。鼓励、支持社会力量兴办康复医疗、康复辅助器具适配等服务机构,增加残疾人康复服务供给。

2. 加强残疾人专业康复机构建设。支持国家级康复机构增强自主创新能力,开展人才培养、业务指导,充分发挥全国残疾人康复技术资源中心作用。着力提升省(区、市)残疾人康复中心、听力语言康复中心、残疾人辅助器具中心业务规范建设水平。积极健全市(地、州、盟)残疾人康复机构,全面开展残疾人康复中心、听力语言康复中心、残疾人辅助器具中心相应业务。推动县(市、区)普遍建立残疾人康复服务设施,因地制宜,开展残疾儿童康复训练以及康复辅助器具展示、租赁、咨询等服务。完善标准、规范,组织开展评估,推动残疾人专业康复机构贯彻全面康复理念,完善服务功能,提升规范建设和服务水平。

3. 深化残疾人社区康复。贯彻落实《残疾人社区康复工作标准》《精神障碍社区康复服务工作规范》,立足社区资源、条件,完善康复设施、队伍,开展日间照料、工疗、娱疗、康复辅助器具租赁等适宜康复服务。深化残疾人家庭医生签约服务,依托家庭医生签约服务团队为残疾人就近就便提供康复医疗、训练、护理、指导等服务。发挥残疾人主体作用,推广开展脊髓损伤患者"希望之家"、精神障碍患者家属专家等残疾人自助、互助康复项目。

(三) 提升残疾人康复服务专业化水平

1. 加强康复人才教育培养。加强临床医学、特殊教育、社会工作等专业教育中的康复知识、能力培养,普及残疾人康复专业知识。持续推进康复医学科住院医师规范化培训,探索开展康复医学科医师转岗培训,增加从事康复医疗工作的医师数量。支持有条件的院校设置康复治疗、康复工程等专业,增加康复治疗专业人才培养供给。加快建设高起点、高水平、国际化的康复大学。

2. 强化康复工作人员岗位培训。推进康复医疗从业人员培训,有计划分层次对医疗机构正在从事和拟从事康复医疗工作的人员开展培训。加强全科医生、家庭医生签约团队培训,提升基层康复医疗服务能力。开展残疾人专业康复机构专业技术人员规范化培训,统一编写教学大纲,分级完善培训基地,实现所有在岗及新进专业技术人员规范化培训全面覆盖。

3. 推进残疾人康复相关职业建设。完善残疾人康复相关职业分类、职业标准,加强职业能力评价,畅通残疾人康复从业人员职业晋升通道。制定康复辅助技术咨询师等职业标准,开展助听器验配师、假肢师、矫形器师、假肢装配工、矫形器装配工等人员培训。持续做好康复医学、康复治疗技术专业技术资格考试、职称评审。推进康复医疗、康复工程、特殊教育等专业领域职称工作,支持各类康复专业技术人员参加社会化职称评审。

4. 加强残疾人康复科技创新。推动残疾人康复纳入各级政府科技计划、专项、基金等,加强康复评估、治疗技术和康复辅助器具产品等研发,促进生命健康、人工智能等领域先进科学技术在残疾人康复领域示范应用。加强残疾人康复信息化建设,大力推动开展"互联网+"康复(辅助器具)服务,充分运用云计算、大数据、物联网等技术,创新发展康复服务新模式、新业态、新技术,提高康复服务效率、质量。

(四)实施残疾人精准康复服务行动

1. 主动调查、掌握残疾人康复需求。开展全国残疾人基本服务状况和需求调查,定期掌握残疾人康复需求与服务状况。规范界定残疾人基本康复服务内容,做好康复服务状况与需求调查培训,不断提高调查数据质量。

2. 组织提供残疾人基本康复服务。依据残疾人康复需求调查结果,分级制订年度康复服务计划,以县(市、区)为单位,组织相关专业机构、家庭医生签约服务团队等力量,通过上门服务、实施转介等方式,为残疾人提供或帮助残疾人获得康复医疗、训练、护理、辅助器具适配等基本康复服务。

3. 保障基本康复服务质量。修订残疾人基本康复服务目录,细化残疾人康复服务项目。针对不同残疾类别、不同康复服务项目,制定、完善康复服务标准、规范。健全残疾人康复服务质量监测体系,开展服务质量评价、满意度调查,有效保障基本康复服务质量。

## 四、保障条件

(一)加强组织领导

各级政府加强对残疾人康复工作的组织领导,建立政府主导、部门协作、社会参与的工作机制。卫生健康、民政、教育、人力资源社会保障、医疗保障等有关部门主动采取措施,在各自职责范围内加强康复服务能力建设,做好行业管理、基本康复服务保障等。残联组织主动代表残疾人利益,调查、反映残疾人康复需求,协调推动相关部门、组织动员社会力量,并利用自身资源,开展残疾人康复工作。

(二)完善保障机制

将残疾人康复服务纳入基本公共服务规划,列入政府民生工程,采取多种形式,做好残疾儿童康复救助、残疾人基本康复服务、康复人才培养、康复机构建设、宣传教育等经费保障。积极推进政府购买残疾人康复服务,鼓励、支持各类社会组织、志愿与慈善力量开展残疾人康复服务。

(三)做好宣传引导

组织开展"爱耳日""助残日""爱眼日""残疾预防日""精神卫生日"等宣传教育活动,办好中国国际福祉博览会等,积极创新宣传形式,丰富宣传内容,运用各类传播方式、技术,做好残疾人康复知识和政策宣传,不断增强残疾人康复意识和能力,营造全社会关心、支持残疾人康复的良好氛围。

# 关于印发加强和完善精神专科医疗服务意见的通知

国卫医发〔2020〕21号

各省、自治区、直辖市及新疆生产建设兵团卫生健康委、发展改革委、教育厅（局）、财政（务）厅（局）、人力资源社会保障厅（局）、中医药管理局、医保局：

为贯彻落实党中央、国务院决策部署，按照《国务院办公厅关于印发全国医疗卫生服务体系规划纲要（2015—2020年）的通知》（国办发〔2015〕14号）精神，进一步加强精神专科服务体系建设，提升精神专科服务能力，推动医疗服务高质量发展，国家卫生健康委、国家发展改革委、教育部、财政部、人力资源社会保障部、国家中医药管理局和国家医保局制定了《关于加强和完善精神专科医疗服务的意见》（可从国家卫生健康委官网下载）。现印发给你们，请各地认真贯彻落实。

国家卫生健康委　　　国家发展改革委

教育部　　　　财政部

人力资源社会保障部　国家中医药管理局

国家医保局

2020年9月28日

## 关于加强和完善精神专科医疗服务的意见

精神心理健康是人体健康的重要组成部分。加强和完善精神专科医疗服务，是健康中国建设和卫生事业发展的重要内容，对于构建优质高效的医疗卫生服务体系，满足人民日益增长的美好生活需要具有重要意义。为贯彻落实党中央、国务院重要决策部署，缓解我国精神科医师短缺问题，促进精神专科医疗服务体系持续健康发展，提升应对重大突发公共卫生事件应急处置、心理疏导和康复能力，现就加强和完善精神专科医疗服务提出以下意见。

### 一、总体要求和主要目标

（一）总体要求

深入贯彻落实党的十九大精神和健康中国战略，坚持以问题和需求为导向，深化供给侧结构性改革，加强精神专科医疗服务体系建设，提升精神专科医疗服务能力，增加精神科医师数量，优化精神科专业技术人员结构。拓展精神专科医疗服务领域，创新医疗服务模式，完善精神专科医疗服务相关政策，调动医务人员积极性。

（二）主要目标

力争到 2022 年，精神科医师数量增加至 4.5 万名，提升至 3.3 名 / 十万人口；到 2025 年，精神科医师数量增加至 5.6 万名，提升至 4.0 名 / 十万人口。精神科专业技术人员结构更加优化，专科服务能力稳步提升，精神专科医疗服务领域不断拓展，让患者享有更高质量的医疗服务。

## 二、加强精神专科医疗服务体系建设

（三）加强精神专科医院、综合医院精神科建设

结合地方实际，将增加精神专科医疗卫生资源供给纳入"十四五"期间卫生健康服务体系建设，重点支持地市级精神专科医院、县级综合医院精神科建设。统筹精神专科医疗资源规划与布局，完善国家、省、地市、县四级精神专科医疗卫生服务体系。原则上，每个省会城市、常住人口超过 300 万的地级市设置 1 所精神专科医院或者依托综合医院设置精神专科和病房；城市二级以上综合医院可根据医疗需求开设精神心理门诊、病房。常驻人口超过 30 万的县至少有 1 所县级公立医院设置有病房的精神科，合理确定病房床位数；常驻人口 30 万以下的县，至少有 1 所县级公立医院设置精神心理门诊。加强精神专科医院中医科建设，鼓励中医医疗机构加强神志病科、中医心理科、心身医学科等精神类临床科室建设。

（四）建设精神医学高地

按照《国家医学中心和国家区域医疗中心设置实施方案》和《国家临床医学研究中心五年发展规划》要求，充分利用现有优质医疗资源，加快推进国家精神医学中心、国家精神区域医疗中心和精神心理疾病领域国家临床医学研究中心建设。发挥各中心的技术引领和辐射带动作用，提升精神专科领域医疗、教学、科研等综合能力，提供精神专科重大疾病、疑难复杂疾病和急危重症诊疗服务，培养精神专科师资力量和骨干人才，开展临床研究并有效转化，引进精神疾病诊疗领域新技术项目，推广适宜技术项目，加强中西医临床协作，逐步缩小区域间精神专科医疗服务能力差异，减少患者跨区域就医。

（五）补齐精神专科医疗服务能力短板

加强县（区）级精神专科医疗服务能力建设，补齐部分县（区）精神专科医疗服务空白。结合推进县级医院综合服务能力提升工程，进一步加强县级医院精神科等薄弱学科建设，提升县域精神专科医疗服务能力。持续提升基层医疗机构精神卫生服务能力，借力社区医院建设工作，在有条件的基层医疗机构开设精神心理门诊。鼓励社会力量开设精神心理门诊，面向基层开展心理咨询、心理康复等服务，补齐基层精神专科医疗资源短板。鼓励符合条件的精神科医师，全职或者兼职开办精神专科诊所，成立适宜规模的合伙制医生集团，举办精神科医师联合诊所，增加基层优质医疗资源。

（六）构建精神专科医疗服务网络

统筹规划、合理布局区域内精神专科医疗资源，探索将精神专科医院纳入城市医疗集团、县域医共体网格统一管理，形成精神专科医院、综合性医院、基层医疗卫生机构等不同级别类别医疗机构间分工协作机制，为精神疾病患者提供连续型诊疗服务。落实医疗机构功能定位，精神专

科医院和三级综合性医院精神科重点收治重大、疑难复杂疾病患者,在上级医院指导下基层医疗卫生机构开展精神疾病稳定期患者的基本医疗服务等。鼓励精神专科医院组建或参与建设专科联盟,通过合作共建、对口支援、远程医疗等形式,发挥优质医疗资源技术辐射带动作用,推动优质医疗资源向基层延伸。

精神专科医院、有精神专科特长的综合性医院进一步加强严重精神障碍管理服务,按《严重精神障碍管理治疗工作规范(2018年版)》等要求报送信息,参与或指导基层医疗卫生机构开展患者应急处置、随访管理、精神康复等工作。

## 三、加强精神科专业人才队伍建设

**(七)加强精神科医师培养**

落实《国务院办公厅关于深化医教协同进一步推进医学教育改革与发展的意见》,探索建立以临床岗位需求为导向的人才供需平衡机制,坚持以需定招、以用定招。稳定精神医学本科专业招生规模,在临床医学专业本科教育中加强医学生精神医学相关知识与能力的培养。加强精神科住院医师规范化培训,注重临床诊疗能力的培养。继续推进精神科医师转岗培训,并向中西部地区倾斜。加强继续医学教育培训,提升精神科医师临床技术能力与水平。

**(八)优化精神科专业技术人员结构**

加强精神科学科带头人、骨干医师的引进与培养,强化精神科医务人员培养与培训,形成稳定、合理的精神科专业人才梯队。探索建立精神科住院医师规范化培训与职称晋升的衔接机制,优化精神科专业技术人员岗位结构。

**(九)加强心理救援队伍建设**

依托有条件的精神专科医院和综合性医院精神专科,特别是国家精神医学中心、国家精神区域医疗中心组建心理救援队,形成应对重大灾害、重大疫情等突发公共卫生事件心理救援专业队伍,强化应急演练、物资储备,提升精神专科领域突发公共卫生事件应急处置、心理康复与心理疏导能力。

## 四、加强精神专科医疗服务能力建设

**(十)提升精神专科医疗服务能力**

以提升精神专科医疗服务能力为核心,持续推进精神病专业国家临床重点专科和疑难病症诊治中心建设,改善精神专科软硬件条件,重点增强疑难危重患者的诊疗能力。加强精神亚专科建设,根据患者看病就医需求,重点加强老年、孕产妇、儿童等重点人群,以及严重精神障碍、康复、进食障碍、睡眠、物质依赖、儿童心理行为发育异常等特殊领域的亚专科建设与发展,提升精神专科整体医疗服务能力。

**(十一)逐步推进多学科联合治疗模式(MDT)**

鼓励精神专科医院针对疑难复杂疾病开设多学科诊疗门诊,吸纳康复、中医、药学等团队参与,建立多学科联合诊疗和查房制度。鼓励综合医院创新多学科诊疗模式,将精神专科纳入统筹管理,以冠心病、糖尿病、高血压等疾病为突破口,探索开展冠心病"双心治疗"、糖尿病控制血糖与心理联合诊疗等服务模式,为患者提供躯体疾病治疗的同时提供心理康复治疗。加强综合医院非精神科医务人员精神、心理专业知识技能培训,为躯体疾病患者提供心理健康服务。

(十二)丰富精神专科医疗服务技术手段

推广精神疾病诊疗领域适宜医疗技术项目,并逐步向基层下沉。积极引进精神疾病领域先进治疗技术,丰富治疗手段,提升治疗水平,改善疾病预后。发挥中医药防治精神疾病的优势,推广中医药心理调摄特色技术方法。加快推进"互联网+"、远程医疗等信息化服务模式,利用信息化手段引导优质医疗资源下沉,便捷患者就医,提升医疗服务整体效率。

(十三)统筹完善精神类医疗服务价格管理

将精神类、心理治疗类医疗服务价格纳入深化医疗服务价格改革中统筹考虑。按照服务产出、劳务投入等整合归并相关价格项目。完善按床日定价政策。实施医疗服务价格动态调整时,重点调整包括精神、心理治疗在内的技术劳务项目价格。做好价格调整、医保支付和医疗控费等政策衔接。

## 五、加强精神医疗质量管理

(十四)完善精神病专业医疗质量管理与控制体系

落实《医疗质量管理办法》,依托现有资源加强精神病专业医疗质量管理与控制,逐步形成国家-省-地市三级精神病专业医疗质量控制网络。加强精神疾病医疗质量管理与控制,完善精神疾病医疗质量控制指标体系,充分使用信息化手段开展精神疾病质量控制相关数据信息的收集、分析和反馈,推动精神疾病医疗质量持续改进。强化相关医疗机构精神专科医疗质量管理,完善相关制度、流程与规范,提高精神疾病医疗服务同质化水平。

(十五)规范临床诊疗行为

强化医师依法执业意识,严格落实医疗质量安全核心制度,保障医疗质量与安全。贯彻落实《精神卫生法》等法律法规,进一步完善精神障碍诊疗规范、精神疾病临床路径与诊疗指南等技术文件,规范精神科医师临床诊疗行为。严格按照《关于中医类别医师从事精神障碍疾病诊断与治疗有关问题的通知》(国中医药办医政发〔2015〕9号)有关规定,规范中医类别医师从事精神障碍疾病诊断与治疗的执业管理。加强精神专科抗菌药物、临床诊疗技术应用等管理,为精神疾病患者提供安全、合理的诊疗服务。

(十六)加强综合绩效考核

落实《国务院办公厅关于加强三级公立医院绩效考核工作的意见》等文件要求,将公立精神专科医院纳入公立医院综合绩效考核体系统筹要求,加强综合绩效考核,发挥绩效考核的激励作用,引导精神专科医院持续健康发展。

## 六、调动精神科医务人员积极性

(十七)增强精神科医务人员职业吸引力

切实保障精神专科医务人员薪酬待遇,健全以服务质量、数量和患者满意度为核心的内部分配机制,做到多劳多得、优绩优酬。在职称晋升、评优评先等工作中,要充分考虑精神科工作特点和技术劳务价值,向精神科医务人员适度倾斜。为精神科医务人员提供良好的学习、工作条件,缓解医务人员压力,充分调动其积极性。

## 七、组织实施

(十八)加强组织领导

各有关部门要高度重视加强和改善精神专科医疗服务工作,将其纳入健康中国建设和深化医改的重点工作统筹推进,加强组织领导和政策衔接,建立部门联动机制,完善配套政策,形成政策合力。各省级卫生健康行政部门要会同中医药主管部门在2020年10月底前制定本区域加强和改善精神专科医疗服务的具体实施方案。

(十九)明确部门职责

各地卫生健康行政部门(含中医药主管部门)要按照全国医疗卫生服务体系规划纲要(2015—2020年)有关要求,合理规划布局区域内精神专科医疗资源,加强精神科医务人员的培养和培训,提升精神专科医疗服务能力,规范精神专科临床诊疗行为,保障医疗质量与安全。教育部门要加强精神医学专业医学生培养力度。发展改革、财政部门要按规定落实政府投入政策。医疗保障部门要推进医保支付方式和医疗服务价格管理。

(二十)加强考核评估

国家卫生健康委要会同各有关部门建立重点工作跟踪和定期评估制度,及时掌握工作进展,总结推广有益经验。各地卫生健康行政部门要会同各有关部门建立效果评估机制和考核办法,强化指导和检查,对照目标任务和时间进度,严格落实工作责任制。

(二十一)强化宣传培训

各有关部门要重视加强和改善精神专科医疗服务工作的宣传,开展相关医疗机构医务人员的政策培训,统一思想、形成共识。要充分发挥媒体作用,加强精神疾病相关健康宣教,提高社会认可度和支持度,为落实各项政策措施营造良好社会氛围。

# 民政部 国家卫生健康委 中国残联关于印发《精神障碍社区康复服务工作规范》的通知

民发〔2020〕147号

各省、自治区、直辖市民政厅（局）、卫生健康委、残联，新疆生产建设兵团民政局、卫生健康委、残联：

为贯彻落实《民政部财政部卫生计生委中国残联关于加快精神障碍社区康复服务发展的意见》（民发〔2017〕167号），促进精神障碍社区康复服务健康规范发展，民政部、卫生健康委、中国残联联合制定了《精神障碍社区康复服务工作规范》，现印发给你们，请结合实际，认真贯彻执行。

附件：精神障碍社区康复服务工作规范

（下载链接：https://www.gov.cn/zhengce/zhengceku/2020-12/29/5650065/files/f40a659f6f204858a3c0c9505ddc98e2.docx）

民政部 国家卫生健康委 中国残疾人联合会

2020年12月28日

# 国家卫生健康委办公厅关于印发国家精神医学中心及国家精神区域医疗中心设置标准的通知

国卫办医函〔2019〕805 号

各省、自治区、直辖市及新疆生产建设兵团卫生健康委：

为贯彻落实国务院办公厅《关于推进分级诊疗制度建设的指导意见》（国办发〔2015〕70 号），根据《"十三五"国家医学中心及国家区域医疗中心设置规划》（国卫医发〔2017〕3 号）及《"十三五"国家医学中心及国家区域医疗中心实施方案》（国卫医发〔2019〕45 号）要求，进一步完善精神医疗服务体系顶层设计，优化精神医疗资源区域布局，推动提升区域精神医疗服务保障能力，助力实现区域分开，我委组织制定了《国家精神医学中心设置标准》和《国家精神区域医疗中心设置标准》（可从国家卫生健康委网站下载）。现印发给你们，请认真贯彻执行。

附件：1. 国家精神医学中心设置标准（下载链接：http：//www.nhc.gov.cn/yzygj/s3594q/201911/32ae44653ef9457eb7694f40e8dcd66c/files/04649fa5f9cb4901a7bd25e0f669b9d9.pdf）

2. 国家精神区域医疗中心设置标准（下载链接：http：//www.nhc.gov.cn/yzygj/s3594q/201911/32ae44653ef9457eb7694f40e8dcd66c/files/bf49bc92bf84477abdb2da09a8654154.pdf）

国家卫生健康委办公厅

2019 年 10 月 31 日

# 关于印发严重精神障碍管理治疗工作规范
# （2018 年版）的通知

国卫疾控发〔2018〕13 号

各省、自治区、直辖市及新疆生产建设兵团卫生计生委：

为贯彻落实《精神卫生法》《全国精神卫生工作规划(2015—2020 年)》，适应精神卫生工作发展需要，结合《国家基本公共卫生服务规范(第三版)》对严重精神障碍管理治疗工作的有关要求，我委组织编制了《严重精神障碍管理治疗工作规范(2018 年版)》。现印发给你们(可从国家卫生健康委员会官网下载)，请遵照执行。原卫生部发布的《重性精神疾病管理治疗工作规范(2012 年版)》(卫疾控发〔2012〕20 号)同时废止。

卫生健康委

2018 年 5 月 28 日

## 严重精神障碍管理治疗工作规范
## （2018 年版）

严重精神障碍是指精神疾病症状严重，导致患者社会适应等功能严重损害、对自身健康状况或者客观现实不能完整认识，或者不能处理自身事务的精神障碍。为加强严重精神障碍患者发现、治疗、管理、服务，促进患者康复、回归社会，充分发挥各级卫生健康行政部门、精神卫生防治技术管理机构、精神卫生医疗机构(含精神专科医院和综合医院精神／心理科，下同)、基层医疗卫生机构在严重精神障碍患者管理治疗工作中的作用，明确各自职责、任务和工作流程，提高防治效果，根据《中华人民共和国精神卫生法》《全国精神卫生工作规划(2015—2020 年)》的相关要求，制定本工作规范。

本规范的服务对象为精神分裂症、分裂情感性障碍、偏执性精神病、双相(情感)障碍、癫痫所致精神障碍、精神发育迟滞伴发精神障碍等六种严重精神障碍的确诊患者。符合《中华人民共和国精神卫生法》第三十条第二款第二项情形并经诊断、病情评估为严重精神障碍患者，不限于上述六种疾病。

1. 机构、职责及保障条件

1.1 精神卫生工作领导与协调制度

县级以上卫生健康行政部门要主动配合当地人民政府建立精神卫生工作领导小组或部门协

调工作机制,每年至少召开2次例会,研究制定辖区精神卫生政策和相关制度,统筹协调解决综合管理、救治救助、人才培养、机构运行、保障等问题,负责组织辖区精神卫生工作的开展与督导。探索建立精神卫生医疗机构、社区康复机构、社会组织和家庭相互支持的精神康复服务模式,完善医院康复和社区康复相衔接的服务机制。结合辖区实际建立"对口帮扶"等工作制度,在辖区组织开展精神卫生科普宣传、患者诊断复核、病情评估、调整治疗方案等。各级卫生健康行政部门应当主动与同级政法部门协调,将严重精神障碍患者规范管理率、服药率纳入当地平安建设的考核指标,提高患者救治管理水平。县级及乡镇(街道)卫生健康部门要与政法、公安、民政、人力资源社会保障、残联等部门建立信息共享机制,定期交换患者相关信息。

乡镇(街道)医疗卫生机构要主动配合当地政府建立由政法、卫生健康、公安、民政、司法行政、残联等单位参与的精神卫生综合管理小组,指导村(居)民委员会建立由网格员、基层医疗卫生机构负责精神疾病防治的工作人员(以下简称精防人员)、派出所民警、民政干事、残疾人专职委员、家属、志愿者等组成的患者关爱帮扶小组,每季度至少召开1次例会,各部门根据工作实际通报重点工作情况。综合管理小组、关爱帮扶小组成员之间要加强协作,熟悉各自联系方式,及时保持沟通,协同随访患者,共同开展严重精神障碍患者日常筛查和登记,交换患者信息,全面了解辖区内在册患者和家庭的基本情况,解决患者管理、治疗、康复和生活中的难题,工作中注意保护患者个人隐私,避免将信息泄露给无关人员。

### 1.2　卫生健康行政部门职责

省级卫生健康行政部门会同有关部门制订辖区精神卫生工作规划和工作方案并组织实施。会同发展改革委等有关部门健全精神卫生服务体系。加强与当地财政等部门的沟通与协调,保障必要的工作经费。负责辖区精神卫生信息系统的建设及维护。组织开展辖区精神卫生工作督导、考核、评估及培训等。统筹辖区内精神卫生资源,对技术力量薄弱地区组织开展对口帮扶。对辖区内发生的精神障碍患者肇事肇祸案(事)件,应当积极组织开展相关调查,并上报调查结果。成立由精神卫生预防、治疗、康复等方面专家组成的专家技术指导组,负责技术指导、疑难患者诊治、质量控制和培训等。

市级卫生健康行政部门会同有关部门制订辖区精神卫生工作计划、方案并组织实施,保障必要的工作经费。统筹安排辖区精神卫生资源,组织精神卫生医疗机构对辖区县(市、区)开展对口帮扶。负责辖区精神卫生信息系统的管理。组织开展辖区精神卫生工作督导、考核、评估及培训等。对辖区内发生的精神障碍患者肇事肇祸案(事)件,应当积极组织开展调查,并逐级上报调查结果。成立由精神卫生预防、治疗、康复等方面专家组成的专家技术指导组,负责技术指导、疑难患者诊治、质量控制和培训等。

县级卫生健康行政部门会同有关部门制订辖区精神卫生工作计划、方案并组织实施,保障必要的工作经费。统筹协调落实精神卫生医疗机构对口帮扶基层医疗卫生机构工作。组织开展辖区精神卫生工作督导、考核、评估及培训等。负责与有关部门协调,推动区域内精神障碍康复体系建设。对辖区内发生的精神障碍患者肇事肇祸案(事)件,应当积极组织开展调查,并逐级上报调查结果。与政法、公安、民政、人力资源社会保障、残联等部门建立信息共享机制。

1.3 精神卫生防治技术管理机构职责

县级以上卫生健康行政部门应当在辖区内指定一所具备条件的精神卫生医疗机构为精神卫生防治技术管理机构(以下简称精防机构),承担精神疾病和心理行为问题的预防、治疗、康复、健康教育、信息收集等培训与指导,负责严重精神障碍管理治疗工作的业务管理。暂不具备条件的,可委托同级疾病预防控制中心或有关机构承担管理任务,并应当同时指定一所精神卫生医疗机构承担技术指导任务。各级精防机构设立防治办公室,具体负责精神卫生工作组织实施与日常管理。国家、省、地市、县级精防机构组成业务技术管理网络。

国家级精防机构协助国家卫生健康委员会研究编制精神卫生工作规划和实施方案,参与有关政策的研究,编制技术规范和有关标准等。指导下级精防机构工作,开展技术指导、培训、质量控制和效果评估等。负责国家严重精神障碍信息系统(以下简称信息系统)日常管理,定期编制信息简报,定期调查、分析、报告相关数据和工作信息。组织开展精神卫生健康教育和宣传。承担国家卫生健康委员会交办的各项任务。

省、地市级精防机构协助同级卫生健康行政部门起草精神卫生有关工作规划、计划、实施方案。指导下级精防机构工作,开展技术指导、培训、质量控制和效果评估。负责本级信息系统日常管理及信息上报工作,定期编制信息简报。组织开展精神卫生宣传和健康教育。承担同级卫生健康行政部门和上级精防机构交办的各项任务。承担对辖区技术力量薄弱的市(地、州)、县(市、区)的技术帮扶工作。

县级精防机构协助同级卫生健康行政部门起草精神卫生有关工作计划、实施方案等。指导基层医疗卫生机构开展严重精神障碍患者筛查、确诊患者登记报告、随访管理等工作。开展技术指导、培训、质量控制和效果评估。负责本级信息系统日常管理、信息上报及患者信息流转管理。定期调查、分析和报告基层医疗卫生机构患者管理的相关数据和工作信息,提出改进意见和建议。承担基层医疗卫生机构、乡镇(街道)相关部门工作人员的培训。开展精神卫生宣传和健康教育。承担县级卫生健康行政部门和上级精防机构交办的各项任务。

1.4 精神卫生医疗机构职责

精神卫生医疗机构包括精神专科医院、有精神专科特长的综合医院(含中医院等)。在严重精神障碍管理治疗工作中承担职责包括:提供各类精神障碍的诊断、治疗、联络会诊等诊疗服务。及时向上级精神卫生医疗机构转诊疑难重症和病情不稳定患者,对符合出院条件的患者及时办理出院并将患者信息转回社区。将本机构门诊和出院确诊的六种严重精神障碍患者和符合《中华人民共和国精神卫生法》第三十条第二款第二项情形患者的相关信息录入信息系统。对基层医疗卫生机构开展对口帮扶,提供随访技术指导。指导基层开展患者应急处置,承担应急医疗处置任务。开展院内康复并对社区康复提供技术指导。在精神卫生健康教育中提供专业技术支持。

1.5 基层医疗卫生机构职责

基层医疗卫生机构包括乡镇卫生院、社区卫生服务中心和村卫生室、社区卫生服务站。主要职责:承担《国家基本公共卫生服务规范》中严重精神障碍患者管理服务内容,包括登记严重精神障碍患者信息并建立居民健康档案,对患者进行随访管理、分类干预、健康体检等;配合政法、公安部门开展严重精神障碍疑似患者筛查,将筛查结果报告县级精防机构;接受精神卫生医疗机构技术指导,及时转诊病情不稳定患者;在上级精防机构的指导下开展辖区患者应急处置,协助精神卫生医疗机构开展应急医疗处置;组织开展辖区精神卫生健康教育、政策宣传活动;优先为严重精神障碍患者开展家庭医师签约服务。

### 1.6 人员保障

精神卫生医疗机构应当配备与当地工作相适应、业务能力强的精神科医师、护士、社会工作者及康复、心理治疗、公共卫生专业人员,从事严重精神障碍管理治疗等工作。要采取措施,保持人员队伍稳定,所有人员上岗前必须接受专业培训,每年参加地市级及以上举办的相关培训,使其临床诊疗能力和知识不断得到更新。

精防机构应当指定人员担任医疗质管员、业务管理员、数据质控员,分别负责组织协调社区医疗质量控制、管理信息系统用户、审核分析数据等工作。

基层医疗卫生机构应当确定适当数量的执业(助理)医师、注册护士、公卫医师专职或兼职开展严重精神障碍防治工作,要采取措施,保持人员稳定,确保其每年接受专业培训。

### 1.7 经费投入等保障条件

各地要按照《中华人民共和国精神卫生法》规定,根据精神卫生工作需要,加大财政投入力度,保障精神卫生工作所需经费,将精神卫生工作经费列入本级财政预算,并加强对任务完成情况和财政资金使用绩效的考核,提高资金使用效益,制定精神卫生从业人员的培养、引进和激励政策。各级卫生健康行政部门要切实做好承担精神卫生工作机构的房屋、人员、设备以及经费的落实;加大对精防机构承担工作所需经费的保障。

## 2. 患者的发现、诊断、登记和报告

### 2.1 患者早期发现

#### 2.1.1 精神卫生医疗机构

居民自行到各级各类精神卫生医疗机构就诊或咨询时,对疑似严重精神障碍者,接诊医师应当尽可能明确诊断。非患者本人到医院咨询时,接诊医师应当建议患者本人来院进行精神检查与诊断。

#### 2.1.2 基层医疗卫生机构

基层医疗卫生机构人员配合政法、公安等部门,每季度与村(居)民委员会联系,了解辖区常住人口中重点人群的情况,参考精神行为异常识别清单,开展疑似严重精神障碍患者筛查。精神行为异常识别清单包括:①曾在精神科住院治疗;②因精神异常而被家人关锁;③无故冲动,伤人、毁物,或无故离家出走;④行为举止古怪,在公共场合蓬头垢面或赤身露体;⑤经常无故自语自笑,或说一些不合常理的话;⑥变得疑心大,认为周围人都针对他或者迫害他;⑦变得过分兴奋话多(说个不停)、活动多、爱惹事、到处乱跑等;⑧变得冷漠、孤僻、懒散,无法正常学习、工作和生活;⑨有过自杀行为或企图。

对于符合上述清单中一项或以上症状的,应当进一步了解该人的姓名、住址等信息,填写精

神行为异常线索调查复核登记表,将发现的疑似患者报县级精防机构,并建议其至精神卫生医疗机构进行诊断。

### 2.1.3 基层多部门疑似患者发现

县级精防机构参考精神行为异常识别清单,对乡镇(街道)办事处、村(居)民委员会、政法、公安、民政、残联等部门人员开展疑似患者筛查培训,培训内容包括上述人员在日常工作中发现疑似患者,及时与基层医疗卫生机构人员联系,进行信息交换共享等。

### 2.1.4 其他途径转介

各级各类医疗机构非精神科医师在接诊中,心理援助热线或网络平台人员在咨询时,应当根据咨询者提供的线索进行初步筛查,如属疑似患者应当建议其到精神卫生医疗机构进行诊断。监管场所内发现疑似患者可请精神卫生医疗机构指派精神科执业医师进行检查和诊断。

## 2.2 患者诊断

精神科执业医师对符合诊断标准的严重精神障碍患者应当及时明确诊断。对连续就诊半年以上仍未明确诊断者,应当请上级精神卫生医疗机构进行诊断或复核诊断。不具备诊断条件的地区,可由卫生健康行政部门组织精神科执业医师协助当地开展疑似患者诊断。

## 2.3 登记报告与建档

### 2.3.1 精神卫生医疗机构

对门诊治疗的严重精神障碍确诊患者,精神卫生医疗机构应当及时填写严重精神障碍患者报告卡;对住院治疗的严重精神障碍患者,确诊后应当填写严重精神障碍患者报告卡,出院时补充填写严重精神障碍患者出院信息单。填表后10个工作日内录入信息系统,并转至患者所属基层医疗卫生机构;不能确定所属基层医疗卫生机构的,转至患者所属县级精防机构。

精神卫生医疗机构应当主动向患者本人和监护人告知社区精神卫生服务内容、权益和义务等,征求患者本人和(或)监护人意见并签署参加严重精神障碍社区管理治疗服务知情同意书。

### 2.3.2 基层医疗卫生机构

基层医疗卫生机构应当在5个工作日内接收由精神卫生医疗机构转来的严重精神障碍患者报告卡或出院信息单。对本辖区患者,及时建立或补充居民个人健康档案(含个人基本信息表和严重精神障碍患者个人信息补充表),10个工作日内录入信息系统。对于住址不明确或有误的患者,5个工作日内联系辖区派出所民警协助查找,仍无法明确住址者将信息转至县级精防机构。

对于辖区筛查确诊患者,基层医疗卫生机构应当及时建立或补充居民个人健康档案,10个工作日内录入信息系统。

### 2.3.3 县级精防机构

县级精防机构在接到严重精神障碍患者报告卡或出院信息单后的5个工作日内接收。10个工作日内落实患者现住址,将信息转至患者所属基层医疗卫生机构。必要时请县级公安机关协助,仍无法明确住址者将信息转至上级精防机构和公安部门。

### 2.3.4 其他情况

暂不具备网络直报条件的责任报告单位,可由所在地的县级精防机构代报。若网络、信息系统故障,无法通过信息系统完成信息流转时,应当通过传真、快递等方式在规定时限内完成患者信息流转,精神卫生医疗机构、基层医疗卫生机构、县级精防机构记录纸质档案转出及接收时间。待网络、信息系统恢复正常时及时完成信息补报。

3. 随访管理与指导

与国家基本公共卫生服务项目中的严重精神障碍患者管理服务工作相结合,由基层医疗卫生机构精防人员或签约家庭医师在精神科医师的指导下,对辖区内有固定居所并连续居住半年以上的患者开展随访服务。鼓励有条件的精神卫生医疗机构,承担辖区患者社区随访服务。对首次随访和出院患者,应当在获取知情同意或获得医院转介信息后的10个工作日内进行面访。

3.1 知情同意

对已建档患者,精防人员应当向患者本人和监护人宣传参与严重精神障碍管理治疗服务的益处,讲解服务内容、患者及家属的权益和义务等,征求患者本人和(或)监护人意见并签署参加严重精神障碍管理治疗服务知情同意书。对于同意参加社区服务管理者,由精防人员定期开展随访服务。对于不同意参加社区服务管理的患者,精防人员应当报告关爱帮扶小组给予重点关注并记录;关爱帮扶小组应当对患者信息予以保密。

符合《中华人民共和国精神卫生法》第三十条第二款第二项情形的患者,告知后直接纳入社区管理。首次随访及病情需要时,由精防人员与村(居)民委员会成员、民警等关爱帮扶小组成员共同进行,充分告知患者本人和监护人关于严重精神障碍管理治疗服务的内容、权益和义务等。

3.2 随访形式

随访形式包括面访(预约患者到门诊就诊、家庭访视等)和电话随访。精防人员应当综合评估患者病情、社会功能、家庭监护能力等情况选择随访形式,因精神障碍评估缺乏客观检查指标,面见患者才能做出更为准确的评估,原则上要求当面随访患者本人。随访要在安全地点进行,注意保护自身安全,同时注意随访时的方式方法,保护患者及家庭隐私。

3.3 随访内容

包括危险性评估、精神症状、服药情况、药物不良反应、社会功能、康复措施、躯体情况、生活事件等。随访结束后及时填写严重精神障碍患者随访服务记录表,于10个工作日内录入信息系统。其中危险性评估分为6级:0级:无符合以下1~5级中的任何行为;1级:口头威胁,喊叫,但没有打砸行为;2级:打砸行为,局限在家里,针对财物,能被劝说制止;3级:明显打砸行为,不分场合,针对财物,不能接受劝说而停止;4级:持续的打砸行为,不分场合,针对财物或人,不能接受劝说而停止(包括自伤、自杀);5级:持械针对人的任何暴力行为,或者纵火、爆炸等行为,无论在家里还是公共场合。

基层医疗卫生机构应当按照国家有关要求,每年对患者进行1~2次健康体检,必要时增加体检次数。

3.4 不同类别患者随访要求

根据患者危险性评估分级、社会功能状况、精神症状评估、自知力判断,以及患者是否存在药物不良反应或躯体疾病情况对患者开展分类干预,依病情变化及时调整随访周期。

### 3.4.1　病情稳定患者

病情稳定患者,指危险性评估为 0 级,且精神症状基本消失,自知力基本恢复,社会功能处于一般或良好,无严重药物不良反应,躯体疾病稳定,无其他异常的患者。

要求:继续执行精神卫生医疗机构制定的治疗方案,3 个月时随访。

### 3.4.2　病情基本稳定患者

病情基本稳定患者,指危险性评估为 1~2 级,或精神症状、自知力、社会功能状况至少有一方面较差的患者。

要求:首先,了解患者是否按医嘱规律服药,有无停药、断药现象。其次,判断是病情波动或药物疗效不佳,还是伴有药物不良反应或躯体症状恶化,精防人员应当联系精神科医师,在其指导下分别采取在规定剂量范围内调整现用药物剂量和查找原因对症治疗的措施,2 周时随访,若处理后病情趋于稳定者,可维持目前治疗方案,3 个月时随访;未达到稳定者,应当建议其到精神卫生医疗机构复诊或请精神科医师结合"精防日"等到基层医疗卫生机构面访患者,对精防人员提供技术指导,并调整治疗方案,1 个月时随访。

### 3.4.3　病情不稳定患者

病情不稳定患者,指危险性评估为 3~5 级或精神症状明显、自知力缺乏、有严重药物不良反应或严重躯体疾病的患者。

要求:精防人员在做好自我防护的前提下,对患者紧急处理后立即转诊到精神卫生医疗机构。必要时报告当地公安机关和关爱帮扶小组,2 周内随访了解其治疗情况。对于未能住院或转诊的患者,联系精神科医师进行应急医疗处置,并在村(居)民委员会成员、民警的共同协助下,至少每 2 周随访 1 次。

如患者既往有暴力史、有滥用酒精(药物)、被害妄想、威胁过他人、表达过伤害他人的想法、有反社会行为、情绪明显不稳或处在重大压力之下等情况,精防人员应当在村(居)民委员会成员、民警的共同协助下,开展联合随访,并增加随访频次。

### 3.5　失访患者判定及处理

失访患者包括:走失患者,因迁居他处、外出打工等不知去向的患者,家属拒绝告知信息的患者,正常随访时连续 3 次未随访到的患者(根据不同类别患者的随访要求,在规定时间范围内通过面访或电话随访未随访到患者或家属,2 周内应当再进行 1 次随访,超过 1 个月的时间内连续 3 次随访均未随访到)。

对失访患者,精防人员应当立即书面报告政法、公安等综合管理小组协助查找,同时报告上级精防机构,并在严重精神障碍患者随访服务记录表中记录上报。在得知危险性评估 3 级以上和病情不稳定患者离开属地时,精防人员应当立刻通知公安机关并报告上级精防机构。

### 3.6　随访常见问题及处置

所有患者每半年至少面访一次。电话随访时,要按照随访服务记录表要求,向患者或家属详细了解患者精神症状、服药依从性、不良反应、躯体情况、危险行为、病情是否稳定等情况,如发现患者病情有波动时要尽早面访,并请精神科医师给予技术指导。

精防人员要定期与村(居)民委员会成员、网格员、派出所民警等关爱帮扶小组成员交换信息,做好工作记录,特殊情况时随时交换信息。对于有暴力风险、家庭监护能力弱或无监护、病情反复、不配合治疗等情况的患者,应当书面报告关爱帮扶小组。属于公安机关列管对象,或既往有严重伤害行为、自杀行为等情况的患者,精防人员需与民警共同随访。乡镇卫生院(社区卫生服务中心)精防人员要及时汇总辖区严重精神障碍患者管理信息,并填写乡镇(街道)患者管理信息交换表,在召开精神卫生综合管理小组例会时与相关部门人员交换信息,并共同签字盖章。

对于不同意接受社区管理或无正当理由半年以上未接受面访的患者,精防人员应当报告关爱帮扶小组,协同宣传有关政策和服务内容,并加强社区关注和监护。

对于精神病性症状持续存在或不服药、间断服药的患者,精防人员应当请精神科医师共同对患者进行当面随访,必要时调整治疗方案,开展相应的健康教育,宣传坚持服药对于患者病情稳定、恢复健康和社会功能的重要性。

对于家庭贫困、无监护或弱监护的患者,在常规随访的基础上,关爱帮扶小组应当每半年至少共同随访 1 次,了解患者在治疗、监护、生活等方面困难及需求,协调当地相关部门帮助患者及家属解决问题。对近期遭遇重大创伤事件的患者,关爱帮扶小组应当尽快共同随访。必要时可请精神科医师或心理健康服务人员提供帮助。

对于病情稳定、社会就业、家庭监护有力、自知力较好的患者,患者和家属不接受入户访问的,精防人员要以保护患者隐私、不干扰其正常工作和生活为原则,可预约患者到门诊随访或采用电话随访。

对于迁居他处、外出务工等不在辖区内生活且知晓去向的患者,精防人员应当通过信息系统将患者信息流转至患者现居住地基层医疗卫生机构。患者现居住地基层医疗卫生机构应当及时接受患者信息,按照有关规定对患者进行随访管理。在患者信息未被接收前,患者原居住地基层医疗卫生机构精防人员应当继续电话随访,与现居住地精防人员定期沟通。

3.7 对口帮扶与双向转诊

省级、地市级、县级卫生健康行政部门要统筹协调精神卫生医疗机构和基层医疗卫生机构建立对口帮扶制度、双向转诊制度,精神科医师与基层精防人员建立点对点技术指导。

精神卫生医疗机构每季度对帮扶的基层医疗卫生机构开展技术指导和培训,实行精神科医师与精防人员结对指导。技术指导和培训内容包括:辖区居民精神卫生科普知识讲座,患者症状识别及诊断,治疗药物调整,药物不良反应识别及处理,病情不稳定患者随访,患者个人信息补充表、随访服务记录表填写及检查和指导等。精神科医师应当至少每季度与对口帮扶地区的精防人员召开座谈会,由精防人员分别介绍其随访患者情况,精神科医师给予指导,并共同面访重点患者。有条件地区可每月开展 1 次。

精防人员随访发现病情不稳定或经社区初步处理无效需要转诊的患者,经患者或监护人同意后,填写社区至医院的转诊单,提交至精神卫生医疗机构,精神卫生医疗机构应当开通绿色通道优先收治基层医疗卫生机构转诊的患者。患者病情稳定后,精神科医师应当填写医院至社区的转诊单,转回患者所在的基层医疗卫生机构。

### 4. 居家患者药物治疗

#### 4.1　药物使用原则

严重精神障碍属于慢性疾病。精神科执业医师应当按照相关疾病治疗指南,遵循"安全、早期、适量、全程、有效、个体化"原则开具药物治疗处方。患者应当坚持急性期、巩固期和维持期全程治疗,在巩固期和维持期坚持抗精神病药物治疗对降低病情复发风险具有重要价值。有条件地区推荐使用第二代抗精神病药物,以减轻药物不良反应,提高患者长期服药的依从性。对于治疗依从性差、家庭监护能力弱或无监护的、具有肇事肇祸风险的患者,推荐采用长效针剂治疗。

#### 4.2　常用抗精神病药物和心境稳定剂

第一代抗精神病药物包括氯丙嗪、奋乃静、氟哌啶醇、舒必利、五氟利多、氟哌啶醇癸酸酯注射液、棕榈酸哌普噻嗪注射液、氟奋乃静癸酸酯注射液、氟哌噻吨癸酸酯注射液等。

第二代抗精神病药物包括氯氮平、利培酮、奥氮平、喹硫平、齐拉西酮、阿立哌唑、氨磺必利、帕利哌酮、注射用利培酮微球和棕榈酸帕利哌酮注射液等。

心境稳定剂包括碳酸锂、抗抽搐类药物(如丙戊酸盐、卡马西平、托吡酯、拉莫三嗪等)和具有心境稳定作用的抗精神病药物(如氯氮平、利培酮、奥氮平、喹硫平等)。

#### 4.3　药物不良反应及处理

常见不良反应:急性期治疗时常见过度镇静、体位性低血压、胃肠道反应、流涎、锥体外系不良反应、泌乳、月经不调、抗胆碱能反应等。巩固期和维持期治疗时常见体重增加及糖脂代谢异常,心血管系统不良反应和肝功能异常等。根据情况对症治疗,必要时减药、停药或换药。

严重不良反应:包括恶性综合征、癫痫发作、血液系统改变、剥脱性皮炎、严重心电图改变、5-羟色胺综合征,药物过量中毒等。一旦发现必须及时转诊和处理。预防严重不良反应发生,应当定期进行详细的体检、血常规、血糖、肝功能和心电图检查,必要时可增加其他相关检查,并注意药物间相互作用。

#### 4.4　注意事项

一般人群。按医嘱服药,服药期间勿饮酒、勿擅自减药或停药。密切观察和记录不良反应及病情变化。

老年人群。老年人药物代谢慢,常伴躯体疾病,可能合并服用多种药物,故治疗时应当谨慎,药物起始剂量低,加量要缓慢,尽量减少用药种类。

妊娠期妇女。精神科药物对胎儿存在潜在的不良影响。然而,精神障碍本身对胎儿有较大的不良影响;中断治疗也会使患者病情更加复杂,面临复发的风险。因此,在妊娠期控制病情对母亲和胎儿都非常必要。应当由患者、家属和精神科医师慎重权衡利弊后,作出孕期继续用药或停药的决策。

儿童。儿童的中枢神经系统处于持续发育过程中,对抗精神病药物的反应(包括疗效和不良反应)比较敏感,应当在全面评估的基础上谨慎选择药物,起始量低,缓慢加量。

### 5. 应急处置

应急处置包括对有伤害自身、危害他人安全的行为或危险的疑似或确诊精神障碍患者,病情复发、急性或严重药物不良反应的精神障碍患者的紧急处置。

各地卫生健康行政部门要协调相关部门建立由精防人员、民警、村(居)民委员会成员、网格员等关爱帮扶小组成员和精神科医师、护士等组成的应急处置队伍,组织危险行为防范措施等相关培训,定期开展演练。患者家属、监护人也应当参与应急处置。

承担应急处置任务的精神卫生医疗机构应当建立绿色通道,接收需紧急住院或门急诊留观的应急处置患者;设立有专人值守的应急处置专用电话,实行 24 小时轮班;配备快速起效药物、约束带等应急处置工具包。参加应急处置的精神卫生专业人员应当为具有丰富临床经验的精神科执业医师和注册护士。

5.1 应急处置工作流程

5.1.1 伤害自身行为或危险的处置

包括有明显的自杀观念,或既往有自杀行为者,可能出现自伤或自杀行为者;已经出现自伤或者自杀行为,对自身造成伤害者。

获知患者出现上述行为之一时,精防人员应当立即协助家属联系公安机关、村(居)民委员会及上级精神卫生医疗机构,由家属和(或)民警协助将患者送至精神卫生医疗机构或有抢救能力的医院进行紧急处置,如系服药自杀,应当将药瓶等线索资料一同带至医院,协助判断所用药物名称及剂量。

5.1.2 危害公共安全或他人安全的行为或危险的处置

发现患者有危害公共安全或他人安全的行为或危险时,精防人员或其他相关人员应当立刻通知公安民警,并协助其进行处置。精防人员应当及时联系上级精神卫生医疗机构开放绿色通道,协助民警、家属或监护人将患者送至精神卫生医疗机构门急诊留观或住院。必要时,精神卫生医疗机构可派出精神科医师和护士前往现场进行快速药物干预等应急医疗处置。

5.1.3 病情复发且精神状况明显恶化的处置

得知患者病情复发且精神状况明显恶化时,精防人员在进行言语安抚等一般处置的同时,应当立即联系上级精神卫生医疗机构进行现场医疗处置。必要时,协助家属(监护人)将患者送至精神卫生医疗机构门急诊留观或住院。

5.1.4 与精神疾病药物相关的急性不良反应的处置

发现患者出现急性或严重药物不良反应时,精防人员应当及时联系上级精神卫生医疗机构的精神科医师,在精神科医师指导下进行相关处置或转诊至精神卫生医疗机构进行处置。

5.2 常用处置措施

5.2.1 心理危机干预

根据现场情形判断现场人员的安全性,如果现场人员安全没有保障时,应当退至安全地带尽快寻求其他人员的帮助。处置时应当与患者保持一定的距离,观察好安全撤离路线。使用安抚性言语,缓解患者紧张、恐惧和愤怒情绪;避免给患者过度的刺激,尊重、认可患者的感受;同时对现场其他人的焦虑、紧张、恐惧情绪给予必要的安慰性疏导。

5.2.2 保护性约束

保护性约束是为及时控制和制止危害行为发生或者升级,而对患者实施的保护性措施。当患者严重危害公共安全或者他人人身安全时,精防人员或其他相关人员协助民警使用有效的保护性约束手段对患者进行约束,对其所持危险物品及时全部搜缴、登记、暂存,将患者限制于相对安全的场所。

### 5.2.3 快速药物干预

精神科医师可根据患者病情采用以下药物进行紧急干预。氟哌啶醇肌内注射,可联合异丙嗪注射,必要时可重复使用;或氯硝西泮肌内注射,必要时可考虑重复使用;或齐拉西酮注射;或奥氮平口崩片口服。用药后,注意观察药物不良反应。

### 5.2.4 急性药物不良反应对症处理

根据药物不良反应的具体表现采取对症处理,如出现急性肌张力障碍可用抗胆碱能药物治疗,静坐不能可降低药物剂量或使用 β 受体拮抗剂,急性激越可使用抗焦虑药物缓解。

### 5.3 处置记录

对患者实施应急处置前或应急处置过程中,参加处置人员应当与患者家属(监护人)签署严重精神障碍应急处置知情同意书。患者家属(监护人)无法及时赶到现场时,应当由现场履行公务的民警或其他工作人员签字证实。

执行应急处置任务的精防人员或精神卫生专业人员,应当在应急处置完成后24小时内填写严重精神障碍患者应急处置记录单一式三份。其中,一份交本级精防机构,一份留存基层医疗卫生机构,一份留应急医疗处置机构。基层医疗卫生机构应当在5个工作日内通过信息系统上报处置记录。对未建档的患者,由精神卫生医疗机构在确诊后的5个工作日内登记建档,并录入信息系统。对已建档但未纳入管理的患者,在征得本人和(或)监护人同意后纳入社区管理,符合《中华人民共和国精神卫生法》第三十条第二款第二项情形的患者直接纳入社区管理。

## 6. 精神康复

精神康复是改善精神障碍患者社会功能,帮助患者回归家庭和社会的重要环节,包括医院康复和社区康复。医院康复由精神卫生医疗机构承担,精神科医师对患者进行药物治疗同时应当制定康复计划。社区康复由民政、残联等设立的社区康复机构(如日间康复中心、中途宿舍、职业康复机构等)承担,两者应当有机衔接。

### 6.1 人员

由精神科医师、护士、社会工作者及康复、心理治疗、心理咨询专业人员和志愿者等组成的医院康复团队为住院患者提供康复服务,为各类社区康复机构工作人员提供康复技术指导和培训。由社会工作者及心理咨询、康复专业人员和志愿者等在专业技术人员指导下,向社区康复患者提供康复服务。

### 6.2 服务内容

康复服务人员与患者及家属共同制定个体化康复计划,开展康复技能训练。对住院患者,以帮助其正确认识疾病,学会按时按量服药和提高个人生活自理能力为主。对居家患者开展服药、生活技能、社交技能等方面的康复训练,同时指导患者家属协助患者进行相关康复训练,进一步提高患者服药依从性、复发先兆识别能力,逐步具备生活、社交和职业技能,改善患者生活质量,促进其回归社会。具备条件的地区,可建立患者个案管理团队,针对患者情况进行个案管理。

康复服务内容包括:服药训练、复发先兆识别、躯体管理训练、生活技能训练、社交能力训练、职业康复训练等。

服药训练。目的是教育患者正确认识疾病,养成遵照医嘱按时按量服药的习惯。培训内容包括药物治疗重要性和复发严重性教育,熟悉所服的药物名称、剂量,了解药物不良反应及向医师求助的方法。住院患者应当在医护人员指导下进行模拟训练,学会自觉遵医嘱按时按量服药。居家患者应当在社区精防人员指导和家属帮助下开展服药训练,逐步提高服药依从性,能按时复诊和取药,坚持按医嘱服药。

复发先兆识别。目的是预防复发。由医护人员和社区精防人员通过组织专题讲座、一对一指导等形式开展。内容包括帮助患者和家属掌握复发先兆表现,以及如何寻求帮助。如患者病情平稳后又出现失眠,食欲减退,烦躁不安,敏感多疑,遇小事易发脾气,不愿与人沟通,不愿按时服药,近期有重大应激事件导致患者难以应对等。出现上述表现时,患者和家属应当及时与精防人员联系,或尽早至精神卫生医疗机构就诊。

躯体管理训练。目的是采取针对性措施,提高躯体健康水平。严重精神障碍患者由于精神症状、药物不良反应等因素影响,存在活动减少、体能下降、体重增加、血糖血脂升高等问题。制定个体化的躯体管理计划,如对药物不良反应采取针对性干预措施,提升服药依从性;对超重患者制定训练计划,控制体重等。

生活技能训练。目的是提高患者独立生活能力。包括个人生活能力和家庭生活技能。通过模拟训练与日常实践相结合的方式进行,家属应当积极参与和督促患者实施。个人生活能力包括个人卫生、规律作息、女性患者月经料理、家务劳动、乘坐交通工具、购物等。家庭生活技能包括履行相应的家庭职责,如与家人一起吃饭、聊天、看电视,参与家庭事情的讨论,关心和支持家人等。

社交能力训练。目的是提高患者主动与人交往及参加社会活动的能力。可通过角色扮演等模拟训练的方式,在社区康复机构或精神卫生医疗机构中开展。包括主动问候,聊天,接打电话,遵守约会时间,合理安排闲暇时间,处理生活矛盾,学会如何面试等。

职业康复训练。目的是提高患者的学习和劳动能力,包括工作适应性训练、职业技能训练等。住院患者以工作适应性训练为主。居家患者应当在康复机构中以模拟形式进一步开展职业技能训练。有条件地区可继续在保护性和过渡性就业场所中开展有针对性的、循序渐进的实践训练。

7. 人员培训

7.1 培训对象和目的

各级政府和精神卫生相关部门的行政管理人员。通过开展多层次多部门培训,使其了解开展严重精神障碍管理治疗工作的目的、意义、工作内容、相关法律法规及政策等。

各级专业机构和防治机构业务骨干。通过开展精神卫生专业知识和技能培训,使精神卫生医疗机构和防治机构业务骨干具备指导下级工作人员的能力,形成分级指导的师资队伍。

精神科执业(助理)医师、注册护士等精神卫生专业人员。通过开展培训、继续医学教育等,使其掌握严重精神障碍管理治疗相关法规、工作要求、工作程序和诊疗规定,以及全程服务所需的治疗、康复、评估和健康教育技术。

基层医疗卫生机构人员。由卫生健康部门组织培训,使其掌握必要的严重精神障碍管理治疗、康复、家属教育、社区宣传、大众健康教育等知识和技能、相关工作要求和规定,能够开展辖区内患者随访管理、康复指导等服务。

基层多部门人员。由精神卫生工作领导小组组织开展包括村(居)民委员会、政法、公安、民政、残联等综合管理小组、关爱帮扶小组成员以及社会工作者、志愿者等社区其他相关人员的培训,使其了解严重精神障碍管理治疗工作的目的和意义,掌握必要基本技能,主动配合、协助开展工作。

### 7.2 培训内容

包括严重精神障碍管理治疗工作相关的法律法规、管理规定、救治救助政策等;社区精神卫生工作协调、组织管理及评估;精神症状识别、风险评估与自我保护技术、应急处置;患者规范化治疗、不良反应管理、长期治疗策略、疗效评估;随访管理技术、精神康复技术、家属支持技术、心理咨询技术及信息化管理;大众心理健康、精神障碍预防、大众宣传教育技术等。随着工作进展,培训内容可根据当地情况及需求进行调整。

### 7.3 培训要求

省、地市级卫生健康行政部门要制定培训计划,储备和组建培训师资队伍。各级依照本工作规范的职责分工开展培训。省、地市级工作人员每年至少接受 1 次培训,县、乡级工作人员每年至少接受 2 次培训,有关要求按照继续医学教育相关规定执行。新上岗的精防人员和其他防治人员在上岗前需接受培训。鼓励有条件地区将精神卫生相关培训内容纳入继续教育项目。

## 8. 宣传与健康教育

通过开展多种形式的科普宣传和健康教育,提高大众尤其是重点人群对精神卫生、心理健康的重视程度,对精神障碍的识别能力和就医意识,普及"精神障碍可防可治"的知识与理念,营造接纳、理解和关爱精神障碍患者的社会氛围。

### 8.1 大众健康宣传

各级卫生健康行政部门要组织协调医疗卫生机构、健康教育机构、媒体、其他有关部门及社会资源,充分利用传统媒体和各种新媒体(广播、电视、书刊、影视、动漫、公益广告、网站、微信、微博、手机客户端等)开展多种形式的精神卫生宣传活动。普及《中华人民共和国精神卫生法》和精神卫生相关政策,增进公众对心理健康及精神卫生服务的了解;宣传心理健康和心理保健知识,提高自我心理调适能力。

精神卫生医疗机构要长期开展精神障碍防治知识宣教,并指导基层医疗卫生机构开展严重精神障碍防治知识的普及宣传,提高知晓率,促进社区常住及流动人口精神障碍的早期识别,及早诊治。

基层医疗卫生机构应当与村(居)民委员会共同开展社区心理健康指导、精神卫生知识宣传教育活动,创建有益于居民身心健康的社区环境。积极倡导社区居民对严重精神障碍患者和家庭给予理解和关心,平等对待患者,促进社区和谐稳定。

### 8.2 重点人群健康教育

#### 8.2.1 患者和家属健康教育形式

医疗机构可通过健康知识讲座、家属联谊会、义诊、现场宣传活动等多种形式对患者和家属开展健康教育。健康教育要贯穿于治疗随访服务中。精神卫生医疗机构对首次确诊患者在进行临床治疗的同时应当开具健康教育处方。基层医疗卫生机构可结合日常随访、康复活动、健康体检等开展,提高患者和家属对于严重精神障碍的应对能力、治疗依从性,降低患者及家属的病耻感,预防向慢性和残疾转化。

#### 8.2.2 患者及家属精神障碍知识宣传和护理教育

各级医疗机构要广泛开展精神障碍相关知识的科普宣传,如严重精神障碍的主要表现、常用药物知识等。教育患者和家属了解所患精神障碍的名称、主要症状、复发先兆识别和应对,所服药物名称、剂量、常见不良反应以及如何应对,体重管理,镇静催眠药物合理使用等。

精神卫生医疗机构在患者门诊就诊时或患者出院前、基层医疗卫生机构在随访患者时,要对家属开展患者日常生活、饮食、睡眠、大小便等护理知识,以及与患者沟通技巧等方面培训教育,提高家属护理患者能力。向患者及家属讲解长期维持治疗的重要性,培训药物管理知识,使家属能够督促患者服药,提高患者治疗依从性。

#### 8.2.3 患者及家属意外事件预防

教育家属尽早发现患者自伤、自杀和危害公共安全及他人安全的企图,及时与社区精防人员、民警、村(居)民委员会成员等联系。精神发育迟滞伴发精神障碍者,要教育家属防止患者走失、自伤、被拐骗和受到性侵害;同时教育家属识别风险,加强自我保护等。癫痫所致精神障碍者,要教育家属防止癫痫发作时受伤致残。

#### 8.2.4 患者及家属救治救助信息宣传

广泛宣传严重精神障碍患者救治救助相关政策,各部门及相关组织关于患者医疗及生活救助的信息和申请渠道,提供社区康复机构及相关活动信息,发生各类应急事件时相应的救治救助机构及联系方式。向患者及家属告知关爱帮扶小组成员的联系方式,教育家属在患者病情变化或遇到困难时及时向关爱帮扶小组求助。

#### 8.2.5 青少年健康教育

根据严重精神障碍多在青壮年发病的特点,精神卫生医疗机构应当配合学校开展有针对性宣传教育活动,提高青少年对心理健康核心知识和精神障碍早期症状的知晓率。

### 9. 督导

#### 9.1 督导要求

各级卫生健康行政部门要建立精神卫生工作督导制度,根据精神卫生工作规划和年度工作计划,制定年度督导计划和督导方案,定期组织开展工作督导,每年会同有关部门开展 1 次联合督导。开展督导工作时,要遵照督导计划进行检查,坚持问题导向,查找工作中的薄弱环节,不流于形式,不走过场,发现问题及时提出整改建议和要求,被督导单位在规定时间内反馈整改情况。

### 9.2 督导形式和内容

汇报座谈。听取被督导单位相关部门的工作汇报;双方就有关情况进行讨论,了解被督导地区工作情况及存在问题。

查阅资料。包括检查各种管理或技术指导性文件、会议材料、工作记录、管理文档等资料;核实相关数据和填报内容;检查被督导者实际工作程序及操作过程。

现场检查。抽取精神卫生医疗机构(含精神障碍社会福利机构)、社区康复机构、村(居)民委员会、派出所、基层医疗卫生机构,进行现场检查,实地了解精神障碍患者管理服务情况及存在问题。

人员访谈。与患者、家属、综合管理小组、关爱帮扶小组工作人员等进行访谈,访谈对象由督导组随机选定。

### 9.3 反馈报告

督导组成员经集体讨论,分析总结被督导地区的成绩和亮点,分析存在主要问题及原因,提出解决建议。督导组与被督导地区相关单位召开反馈交流会。督导组应当口头反馈督导主要结果,提出改进意见和建议,与被督导单位就相关工作意见进行交流。

督导组在督导结束后 10 个工作日内向组织实施督导的单位提交督导报告。督导报告要实事求是反映督导情况,包括基本情况、督导内容、工作进展、存在问题及下一步建议等。

### 9.4 频次

国家卫生健康委员会每年选取部分省份进行重点督导。各省级卫生健康行政部门每年对所辖各市(地、州)进行 1 次督导。市(地、州)卫生健康行政部门每半年对所辖各县(市、区)进行 1 次督导。县(市、区)卫生健康行政部门每半年对所辖各乡镇(街道)进行 1 次督导。

## 10. 信息与资料管理

### 10.1 信息管理

#### 10.1.1 信息上报

各级各类信息报告机构应当按照本规范的要求,在时限范围内上报患者登记建档、随访管理、应急处置等信息。各级精防机构应当及时收集、整理、汇总本辖区严重精神障碍管理治疗年度工作情况(1 月 1 日至 12 月 31 日),填写国家严重精神障碍信息系统中的年度报表。年度报表经同级卫生健康行政部门审核后加盖公章留存备案。县、地市、省级精防机构分别于次年 1 月 15 日、1 月 20 日、1 月 31 日前将本年度工作报表逐级汇总录入信息系统。

#### 10.1.2 信息保护

相关工作人员要加强信息安全意识,注意保护患者个人隐私,不得将患者信息泄露给此项工作无关的任何机构与个人,不在公共场所公开谈论患者隐私。

严重精神障碍信息系统相关信息的使用和管理由专人负责,严格按照有关要求执行,任何人不可随意修改、删除、导出数据,不可随意扩大数据使用范围。个人账号及密码不得泄露给他人。

信息数据及时备份,不得泄露给无关人员。

10.1.3 肇事肇祸案(事)件报告

各级相关工作人员通过各种途径(如其他人员反映、微博、微信、各类新闻媒体 APP、自媒体等)得知辖区精神障碍患者(或疑似精神障碍患者)发生肇事肇祸案(事)件的信息后,应当立即报告当地公安部门、卫生健康行政部门和精防机构。卫生健康行政部门应当配合公安部门在 48 小时内组织相关人员调查肇事肇祸人员是否为精神障碍患者及既往治疗、随访管理等情况,并填写严重精神障碍患者肇事肇祸案(事)件调查表和撰写调查报告,逐级上报至省级卫生健康行政部门和省级精防机构。省级卫生健康行政部门在 48 小时内审核调查表和调查报告,并上报国家卫生健康委员会和国家级精防机构。

10.2 资料管

10.2.1 资料分类

资料包括政策文件资料、业务管理资料和患者个案资料等。

政策文件指各级政府及卫生健康等相关部门发布的有关严重精神障碍管理治疗工作的文件和函件。主要包括相关法规、规划、计划、实施方案等文件、批示和批复等。

业务管理资料指各级精防机构、基层医疗卫生机构开展严重精神障碍管理治疗工作的相关资料。主要包括:健康教育、宣传、培训、质量控制、督导、考核和评估等各项工作方案、工作制度、总结报告、培训教材、图像资料、人员联络信息等。

患者个案资料是指在开展工作过程中,产生的与患者治疗和管理有关的患者个人信息和资料。主要包括:筛查和诊断、门诊和住院治疗、应急处置、社区管理、家属教育、康复指导、肇事肇祸案(事)件报告等资料。

10.2.2 管理要求

(1)实行资料立卷制度,凡是工作中形成的具有保存价值的文件、会议资料、报告、音像资料等均应当立卷归档,存入档案柜。

(2)资料按顺序分类存放,做出相对应的文档目录清单,并随时更新。档案柜中的资料应当保持干净、整洁、明了。

(3)资料在收发、借阅、存档、销毁各环节中,应当严格登记。

(4)所有参与工作的人员,应当妥善保管资料,并做好保密工作,未经主管部门批准,不得随意扩大使用范围。

(5)若发生资料丢失或泄露,视情节轻重予以责任人相应的处罚。

(6)人员变动时,应当做好资料交接。

(7)政策文件和业务管理资料应当按类别、自然年度、时间顺序整理、归档。

(8)患者个案资料一人一档,至少保留 5 年,死亡患者资料至少保留 3 年。

10.3 工作总结和年度报表

工作总结和年度报表是各级卫生健康行政部门和严重精神障碍管理治疗工作实施单位通过自我检查和评估,了解各项任务完成情况及其效果的常用方法。

各级精防机构应当及时收集、整理、汇总本辖区严重精神障碍管理治疗年度工作情况,撰写工作总结,并通过信息系统填写严重精神障碍管理治疗工作年度报表,经同级卫生健康行政部门审核后逐级上报。省级精防机构于次年1月31日前审核汇总本省份年度报表,经省级卫生健康行政部门审核后加盖公章留存备案。

### 10.4　信息管理简报和统计指标

各级卫生健康部门要建立严重精神障碍信息管理定期通报制度,及时将严重精神障碍报告患病率、在册患者规范管理率、在册患者规律服药率等核心工作指标通报至当地人民政府、相关部门和辖区医疗卫生机构。各级精防机构按照同级卫生健康行政部门要求,编制本辖区严重精神障碍信息管理月报、季报、年报,定期报送相关行政部门,并抄送上级精防机构。统计指标应包括报告患病率、在册患者管理率、在册患者规范管理率、在册患者服药率、在册患者规律服药率、居家患者病情稳定率等。

## 11.　质量控制

质量控制应当贯穿于严重精神障碍管理治疗工作全过程。开展严重精神障碍管理治疗工作的机构,应当指定专人负责本机构内部质控,并对下级机构进行质控。

### 11.1　质控内容

患者信息的真实性和准确性,信息上报和流转是否及时和规范;精防人员随访间隔和方式是否合理和规范,对患者危险性评估、病情分类判断、治疗及康复指导等是否恰当,对异常检查结果、药物不良反应处理是否及时;是否及时开展应急处置、记录是否完整等。

有无对口帮扶、双向转诊、培训和健康教育等相关工作制度和工作记录。核查精神卫生医疗机构对基层医疗卫生机构点对点技术支持的频次、指导病例数等。双向转诊及时性,精神卫生医疗机构是否开放绿色通道等。检查培训、健康教育的对象、频次、内容及效果等。

### 11.2　质控方式和要求

质控方式包括信息系统质控和现场质控。

数据质控员通过信息系统每月随机抽查不少于30例患者信息,至少对1~2个反映辖区工作的指标进行数据质控。业务管理员每月通过系统核查用户和权限分配的规范性、用户活动及机构变化情况等。医疗质管员协调相关人员,通过电话核实、面访患者、与基层人员共同入户等方式,每次现场查看不少于10名患者的健康档案及随访记录,并当面核查不少于5名患者。

县级质控以乡镇(街道)为单位1年全覆盖,地市级质控以区县为单位1年全覆盖,省级质控以地市为单位2年全覆盖,国家级质控以省为单位3年全覆盖。

对质控中发现的问题要及时指出,定期通报,向同级卫生健康行政部门汇报。各级精防机构每年撰写质控报告,于次年1月31日前提交上级精防机构和同级卫生健康行政部门。

# 民政部 财政部 卫生计生委 中国残联关于加快精神障碍社区康复服务发展的意见

民发〔2017〕167号

各省、自治区、直辖市民政厅（局）、财政厅（局）、卫生计生委、残联，新疆生产建设兵团民政局、财务局、卫生局、残联：

精神卫生问题是影响经济社会发展的重大公共卫生问题和社会问题。当前，我国严重精神障碍患者人数众多，患病率居高不下且因病致残、致贫现象十分突出。社区康复服务是精神障碍患者恢复生活自理能力和社会适应能力，最终摆脱疾病、回归社会的重要途径，是多学科、多专业融合发展的社会服务。近年来，在各级党委政府的领导下，相关部门积极探索推动"社会化、综合性、开放式"的精神障碍社区康复服务工作，取得了良好成效，但与精神障碍患者的社区康复服务需求相比，还存在服务供给不足、区域发展不平衡、工作机制不健全等突出问题。加快精神障碍社区康复服务发展，是贯彻落实"健康中国2030"规划纲要，努力实现残疾人"人人享有康复服务"目标的重要举措，是贯彻落实《中华人民共和国精神卫生法》，坚持预防、治疗、康复相结合的原则，补齐精神卫生康复体系短板的必然要求，有利于预防精神障碍患者致残致贫，有利于促进患者家庭减轻负担、精准脱贫、加快全面小康进程，对于促进患者家庭幸福和社区和谐，维护社会稳定具有重要意义。

## 一、总体要求

（一）指导思想

全面贯彻党的十九大精神，按照"四个全面"战略布局和党中央、国务院决策部署，牢固树立和贯彻落实创新、协调、绿色、开放、共享的发展理念，进一步完善体制机制，着力推进资源整合和政策协调，着力加强服务供给和质量提升，不断满足精神障碍患者多层次、多样化社区康复服务需求。

（二）基本原则

坚持政府主导，社会参与。发挥政府在规划制定、政策扶持、资金投入、监督管理等方面的主导作用，将精神障碍社区康复服务工作纳入精神卫生服务体系，统一部署，协调推进。搭建跨部门合作机制和开放式服务平台，引导和激励社会组织、企事业单位、社区组织、家庭和个人参与服务。

坚持需求为本，强化服务。以促进精神障碍患者生活自理、回归社会为最终目标，不断整合拓展医学康复、教育康复、职业康复、社会康复等专业服务，推动形成全方位、全生命周期的服务模式。

坚持统筹推进，分类指导。加强顶层制度设计和科学布局，促进精神障碍社区康复服务重要制度、重要机制基本成型。强化基层实践和创新,分类指导,精准发力,有针对性解决不同地区的发展问题。

（三）工作目标

到 2025 年,80% 以上的县(市、区)广泛开展精神障碍社区康复服务。在开展精神障碍社区康复的县(市、区),60% 以上的居家患者接受社区康复服务,患者病情复发率、致残率显著降低,自理率、就业率不断提高。形成一批具有推广价值的技术规范和服务模式,基本建立家庭为基础、机构为支撑、"社会化、综合性、开放式"的精神障碍社区康复服务体系。

## 二、主要任务

（一）着力拓展服务供给

加大政府投入,积极引导社会力量参与,不断优化服务存量,扩充服务增量,大力推进服务主体多元化、服务形式多样化。

建立健全基层服务网络。贯彻落实《中华人民共和国精神卫生法》相关要求,由县级人民政府根据区域实际,统筹规划精神障碍社区康复机构建设。有需求和条件的地方,应充分利用现有资源,重点设立以区(县)为服务范围的精神障碍社区康复机构,大力支持有条件的地区开展以城乡社区为范围的精神障碍社区康复服务,增强服务的可及性、灵活性、个性化。加强资源整合,促进精神障碍患者社区康复服务与医疗救治、社会救助、长期照料、就业服务的衔接配合,构建满足精神障碍患者全面康复需要的全人服务网络。

大力培育服务机构。鼓励有条件的地区新建、改扩建一批政府投资举办的精神障碍社区康复机构。民政举办的精神卫生社会福利机构和有条件的残疾人康复中心要普遍开展精神障碍社区康复服务,并对精神障碍社区康复机构发挥辐射带动作用。新建城乡社区服务机构、政府投资新建的残疾人托养机构要设置精神障碍社区康复服务功能,预留服务场地。鼓励现有城乡社区服务机构、残疾人托养机构积极创造条件,为精神障碍社区康复服务提供场地。精神卫生专业机构、社区卫生服务机构应当发挥技术优势,支持精神障碍社区康复服务。支持成立民办非营利精神障碍社区康复机构,符合慈善组织条件的,可直接向民政部门依法申请登记。培育一批民办精神障碍社区康复机构、从事精神障碍社区康复服务的社会工作专业机构和社会组织。现有精神障碍社区康复机构要通过增加服务项目、提升专业水平等方式挖潜增效,增强服务能力。鼓励社会力量参与精神障碍社区康复机构建设,有条件的地区可以探索在服务设施、运行补贴、职称待遇等方面给予一系列扶持政策。

不断丰富服务形式。通过政府购买服务等方式,鼓励和引导社会组织开展精神障碍社区康复工作。围绕精神障碍患者提高生活自理能力、社会适应能力、恢复职业能力等需求,不断丰富服药训练、生活技能训练、社交技能训练、职业能力训练、居家康复指导等服务项目,因地制宜、积极发挥农疗站、工疗站、日间中心、中途宿舍、精神康复综合服务中心、康复会所、阳光家园等不同类型的服务机构作用,为精神障碍患者提供多种类型的康复服务。鼓励精神障碍社区康复机构开展连锁化、品牌化服务。逐步建立精神障碍社区康复服务的个案管理制度,大力推行精准康复。鼓励精神障碍患者参与社区志愿服务活动,发挥自身价值作用,积极接触社会、融入社会。

（二）探索建立服务转介机制

加强精神障碍治疗与康复资源的整合协调,建立信息共享、衔接顺畅、运转有序的服务转介系统,逐步打通医疗、康复服务循环梗阻。

搭建信息转介平台。以区县为单位,依托辖区精神卫生专业机构、区县社会福利院、残疾人康复中心、精神障碍社区康复机构等资源,建设区县级精神障碍患者社区康复资源平台,承担所辖区域精神障碍患者社区康复需求汇总、转介、调剂等服务工作,加强与卫生计生部门严重精神障碍管理系统的信息比对,形成精神卫生专业机构、精神障碍社区康复机构、精神障碍患者和家庭之间的服务信息交换平台和资源调配平台。加强精神障碍社区康复患者档案管理,充分应用信息化手段,提高社区康复资源数据共享与交换的管理能力和服务能力。

建立康复转介机制。精神卫生专业机构要开展精神障碍患者出院康复评估,并向精神障碍患者和监护人提供社区康复建议及相关信息。适宜参加社区康复的患者,经患者和监护人同意后可由医院转介到相应地区的精神障碍患者社区康复资源平台。建立绿色通道,精神障碍患者社区康复期间病情复发的,可通过精神障碍社区康复机构向医院快速转介。

建立就业转介机制。对病情稳定、具有就业意愿且具备就业能力的精神障碍患者,经功能评估合格后,可由精神障碍社区康复机构直接向相关单位推荐就业,或转介到残疾人就业服务机构、其他就业服务机构推荐就业。精神障碍患者就业后,社区康复机构可协助做好有关辅导工作。鼓励各类企事业单位设置公益性庇护性工作岗位,为精神障碍患者提供更多就业机会。

（三）支持家庭更好发挥主体作用

采取有效措施,不断巩固和增强家庭照护功能,促进家庭成为精神障碍社区康复服务体系的重要力量和资源。

强化家庭监护主体责任。监护人要依法履行对精神障碍患者的监护职责和扶养、抚养、赡养等义务,不得虐待、遗弃患者。要密切关注患者病情变化,学习掌握相关知识技能,照料患者日常生活,积极引导患者在家开展康复活动和参加社区康复,协助医疗机构和社区康复机构做好相关康复工作。监护人不履行监护职责或者侵害被监护人合法权益的,应按照有关法律规定承担责任。

构建社区支持网络。村（居）民委员会应当为生活困难的精神障碍患者家庭提供帮助,并向所在地乡镇人民政府或者街道办事处以及县级人民政府有关部门反映患者及其家庭的情况和要求,帮助其解决实际困难,为患者融入社会创造条件。有条件的地区要建立以家属照护者、社区康复协调员、残疾人专职委员、民政专干、社区医务人员、片警等相关人员为主的综合管理小组。精神卫生专业机构和精神障碍社区康复机构要引导家庭照护者建立互助小组,协调组织有能力的社区志愿者和志愿服务组织为有需要的家庭提供志愿服务。乡镇卫生院、社区卫生服务机构应当建立严重精神障碍患者的健康档案,对在家居住的严重精神障碍患者进行定期随访,指导患者服药和开展康复训练。

创新政策支持体系。将家庭照护者居家康复、照护技能培训纳入精神障碍社区康复基本服务范围,定期组织家庭照护者学习交流。支持建立不同规模的精神障碍患者家庭照护支援中心,为家庭提供照护资讯、政策咨询、情感支持等专业服务。鼓励有条件的地区探索实施精神障碍患者家庭照护者喘息服务,缓解家庭压力。积极实施以奖代补政策,确保精神障碍患者监护责任落到实处。全面实施困难残疾人生活补贴和重度残疾人护理补贴制度,有条件的地区可将持有二代残疾人证并且残疾等级为三级、四级的精神障碍患者纳入护理补贴范围,已开展长期护理保险试点的地区,要做好重度残疾人护理补贴与长期护理保险的统筹衔接。

（四）提高服务管理水平

依法构建科学的管理机制,推动精神障碍社区康复服务规范化、标准化、专业化发展,切实维护精神障碍患者和服务机构的合法权益。

健全管理服务机制。推进精神障碍社区康复服务放管结合,加强民办非营利精神障碍社区康复机构内部治理建设。建立精神障碍社区康复机构法人登记管理和业务管理分工明确、有机衔接、规范高效的管理机制。精神障碍社区康复机构要依照法律法规政策和章程健全内部管理制度,从事医疗康复和护理的人员必须具备相应职业资格。支持精神障碍社区康复机构建立行业组织,发挥管理服务协调作用。

建立技术指导体系。以精神卫生、社会工作、社区康复等领域专家学者和经验丰富的实践工作者为骨干,建立部、省、市三级精神障碍社区康复专家技术指导组,有条件的地区可以建立县级专家技术指导组。专家技术指导组通过研讨、培训、评估、调研等方式,对所辖范围内精神障碍社区康复服务进行技术指导。以市为单位,建立精神卫生专业机构对精神障碍社区康复服务定期指导制度,建立社会工作专业机构对精神障碍社区康复服务的定期督导制度。支持通过定点指导或对口帮扶等方式,协助精神障碍社区康复机构提高服务水平。

强化质量安全管理。强化服务机构质量安全主体责任,指导精神障碍社区康复机构健全安全管理预案,加强安全管理能力建设。探索制定精神障碍社区康复服务协议范本,积极引导服务机构与患者或监护人签订服务协议。开展服务质量评估示范活动,鼓励服务机构建立服务质量管理体系。严禁未经有关部门批准、登记或备案,擅自开展精神障碍社区康复服务。支持精神障碍患者维护自身合法权益。

积极推进标准化和标准认证。培养一批标准化技术人才,研究制定精神障碍社区康复服务标准体系,在信息转介、基本服务、管理制度、成熟模式等重点领域扶持制定一批标准和操作规范。加强标准推广应用,鼓励精神障碍社区康复机构参加标准认证,并采用第三方认证手段进行规范。

## 三、保障措施

（一）加强组织领导

建立政府组织领导、部门各负其责、家庭、单位和个人尽力尽责、全社会共同参与的综合管理机制。将精神障碍社区康复服务发展纳入各级政府重要议事日程,加强统筹规划和组织协调。民政部、卫生计生委、中国残联要各司其责、加强协调,统筹指导全国精神障碍社区康复服务工作。民政部牵头推进精神障碍社区康复服务工作,促进精神障碍社区康复与残疾人社会福利服务、社区建设、社会工作等业务的融合发展;卫生计生委要将精神障碍康复服务纳入精神卫生服务体系,提供医疗技术支持,促进精神障碍预防、治疗、康复工作有机衔接;中国残联要促进精神障碍社区康复服务与残疾人康复工程、托养服务、就业服务等工作同步有序推进。

(二)加强政策协调

充分发挥相关政策作用,推动形成精神障碍社区康复服务发展政策合力。促进社区康复与精神卫生服务体系相协调,努力实现精神障碍预防、治疗、康复均衡发展,推进社区康复在精神卫生综合管理试点中取得突破,促进精神卫生专业机构康复服务、社区卫生服务与社区康复服务的有效衔接。促进社区康复与综合治理相协调,将精神障碍社区康复服务纳入严重精神障碍患者救治救助工作体系,防范肇事肇祸事件发生,推动落实严重精神障碍患者监护职责以奖代补政策与社区康复服务相互支持,促进严重精神障碍患者家庭和谐与社会稳定。促进社区康复与残疾人福利政策相协调,将精神障碍社区康复服务纳入残疾人基本康复服务目录和残疾人社区康复体系,促进精神障碍社区康复服务与残疾人托养服务、残疾人就业服务的衔接配合。

(三)加强资金支持

各地应当建立健全多元化资金投入机制,统筹保障精神障碍社区康复服务所需经费。财政部门要根据精神障碍社区康复服务需求等情况,合理编制支出预算。民政部门要运用留归民政部门使用的彩票公益金对精神障碍社区康复服务给予支持。卫生计生部门要对精神障碍社区康复服务给予技术支持,并将其纳入精神卫生工作支持范围。残联要将精神障碍社区康复服务纳入精准康复、精准扶贫支持范围。政府资助或享受税收优惠政策的残疾人辅助性就业单位、集中使用残疾人用人单位要积极安排病情稳定、有就业意愿且具备就业能力的精神障碍患者。有条件的地区可根据精神障碍社区康复机构服务人数、次数、质量、效果等,通过政府购买服务方式支持其开展精神障碍康复服务。支持符合条件的精神障碍社区康复社会组织依法取得慈善组织公开募捐资格,开展公开募捐活动。鼓励社会力量通过设立专项基金、定向捐赠等公益慈善方式,资助精神障碍社区康复服务。

(四)加强队伍建设

通过招聘引进等方式,广泛建立以精神科医师、社会工作者为核心,以护士、心理治疗师、心理咨询师、公共卫生医师、康复师、社区康复协调员、其他社区康复服务人员为重要专业力量的综合服务团队。加强精神障碍社区康复服务理论研究和科技创新,重点突破一批基础性、关键性、实用性康复技术。依托现有资源,在省级层面和有条件的地市级层面,设立精神障碍社区康复服务培训基地,大力开展精神障碍社区康复服务培训。要通过设立社会工作岗位、加强社会工作培训等方式,积极引入和培育一支熟练掌握精神障碍社区康复服务知识技能的社会工作者队伍。

（五）加强督查指导

建立精神障碍社区康复服务发展评估体系，依托专家技术指导组定期检查评估各地工作情况。将精神障碍社区康复服务发展纳入地方政府目标管理体系和社会治安综合治理考评体系，纳入民政、卫生计生、残联相关年度考核范围。加强经验总结，向全国普及推广一批符合中国国情、普遍适用、科学有效的社区康复服务模式，加快工作滞后地区发展进程，缩小区域发展差距。同时，加大相关政策及工作推进的宣传力度，营造全社会关心关注精神障碍社区康复服务工作的良好舆论氛围。

民政部

财政部

卫生计生委

中国残疾人联合会

2017 年 10 月 26 日

# 人力资源社会保障部 国家卫生计生委 民政部 财政部 中国残联关于新增部分医疗康复项目纳入基本医疗保障支付范围的通知

人社部发〔2016〕23号

各省、自治区、直辖市及新疆生产建设兵团人力资源社会保障厅（局）、卫生计生委、民政厅（局）、财政厅（局）、残联：

2010年以来，各地积极贯彻落实《关于将部分医疗康复项目纳入基本医疗保障范围的通知》（卫农卫发〔2010〕80号）要求，将运动疗法等9项医疗康复项目纳入城镇基本医疗保险和新型农村合作医疗（以下统称基本医疗保险）支付范围，对于保障参保人员基本医疗康复需求起到了积极作用。当前，为进一步提高包括残疾人在内的广大参保人员医疗康复保障水平，按照《国务院关于加快推进残疾人小康进程的意见》（国发〔2015〕7号）精神，经组织专家遴选，决定进一步将部分医疗康复项目纳入基本医疗保障支付范围。现就有关问题通知如下：

一、将康复综合评定等20项医疗康复项目（见附件）纳入基本医疗保险支付范围。对20项医疗康复项目的限定支付范围，各省（区、市）可根据当地实际，组织专家论证，进行适当调整。各省（区、市）原已纳入基本医疗保险支付范围的其他医疗康复项目应当继续保留，按规定予以支付。

二、本通知所列20项医疗康复项目，其名称、项目内涵、计价单位等参照《全国医疗服务价格项目规范（2012年版）》确定。各省（区、市）要按照"准入法"对这部分医疗康复项目进行管理，结合本地区医疗服务价格项目规范，做好项目调整和对应、信息系统数据库更新、医疗费用审核结算等工作。

三、各统筹地区要加强基金预算管理，结合付费方式改革，探索适应医疗康复的医保支付方式，鼓励医疗机构控制服务成本，提高服务质量。要加强对医疗康复项目的监管和费用审核管理，医保基金支付费用的医疗康复项目均应在具备相应资质的定点康复医疗机构或定点医疗机构康复科室、由取得康复医学专业技术资格的医师或康复医学治疗技术人员提供，并严格按照项目内涵、限定支付范围进行费用审核和支付，防止基金浪费和服务过度利用。

四、各级人力资源社会保障和卫生计生部门要积极协调相关部门，共同健全完善多层次医疗保障体系，保障参保人员权益。各级卫生计生部门要进一步加大医疗康复服务质量监管力度，规范医疗康复服务行为。各级民政部门要对符合救助条件的对象按照规定进行医疗救助，做好城乡医疗救助与基本医疗保险的衔接。各级财政部门对已经纳入基本医疗保障范围的医疗康复项目，可相应或逐步调整财政专项资助。各级残联要充分发挥保障残疾人权益的作用，协助政府有关部门贯彻落实医疗康复保障政策，了解、反映残疾人的医疗康复需求，加强并积极争取社会力量对残疾人实施康复救助。

各省(区、市)应在 2016 年 6 月 30 日前完成相关项目的调整对应以及信息系统更新等工作,及时支付费用,并在 9 月 30 日前将本通知落实情况分别报人力资源社会保障部医疗保险司和国家卫生计生委基层卫生司。

在文件落实过程中,各地要注重做好政策解释和宣传,遇有重大事项应及时向人力资源社会保障部、国家卫生计生委等部门报告。

附件:纳入基本医疗保障支付范围的医疗康复项目

人力资源社会保障部

国家卫生计生委

民政部

财政部

中国残联

2016 年 3 月 9 日

附件:

纳入基本医疗保障支付范围的医疗康复项目

| 序号 | 项目名称 | 项目代码 | 限定支付范围 |
|------|---------|---------|-------------|
| 1 | 康复综合评定 | MAMZY003 | 有明确的功能障碍;评定由 3 名以上专业人员开展,至少包含两个评估项目;一个住院期间医保支付不超过三次;两次评定间隔时间不短于 14 天 |
| 2 | 吞咽功能障碍检查 | MAGGK001 | 一个疾病过程支付不超过三次 |
| 3 | 手功能评定 | MAHWR001 | 明确手功能障碍患者,总时间不超过 90 天,评定间隔时间不短于 14 天 |
| 4 | 平衡试验 | FFA04704 | 评定间隔时间不短于 14 天 |
| 5 | 平衡训练 | KFA19901 | 有明确的平衡功能障碍,一个疾病过程支付不超过 90 天 |
| 6 | 表面肌电图检查 | MAAX8001 | 有明确的神经肌肉功能障碍,一个疾病过程支付不超过两次 |
| 7 | 轮椅技能训练 | MBHZX001 | 需要长期使用轮椅且能够自行操作的患者,支付不超过 30 天 |
| 8 | 耐力训练 | MBBZX019 | 由于疾病或损伤导致的全身运动耐力下降患者,一个疾病过程支付不超过 90 天 |
| 9 | 大关节松动训练 | MBBX7003 | 有明确的关节活动障碍,一个疾病过程支付不超过 90 天 |
| 10 | 徒手手功能训练 | MBCWR001 | 有明确的手功能障碍,一个疾病过程支付不超过 90 天 |
| 11 | 截肢肢体综合训练 | MBBW6005 | 上肢训练支付不超过 30 天,下肢训练支付不超过 20 天,髋关节或肩关节离断、高位大腿截肢训练支付不超过 90 天 |
| 12 | 小儿行为听力测试 | FFA02709 | 6 岁以下疑似听力障碍的儿童,由取得听力师或助听器验配师资格并经过小儿听力学培训的人员操作 |
| 13 | 孤独症诊断访谈量表(ADI)测评 | FAY04706 | 6 岁以下疑似孤独症患儿 |

续表

| 序号 | 项目名称 | 项目代码 | 限定支付范围 |
|---|---|---|---|
| 14 | 日常生活动作训练 | MBCZX004 | 存在日常生活活动能力障碍（ADL）的患者，重度患者支付不超过90天，中度患者支付不超过60天，轻度患者支付不超过30天，每14天训练经功能量表评定后取得明确功能进步才可继续支付 |
| 15 | 职业功能训练 | MBKZX002 | 法定就业年龄段且有就业意愿，经过PARQ医学筛查适合进行职业功能训练的患者，支付不超过90天 |
| 16 | 精神障碍作业疗法训练 | MBCZX002 | 限精神障碍康复期患者。在精神卫生机构或康复医疗机构，由具有资格的精神卫生专业人员或在其指导下的社工操作，每年支付不超过90天，每天支付不超过一次 |
| 17 | 减重支持系统训练 | MBBZX009 | 由神经、肌肉、骨骼疾患导致的独立行走障碍患者，支付不超过30天 |
| 18 | 电动起立床训练 | MBBZX010 | 住院期间，以减少卧床并发症为治疗目的或者以直立行动为康复目标，支付不超过30天 |
| 19 | 儿童听力障碍语言训练 | MBDZX006 | 6岁以下听力障碍儿童，由取得听觉口语师资格的人员开展，以个别化训练为主要方式，每周最多支付一次，支付不超过一年 |
| 20 | 言语能力筛查 | MAGAZ001 | 疑似言语功能障碍患者，不包括言语功能不能恢复的患者，一个疾病过程支付不超过两次 |

# 国家卫生计生委办公厅关于印发精神障碍治疗指导原则(2013年版)等文件的通知

国卫办医函〔2013〕525号

各省、自治区、直辖市卫生计生委(卫生厅局)，新疆生产建设兵团卫生局：

为落实《精神卫生法》相关要求，进一步规范精神疾病、心理疾病诊疗行为，我委组织制定了《精神障碍治疗指导原则(2013年版)》和《心理治疗规范(2013年版)》(可从中华医学会网站下载：http://www.cma.org.cn/col/col41/index.html)。请各省级卫生计生行政部门通知医疗机构登录该网站下载，在诊疗活动中遵照执行。

国家卫生计生委医政医管局联系人：王勋、张萌

电话：010-68792206、68792200

中华医学会科技评审部联系人：王莹莹

电话：010-85158560

国家卫生计生委办公厅

2013年12月23日

## 心理治疗规范(2013年版)

为加强医疗机构心理治疗的规范管理，提高医疗质量，保证医疗安全，根据《中华人民共和国精神卫生法》《中华人民共和国执业医师法》《医疗机构管理条例》《医疗技术临床应用管理办法》《预防医学、全科医学、药学、护理、其他卫生技术等专业技术资格考试暂行规定》及《医疗机构临床心理科门诊基本标准(试行)》等有关法律、法规和规章制度，制定本规范。

## 第一章　总　　则

### 一、心理治疗的定义

心理治疗是一类应用心理学原理和方法，由专业人员有计划地实施的治疗疾病的技术。心理治疗人员通过与患者建立治疗关系与互动，积极影响患者，达到减轻痛苦、消除或减轻症状的目的，帮助患者健全人格、适应社会、促进康复。心理治疗要遵循科学原则，不使用超自然理论。

## 二、心理治疗的人员资质

以下两类在医疗机构工作的医学、心理学工作者可以成为心理治疗人员：

（一）精神科（助理）执业医师并接受了规范化的心理治疗培训。

（二）通过卫生专业技术资格考试（心理治疗专业），取得专业技术资格的卫生技术人员。

## 三、心理治疗的对象和场所

（一）心理治疗的服务对象是心理问题严重、需要系统性心理治疗的人员，以及符合精神障碍诊断标准《国际疾病分类（ICD-10）精神与行为障碍分类》的患者。

心理治疗的适应证包括以下种类：

1. 神经症性、应激相关的及躯体形式障碍；

2. 心境（情感）障碍；

3. 伴有生理紊乱及躯体因素的行为综合征（如进食障碍、睡眠障碍、性功能障碍等）；

4. 通常起病于儿童与少年期的行为与情绪障碍；

5. 成人人格与行为障碍；

6. 使用精神活性物质所致的精神和行为障碍；

7. 精神分裂症、分裂型障碍和妄想性障碍；

8. 心理发育障碍，以及器质性精神障碍等。

在针对以上各类精神障碍的治疗中，心理治疗可以作为主要的治疗方法，也可以作为其他治疗技术的辅助手段。

心理治疗的禁忌证主要包括：

1. 精神病性障碍急性期患者，伴有兴奋、冲动及其他严重的意识障碍、认知损害和情绪紊乱等症状，不能配合心理治疗的情况。

2. 伴有严重躯体疾病患者，无法配合心理治疗的情况。

（二）心理治疗属于医疗行为，应当在医疗机构内开展。

（三）医疗机构应该按照心理治疗工作的需要，设置专门的心理治疗场所。

## 四、心理治疗的伦理要求

（一）心理治疗人员应有责任意识，在自身专业知识和能力限定范围内，为服务对象提供适宜而有效的专业服务。如果需要拓展新的专业服务项目，应接受相应的专业培训和能力评估。应定期与专业人员进行业务研讨活动，在有条件的地方应实行督导制度。当自身的专业知识和能力以及所在场所条件不能满足服务对象需要时，应及时转介。

（二）心理治疗人员应当建立恰当的关系及界限意识。尊重服务对象（包括患者及其亲属），按照专业的伦理规范与服务对象建立职业关系，促进其成长和发展。

1. 应平等对待患者，不因患者的性别、民族、国籍、宗教信仰、价值观等因素歧视患者。

2. 应对自己的专业身份、所处的位置对患者可能产生的潜在影响有清楚的认识；应努力保持与患者之间客观的治疗关系，避免在治疗中出现双重关系，不得在治疗关系之外与服务对象建立其他关系，不得利用患者对自己的信任或依赖谋取私利。一旦治疗关系超越了专业的界限，应采取适当措施终止这一治疗关系。

（三）应当尊重服务对象的知情同意权，让服务对象了解服务的目的、主要内容及局限性、自身权益等信息，征得服务对象同意后提供服务。

（四）应当遵循保密原则，尊重和保护服务对象的隐私权；向接受治疗的相关人员说明保密原则，并采取适当的措施为其保守秘密。但法律、法规和专业伦理规范另有规定的除外。

1. 以下情况按照法律不能保密，应该及时向所在医疗机构汇报，并采取必要的措施以防止意外事件的发生，及时向其监护人通报；如发现触犯刑律的行为，医疗机构应该向有关部门通报：

（1）发现患者有危害其自身或危及他人安全的情况时；

（2）发现患者有虐待老年人、虐待儿童的情况时；

（3）发现未成年患者受到违法犯罪行为侵害时。

2. 心理治疗人员应该参照医疗机构病案管理办法，对心理治疗病案作适当文字记录。只有在患者签署书面同意书的情况下才能对治疗过程进行录音、录像。在因专业需要进行案例讨论，或采用案例进行教学、科研、写作等工作时，应隐去那些可能会提示患者身份的有关信息（在得到患者书面许可的情况下可以例外）。

3. 心理治疗工作中的有关信息需妥善保管，无关人员不得翻阅。

（五）心理治疗过程中应避免下列行为：

1. 允许他人以自己的名义从事心理治疗工作。

2. 索贿、受贿，或与患者及其亲属进行商业活动，谋取专业外的不正当利益。

3. 与患者发生超越职业关系的亲密关系（如性爱关系）。

4. 违反保密原则。

5. 违反法律、行政法规的其他行为。

## 五、法律责任

心理治疗以治疗疾病、促进健康为目的。违反国家有关法律规定，给患者或他人造成损失的，依法承担法律责任。

# 第二章　心理治疗的分类

心理治疗的理论流派、临床技术很多，按学术思想分类可分为精神分析及心理动力学心理治疗、人本主义治疗（或咨客中心治疗）、认知行为治疗和系统式治疗；按治疗对象分为个别治疗、夫妻治疗或婚姻治疗、家庭治疗和团体治疗等；按言语及非言语技术使用情况分为言语性技术和非言语性技术；按心理干预的强度、深度、紧急程度分为一般支持性治疗、深层治疗和危机干预；此外,还可按照文化背景进行分类。

本规范以上述各种传统分类方法为基础,根据临床用途、实施范围、对治疗师的技术要求等主要指标,选取 13 种心理治疗技术作为医疗机构内的适宜技术进行推广,并实施规范化管理。这些心理治疗技术可以大致分为三组。

## 一、基本心理治疗技术

指综合上述各个流派的基本共性特点,在临床工作中对多数患者,尤其是对较轻的心理问题具有普遍实用性的一般性心理治疗技术。主要包括建立治疗联盟的关系技术、用于心理健康教育及解决一般心理问题的支持 - 解释性心理治疗等。属于心理治疗人员必须熟练掌握、运用的通用技术。

## 二、专门心理治疗

指针对有适应证的患者,根据一定的流派理论进行的较有系统性、结构性的特殊心理治疗,包括精神分析及心理动力学治疗、人本主义治疗、认知行为治疗、系统式家庭治疗,以及催眠治疗、危机干预、团体治疗、表达性艺术治疗等。心理治疗师应受过相应技术的专门训练。

## 三、其他特殊心理治疗

指在本土传统文化基础上融合了现代心理学原理和技术,在相应的文化群体中有成功应用经验的某些心理治疗理论和方法,以及一些基于传统的或创新的心理学原理开发的治疗技术。对于这些心理治疗方法,宜进行充分的科学探索,在严格规范管理之下谨慎使用,经充分验证、论证后再加以推广。

# 第三章 心理治疗的操作技术

## 一、支持性心理治疗与关系技术

（一）概述

支持性心理治疗与关系技术指心理治疗人员在医疗情境中,基于治疗的需要,在伦理、法律、法规和技术性规范的指导下,与患者积极互动而形成支持性、帮助性工作关系。治疗关系不等同于日常发生的社会行为,是心理治疗操作技术的有机组成部分,其本身具有向患者提供心理支持的作用,在精神卫生领域的临床工作中作为各种心理治疗的共同基础性技术。关系技术适应于各类心理治疗的服务对象,无绝对禁忌证。

（二）操作方法及程序

1. 进入治疗师的角色。心理治疗人员要以平等、理性、坦诚的态度,设身处地理解患者,建立治疗联盟,避免利用、操纵性的治疗关系。

2. 开始医患会谈。建立让患者感到安全、信任、温暖、被接纳的治疗关系。

3. 心理评估与制定治疗计划。在了解患者的病史、症状、人格特点、人际系统、对治疗的期望、转诊背景等基础上,进行心理评估,与患者共同商定治疗目标,制定可行的治疗计划。

4. 实施治疗。采用倾听、共情与理解、接纳与反映、肯定、中立、解释、宽慰、鼓励、指导等技术实施心理治疗。

5. 结束治疗。简要回顾治疗过程,评估疗效,强化治疗效果,帮助患者与治疗人员完成心理分离,鼓励患者适应社会。

（三）注意事项

1. 使用支持、保证的技术时,要尊重患方自主性,注意自我保护,承诺须适当,不做出过分肯定、没有余地的担保与许诺。

2. 在鼓励患者尝试积极行为时,避免根据治疗人员自己的价值观代替患者做出人生重大决定。对于具有攻击行为、妄想观念等症状的患者,要慎用鼓励的技术。

## 二、暗示 - 催眠技术

（一）概述

暗示是不加批判地接受他人情感和思想影响的现象。暗示疗法是运用暗示现象获得疗效的治疗方法。催眠是持续地对患者进行暗示,以诱导催眠状态、达到催眠治疗目的的技术。本条所述规范限于临床专业人员针对特定问题,旨在诱导意识状态改变而有意地、系统地使用的暗示及催眠技术。

催眠是心理治疗的基础技术,可以单独使用以达到镇静、降低焦虑水平、镇痛的目的,也可以与其他技术联合使用。

按照使用暗示治疗的用途,可以分为直接暗示和系统催眠治疗,应用于广泛的精神障碍及部分躯体问题。

（二）操作方法及程序

1. 前期准备。评估暗示性及合作意向：通过预备性会谈、暗示性实验或量表,检验受试的个体性反应方式,评测接受暗示的程度,以及有无过度紧张、怀疑、犹豫、不情愿等负性情绪或态度,避免出现副作用。

2. 直接暗示。在排除器质性障碍,或确认器质性病变基础与当前症状、体征不甚符合时,可以利用业已建立的医患关系及医师的权威角色,营造合适氛围,直接使用言语,或借助适当媒介,如药品、器械或某种经暗示即能诱发的躯体感觉,实施直接针对症状的暗示,而不一定刻意诱导意识改变状态。

3. 催眠诱导。

（1）建立关系：运用关系技术,建立信任的关系。

（2）注意集中：请其盯视某点,同时用讲故事或强化躯体感觉的方法诱导内向性注意集中,促进入静。

(3)使用合适的语音模式,如节律性同步、重复、标记、困惑、分离和批准等。

4. 判断催眠程度。通过观察感觉、认知、运动、生理四个方面变化,判断催眠的程度。

5. 治疗阶段。入静达到合适的深度后,进一步做催眠性治疗。主要包括:催眠后暗示,促进遗忘,重新定向。

(三)注意事项

1. 以下情况不宜做催眠治疗:早期精神病、边缘型人格障碍、中重度抑郁;急性期精神病;偏执性人格障碍。对抑郁障碍患者有可能加重病情,包括自杀倾向。

2. 分离性障碍患者及表演性人格障碍者慎用。

3. 在滥用的情况下,在医疗机构之外实施的群体性催眠,有可能使具有依赖、依恋、社会不成熟、暗示性过高等人格特征的参与者发生明显的退化、幼稚化,损害社会功能,加重原有问题。

4. 注意处理副作用:少数患者可能出现失代偿、头痛、激越等副反应。

5. 治疗师必须接受过规范、系统的催眠技术培训,且在督导师指导下治疗过病人。

6. 在患者暗示性极低、医患关系不良情况下,不宜使用。

7. 不是对于器质性疾病的对因治疗方法。

8. 对儿童要慎用。

9. 不推荐采用集体形式的催眠治疗;不应在医疗机构外以疗病健身术名义,使用群体性暗示技术有意或无意地诱导意识改变状态。

## 三、解释性心理治疗

(一)概述

解释指对心理、行为及人际情境中的关系或意义提出假设,促使患者用新的词汇、语言及参照系,来看待、描述心理和行为现象,以帮助患者澄清自己的思想和情感,以新观点看待和理解病理性问题与各种内外因素的关系,获得领悟,学习自己解决问题。

该疗法适用于以下情况:

1. 增加患者对自身人格发展、当前临床病理问题及其处理策略的认识,改变功能不良的信念、态度和思维方式。

2. 健康教育,指导康复。

3. 临床其他专业领域参考、借用于日常医患交流,保障患者知情同意及知情选择权,增加依从性。

(二)操作方法及程序

根据施用于患者时引发的感受、干预的力度和发挥作用的时间的不同,解释分为以下5个层次:

1. 反映:治疗师给患者的解释信息不超过公开表达出来的内容。

2. 澄清:只是稍微点明患者的表达中所暗含、暗示的,但自己未必意识到的内容。

3. 对质:治疗师利用患者呈现出来的情感和思想作为材料,提醒患者注意暗含的,但没有意识到或不愿承认的情感和思想。

4. 主动阐释：按照与当前临床问题有关的理论，治疗师直接导入全新的概念、意义联系或联想。

5. 隐喻性阐释：通过利用譬喻、象征的方法进行交流，以促进患者及其相关系统产生自己对问题的理解的方法。

（三）注意事项

1. 重视对方反应，注意其接受力，避免说教式的单向灌输。

2. 注意避免过多指责、批评患者。

3. 对有意识障碍、明显精神病性症状和中重度精神发育迟滞、痴呆的患者不适用。

4. 对心理分化程度低，自我强度弱，缺乏主见，暗示性、依赖性高的患者，引导、干预力度较高的解释适宜配合其他旨在促进自我责任能力的疗法使用。

## 四、人本心理治疗

（一）概述

人本心理治疗是一组体现人本心理学思想的心理疗法的总称，主要包括以人为中心疗法、存在主义疗法、完形疗法等，其中以人为中心疗法的影响最大。本条仅涉及罗杰斯所代表的以人为中心疗法。该疗法可用作一般的发展性咨询和精神疾病的心理治疗。

（二）操作方法及程序

1. 确定治疗目标：加深自我理解，在整合现实的方向上，达到自我重组、发展更自在和更成熟的行为方式。

2. 建立治疗关系：核心要素是真诚一致、共情、无条件的积极关注。

3. 实施治疗过程：以如何对待个人感受为指标，分阶段进行循序渐进的互动、访谈，使患者从僵化且疏远地看待自己及内心活动，直至其内心不受歪曲、束缚，达到自由的状态，实现以人为中心疗法去伪存真的治疗目标。

（三）注意事项

1. 患者表现出依赖治疗师或其他人的倾向时，应帮助当事人为自己接受治疗负起责任，进而担负起解决问题的责任。

2. 在患者陈述自己的问题，并表达相关的负面情绪的过程中，应鼓励患者自由地表达出与问题有关的情感，接纳、承认和澄清这些消极情感。

3. 当患者对可能的决定和行动进行澄清时，帮助澄清可能会做出的不同选择，并认识到个体正在经验的恐惧感和对于继续前进的胆怯，但不督促个体做出某种行动或者提出建议。

4. 患者逐渐感到不再需要帮助，应该鼓励结束治疗。

## 五、精神分析及心理动力学治疗

（一）概述

精神分析及心理动力学治疗是运用精神分析理论和技术所开展的心理治疗活动。精神分析指高治疗频次的,以完善人格结构、促进心理发展为目标的经典精神分析疗法;心理动力学治疗由经典精神分析疗法发展而来,是相对短程、低频次的治疗方法,通过处理潜意识冲突,消除或减轻症状,解决现实生活情境中的问题。

(二)操作方法及程序

1. 治疗设置。精神分析的设置为长程、高频次的精神分析,每周 3~5 次、每次 45~50 分钟。心理动力学治疗的设置为低频,通常为每周 1~2 次,每次 45~50 分钟,治疗疗程相对灵活。

2. 治疗联盟。治疗联盟为患者与治疗师之间形成的非神经症性的、现实的治疗合作关系。

3. 初始访谈与诊断评估。通过心理动力学访谈,对患者的人格结构、心理防御机制、心理发展水平、潜意识的心理冲突、人际关系等进行评估和动力学诊断,确定治疗目标。

4. 治疗过程与常用技术。将移情与反移情、阻抗作为探索潜意识的线索和治疗工具,通过自由联想、梦的分析、肯定、抱持、反映、面质、澄清、解释、修通、重构等技术达到治疗目标。

心理动力学治疗在不同程度上使用经典精神分析的基本概念和技术,但方法较为灵活;治疗过程中更关注现在与现实,注重开发患者的潜能和复原力,促进人格完善与发展。

5. 结束治疗。回顾治疗过程,评估疗效,强化治疗效果,帮助患者与治疗人员完成心理分离,促进患者适应社会。

(三)注意事项

1. 处于急性期的精神病患者、有明显的自杀倾向的抑郁患者、严重的人格障碍患者,不宜做精神分析或心理动力学治疗。

2. 精神分析及心理动力学治疗是一类以追求领悟和促进心理发展水平为主要目标的疗法,对患者智力、人格、求助动机和领悟能力等要求较高。对于心理发展水平较低、人格结构有严重缺陷的患者,要避免使用经典精神分析技术。要注意克服过度理智化的过程在患者方面引起的失代偿,促进认知与情感、行为实践的整合。

3. 治疗关系与技巧同样重要。防止治疗师过分操纵、以自我为中心。

4. 注意民族文化背景的影响。

# 六、行为治疗

(一)概述

行为治疗是运用行为科学的理论和技术,通过行为分析、情景设计、行为干预等技术,达到改变适应不良行为、减轻和消除症状、促进患者社会功能康复的目标。

(二)操作方法及程序

1. 行为治疗基本原则:建立良好的治疗关系;目标明确、进度适当;赏罚适当;激活并维持动机。

2. 常用技术。

(1)行为的观测与记录:定义目标行为,准确辨认并客观和明确地描述构成行为过度或行为不足的具体内容。

(2)行为功能分析：对来自环境和行为者本身的，影响或控制问题行为的因素作系统分析。以分析为基础，确定靶行为。

(3)放松训练：①渐进性放松：采取舒适体位，循序渐进对各部位的肌肉进行收缩和放松的交替训练，同时深吸气和深呼气，体验紧张与放松的感觉，如此反复进行。练习时间从几分钟到30分钟。②自主训练：有6种标准程式，即沉重感、温暖感、缓慢的呼吸、心脏慢而有规律的跳动、腹部温暖感、额部清凉舒适感。

(4)系统脱敏疗法：①教患者学会评定主观不适单位（SUD）。②松弛训练：按前述方法进行放松训练。③设计不适层次表：让患者对每一种刺激因素引起的主观不适进行评分（SUD），然后按其分数高低将各种刺激因素排列成表。④系统脱敏：由最低层次开始脱敏，即对刺激不再产生紧张反应后，渐次移向对上一层次刺激的放松性适应。在脱敏之间或脱敏之后，将新建立的反应迁移到现实生活中，不断练习，巩固疗效。

(5)冲击疗法：又称为满灌疗法。让患者直接面对引起强烈焦虑、恐惧的情况，进行放松训练，使恐怖反应逐渐减轻、消失。治疗前应向患者介绍原理与过程，告诉患者在治疗中需付出痛苦的代价。

(6)厌恶疗法：通过轻微的惩罚来消除适应不良行为。对酒依赖的患者的治疗可使用阿朴吗啡（去水吗啡）催吐剂。

(7)自信训练：运用人际关系的情景，帮助患者正确地和适当地与他人交往，提高自信，敢于表达自己的情感和需要。

(8)矛盾意向法：让患者故意从事他们感到害怕的行为，达到使害怕反应不发生的目的，与满灌疗法相似。

(9)模仿与角色扮演：包括榜样示范与模仿练习。帮助患者确定和分析所需的正确反应，提供榜样行为和随时给予指导、反馈、强化。

(10)塑造法。用于培养一个人目前尚未做出的目标行为。

(11)自我管理。患者在行为改变的各个环节扮演积极、主动的角色，自己对改变负责任。

(12)行为技能训练。结合使用示范、指导、演习和反馈，帮助个体熟悉有用的行为技能。

（三）注意事项

从条件化作用的角度对精神病理现象做出过分简单化的理解和处理，可能对于存在复杂内心冲突的神经症患者产生"症状替代"的效应，在消除一些症状的同时导致出现新的症状。

冲击疗法引起强烈的心理不适，部分患者不能耐受，尤其对于有心血管疾病的患者和心理适应能力脆弱者，要避免使用。厌恶疗法的负性痛苦刺激可能有严重副作用，应慎用，而且须征得患者、家属的知情同意。

## 七、认知治疗

（一）概述

认知治疗认源自理性 - 情绪治疗和认知治疗。焦点是冲击患者的非理性信念，让其意识到当前困难与抱持非理性观念有关；发展有适应性的思维，教会更有逻辑性和自助性的信念，鼓励他们身体力行，引导产生建设性的行为变化，并且验证这些新信念的有效性。

认知治疗使用许多来自其他流派的技术，特别是与行为治疗联系紧密，以致二者现在常被相提并论，称为认知行为治疗。

（二）操作方法及程序

认知治疗强调发现和解决意识状态下所存在的现实问题，同时针对问题进行定量操作化、制订治疗目标、检验假设、学习解决问题的技术，以及布置家庭作业练习。

1. 识别与临床问题相关的认知歪曲。

（1）"全或无"思维。

（2）以偏概全，过度泛化，跳跃性地下结论。

（3）对积极事物视而不见。

（4）对事物作灾难性推想，或者相反，过度缩小化。

（5）人格牵连。

（6）情绪化推理。

2. 识别各种心理障碍具有特征性的认知偏见或模式，为将要采用的特异性认知行为干预提供基本的努力方向。

3. 建立求助动机。

4. 计划治疗步骤。

5. 指导患者广泛应用新的认知和行为，发展新的认知和行为来代替适应不良性认知行为。

6. 改变有关自我的认知：作为新认知和训练的结果，患者重新评价自我效能。

7. 具体的基本技术。

（1）识别自动性想法。

（2）识别认知性错误。

（3）真实性检验（或现实性检验）。

（4）去注意。

（5）监察苦恼或焦虑水平。

（6）认知自控法。

（三）注意事项

有明显自杀倾向、自杀企图和严重思维障碍、妄想障碍、严重人格障碍的患者，不适合做认知治疗。

认知和行为二者做到"知行统一"最为关键。应避免说教或清谈。在真实性检验的实施阶段，患者易出现畏难情绪和阻抗，要注意在治疗初期建立良好的治疗关系。

## 八、家庭治疗

（一）概述

家庭治疗是基于系统思想，以家庭为干预单位，通过会谈、行为作业及其他非言语技术消除心理病理现象,促进个体和家庭系统功能的一类心理治疗方法。家庭治疗有多种流派,如:策略式或行为家庭治疗、结构式家庭治疗、精神分析、系统式家庭治疗及家庭系统治疗等。

各流派共同的理论观点主要是:

1. 家庭是由互相关联的个体和子系统,以复杂方式自我组织起来的开放系统和因果网络。

2. 个体的异常心理及行为与生理功能、人际系统处于循环因果关系之中。它们不仅是作为后果发生于个体内部的过程,还受到人际系统内互动模式的影响,而且其本身也是对于系统过程的反应或干预调节。

(二)操作方法及程序

1. 一般治疗程序

(1)澄清转诊背景,重点评估以下方面特点:①家庭动力学特征。②家庭的社会文化背景。③家庭在其生活周期中的位置。④家庭的代际结构。⑤家庭对"问题"起到的作用。⑥家庭解决当前问题的方法和技术。⑦绘制家谱图:用图示来表现有关家庭信息。

(2)规划治疗目标与任务,旨在引起家庭系统的变化,创造新的交互作用方式,促进个人与家庭的成长。

(3)治疗的实施。每次家庭治疗访谈历时 1 到 2 小时。两次座谈中间间隔时间开始较短,一般 4 到 6 天,以后可逐步延长至一月或数月。总访谈次数一般在 6 到 12 次。

2. 系统家庭治疗的言语性干预技术。

(1)循环提问。

(2)差异性提问。

(3)前馈提问。

(4)假设提问。

(5)积极赋义和改释。

(6)去诊断。

3. 非言语性干预技术

(1)家庭作业。为来访的家庭布置治疗性家庭作业。常用的有:①悖论(反常)干预与症状处方;②单、双日作业;③记秘密红账;④角色互换练习;⑤厌恶刺激。

(2)家庭塑像、家庭"星座",以及其他表达性艺术治疗技术。

(三)注意事项

与个别治疗相比,家庭治疗的实施有以下特殊问题要加以重视:

1. 治疗师须同时处理多重的人际关系。保持中立位置或多边结盟很重要。

2. 干预对象和靶问题不一定是被认定为患者的家庭成员及其症状。此点可能产生阻抗。要在澄清来诊背景基础上,合理使用关系技术中的"结构"和"引导"。

3. 部分干预技术有强大的扰动作用,应在治疗关系良好的基础上使用,否则易于激起阻抗,甚至导致治疗关系中断。

4. 家庭治疗适应证广泛,无绝对禁忌证。在重性精神病发作期、偏执性人格障碍、性虐待等疾病患者中,不首选家庭治疗。

## 九、危机干预

(一) 概述

危机是个体面临严重、紧迫的处境时产生的伴随着强烈痛苦体验的应激反应状态。危机干预是对处于困境或遭受挫折的人予以关怀和短程帮助的一种方式。常用于个人和群体性灾难的受害者、重大事件目击者,尤其是自杀患者和自杀企图者的心理社会干预。强调时间紧迫性和效果,在短时间内明确治疗目标并取得一定成效,即:围绕改变认知、提供情感支持,肯定当事人的优点,确定其拥有的资源及其已采用过的有效应对技巧,寻找可能的社会支持系统,帮助当事人恢复失衡的心理状态。

精神病性障碍的兴奋躁动、激越,严重的意识障碍,不属于单独使用心理治疗性危机干预的范畴。

(二) 操作程序及方法

1. 危机干预的一般目标:

(1)通过交谈,疏泄被压抑的情感。

(2)帮助认识和理解危机发展的过程及与诱因的关系。

(3)教会问题解决技巧和应对方式。

(4)帮助患者建立新的社交网络,鼓励人际交往。

(5)强化患者新习得的应对技巧及问题解决技术,同时鼓励患者积极面对现实和注意社会支持系统的作用。

2. 特殊心理治疗技术:

根据患者情况和治疗师特长,采用相应的治疗技术,包括综合性地运用关系技术、短程心理动力学治疗、认知治疗、行为治疗、家庭治疗、催眠、放松训练,配合使用抗焦虑或抗抑郁药物、建议休养,等。主要分为三类技术:

(1)沟通和建立良好关系的技术。

(2)支持技术。旨在尽可能地解决目前的危机,使当事者的情绪得以稳定。可以应用暗示、保证、疏泄、环境改变,以及转移或扩展注意等方法。如果有必要,可使用镇静药物或考虑短期住院治疗。

(3)解决问题技术。使当事者理解目前的境遇、他人的情感,树立自信,引导设计有建设性的问题解决方案,用以替代目前破坏性的、死胡同式的信念与行为;注意社会支持系统的作用,培养兴趣、鼓励积极参与有关的社交活动,多与家人、亲友、同事接触和联系,减少孤独和隔离。

3. 危机干预的步骤:

(1)第一阶段:评估问题或危机,尤其是评估自杀危险性,评估周围环境 - 家庭和社区。

(2)第二阶段:制订治疗性干预计划。针对即刻的具体问题,考虑社会文化背景、家庭环境等因素,制订适合当事者功能水平和心理需要的干预计划。

（3）第三阶段：治疗性干预。首先需要让有自杀危险的当事者避免自杀的实施，认识到自杀不过是一种解决问题的方式而已，并非将结束生命作为目的。

（4）第四阶段：危机的解决和随访。度过危机后，应及时结束干预性治疗，以减少依赖性。同时强化、鼓励应用新习得的应对技巧。

（三）注意事项

在治疗初期注意保持较高的干预力度与频度，以保证干预效果逐步巩固，不致问题反弹。特别要防范已实施过自杀行为的人再次自杀；非精神科医师在紧急处理自杀行为的躯体后果（如中毒、外伤、窒息）后，应提供力所能及的心理帮助，或申请精神科会诊。

如危机当事人因经历创伤性应激事件，经危机干预后仍持续存在某些心理或行为问题，应建议当事人继续接受专业的创伤治疗，以促使个体进一步康复。

## 十、团体心理治疗

（一）概述

团体心理治疗是在团体、小组情境中提供心理帮助的一种心理治疗形式。通过团体内人际交互作用，促使个体在互动中通过观察、学习、体验，认识自我、探讨自我、接纳自我，调整和改善与他人的关系，学习新的态度与行为方式，发展生活适应能力。

团体治疗依据的治疗理论可以有多种，如心理动力学理论、系统理论及认知 - 行为治疗理论。

现代团体治疗主要有三种：心理治疗、人际关系训练和成长小组。心理治疗的重点是补救性、康复性的，组员可以是患者，也可以是有心理问题的正常人。社交行为障碍明显者，以及治疗师担心个别治疗会加剧患者依恋的情况，比较适合团体治疗。后两种团体是成长和发展性的，参加者是普通人，目的是改善关系，发挥潜能，自我实现，广泛应用在医院及其他场所，适于不同的人参加。

（二）操作程序及方法

1. 形式。由 1~2 名心理治疗师担任组长，根据组员问题的相似性，组成治疗小组，通过共同商讨、训练、引导，解决组员共有的发展课题或相似的心理障碍。团体的规模少则 3~5 人，多则10 余人，活动几次或 10 余次。间隔每周 1~2 次，每次时间 1.5~2 小时。

2. 治疗目标。

一般目标：减轻症状、培养与他人相处及合作的能力、加深自我了解、提高自信心、加强团体的归属感凝聚力等。

特定目标：每个治疗集体要达到的具体目标。

每次会面目标：相识、增加信任、自我认识、价值探索、提供信息、问题解决等。

3. 治疗过程。团体心理治疗经历起始、过渡、成熟、终结的发展过程。团体的互动过程会出现一些独特的治疗因素，产生积极的影响机制。

（1）起始阶段。定向和探索的时期，基本任务是接纳与认同。

(2)过渡阶段。协助组员处理他们面对的情绪反应及冲突,促进信任和关系建立。

(3)工作阶段。探讨问题和采取有效行为,以促成组员行为的改变。

(4)终结阶段。总结经验、巩固成效,处理离别情绪。

4. 组长的职责。注意调动团体组员参与积极性,适度参与并引导,提供恰当的解释,创造融洽的气氛。

5. 具体操作技术:

(1)确定团体的性质,如结构式还是非结构式,小组是开放式还是封闭式,组员是同质还是异质。

(2)确定团体的规模。

(3)确定团体活动的时间、频率及场所。

(4)招募团体心理治疗的组员。

(5)协助组员投入团体。

(6)促进团体互动。

(7)团体讨论的技术,如:脑力风暴法、耳语聚会、菲力蒲六六讨论法、揭示法。

(8)其他常用技术,尤其是表达性艺术治疗的方法。

(三) 注意事项

团体心理治疗对于人际关系适应不佳的人有特殊用途。但应注意其局限性:

1. 个人深层次的问题不易暴露。

2. 个体差异难以照顾周全。

3. 有的组员可能会受到伤害。

4. 在团体过程中获得的关于某个人的隐私事后可能无意中泄露,给当事人带来不便。

5. 不称职的组长带领团体会给组员带来负面影响。因此,团体治疗不是适合于所有的人。

6. 有以下情况者不宜纳入团体治疗小组:有精神病性症状;有攻击行为;社交退缩但本人缺乏改善动机;自我中心倾向过分明显、操纵欲强烈。这些情况有可能显著影响团体心理动力学过程。如果是在治疗过程中才发现这些情况,需及时处理。

7. 在团体治疗中使用表达性艺术治疗的技术时,必须注意艺术性、科学性原则的结合,注意伦理界限。要防止出现强烈的情感反应失控、非常意识状态(或意识改变状态);避免在治疗师与被治疗者之间发展不恰当的崇拜、依恋关系;不可引入超自然和神秘主义的理念和方法;避免不恰当的身体接触。

## 十一、森田疗法

(一) 概述

森田疗法是融合了东西方文化中的医学和哲学思想与技术的一种心理治疗方法。具体操作程序与方法包括:

1. 准备。选择有适应证及神经质个性特征的患者,建立治疗关系。

2. 实施。住院式森田疗法可分为绝对卧床期、轻作业期、重作业期和社会康复期 4 个阶段，共 40 天，在家庭式的环境中进行住院治疗。

## 十二、道家认知治疗

(一) 概述

道家认知治疗是在道家哲学思想的引导下，通过改变个体的认知观念和调整应对方式来达到调节负性情绪、矫正不良行为和达到防病治病的目的。

(二) 操作程序与方法

可分为五个基本步骤：

1. 评估目前的精神刺激因素。

2. 调查价值系统。

3. 分析心理冲突和应付方式。

4. 道家哲学思想的导入与实践。让患者熟记 32 字保健诀，并理解吸收。先向患者简单介绍老庄哲学的来龙去脉，以及儒道两家哲学的互补性。然后逐字逐句辨析解读道家认知疗法的四条原则，即 32 字保健诀，与其现实事件或处境相结合：①利而不害，为而不争；②少私寡欲，知足知止；③知和处下，以柔胜刚；④清静无为，顺其自然。

5. 评估与强化疗效。

(三) 治疗时间与疗程

标准的道家认知治疗疗程分五次完成，每次 60~90 分钟，每周可安排 1~2 次。

(四) 注意事项

道家认知治疗是基于我国悠久的传统文化，结合现代认知治疗理念发展而来的新型治疗方法，要求治疗师对传统哲学有深刻理解，并且对当代社会竞争性生活方式、工作方式的利弊有丰富的体会和反思。要在鼓励患者进取、勤奋、合群、执着探索精神的前提下，发展均衡、全面、达观、灵活的心态和心理能力，避免鼓励消极避世的人生态度，防止过度使用应对挫折及冲突时的"合理化"心理防御机制。

## 十三、表达性艺术治疗

(一) 概述

表达性艺术治疗简称为表达性治疗或艺术治疗，是将艺术创造形式作为表达内心情感的媒介，促进患者与治疗师及其他人交流，改善症状，促进心理发展的一类治疗方法。其基本机制是通过想象和其他形式的创造性表达，帮助个体通过想象、舞蹈、音乐、诗歌等形式，激发、利用内在的自然能力进行创造性的表达，以处理内心冲突、发展人际技能、减少应激、增加自我觉察和自信、获得领悟，促进心理健康、矫治异常心理。表达性艺术治疗适用于大多数人群，从一般人群到适应困难者，再到多数精神障碍患者。

表达性艺术治疗包括很多形式，常见的如绘画治疗、戏剧治疗、音乐治疗、舞蹈治疗、沙盘治疗、诗歌治疗、园艺治疗等。

表达性艺术治疗可以以个别治疗方式进行,也可以以团体治疗方式进行。

由于表达性艺术治疗的异质性,没有明确统一的禁忌证。一般而言,精神障碍急性发病期、兴奋躁动、严重自伤和自杀倾向的患者,不宜接受表达性艺术治疗。

(二)操作程序及方法

1. 表达性艺术治疗的主要形式。根据不同的理论取向,表达性艺术治疗有多种形式。

(1)舞蹈治疗:利用舞蹈或即兴动作的方式治疗社会交往、情感、认知以及身体方面的障碍,增强个人意识,改善个体心智。舞蹈治疗强调身心的交互影响、身体 - 动作的意义。

(2)音乐治疗:在音乐治疗过程中,治疗师利用音乐体验的各种形式,以及在治疗过程中发展起来的治疗关系,帮助被治疗者达到健康的目的。可分为接受式、即兴式、再创造式音乐治疗等不同种类。

(3)戏剧治疗:系统而有目的地使用戏剧、影视的方法,促进心身整合及个体成长。戏剧疗法通过让治疗者讲述自己的故事来帮助他们解决问题,得到宣泄,扩展内部体验的深度和广度,理解表象的含义,增强观察个人在社会中的角色的能力。

(4)绘画治疗:通过绘画的创作过程,让绘画者将混乱、困惑的内心感受导入直观、有趣的状态,将潜意识内压抑的感情与冲突呈现出来,获得抒解与满足,而达到治疗的效果。

(5)沙盘游戏治疗:采用意象的创造性治疗形式,通过创造和象征模式,反映游戏者内心深处意识和无意识之间的沟通和对话,激发个体内在的治愈过程和人格发展。

(6)其他方法:应用表达性艺术治疗的原理,还可以结合其他的创造性、娱乐性方法,如陶艺、书法、厨艺、插花艺术等,为患者提供丰富多彩的心理帮助。

2. 表达性艺术治疗的过程

大多数表达性艺术治疗大致可分为四个阶段:

(1)准备期:热身、建立安全感。

(2)孵化期:放松,减少自主性意识控制。

(3)启迪期:意义开始逐渐呈现,包括积极方面和消极方面。

(4)评价期:讨论过程意义,准备结束。

四个阶段大体是一个从理性控制到感受,再到理性反思的过程。

(三)注意事项

1. 表达性艺术治疗师需要受到专门训练。

2. 对于严重患者,有时只是其他治疗的一种补充,需要和其他专业人员一起合作。

3. 注意艺术性、科学性原则的结合,注意伦理界限。表达性艺术治疗很多时候会强调身心灵一体,要防止出现强烈的情感反应失控、非常意识状态(或意识改变状态);避免在治疗师与被治疗者之间发展不恰当的崇拜、依恋关系;不可引入超自然和神秘主义的理念和方法;避免不恰当的身体接触。

4. 根据不同对象选择合适的表达性艺术治疗种类。

# 国家卫生计生委关于印发严重精神障碍发病报告管理办法的通知

国卫疾控发〔2013〕8号

各省、自治区、直辖市卫生厅局(卫生计生委),新疆生产建设兵团卫生局:

《精神卫生法》第二十四条规定,国家实行严重精神障碍发病报告制度,严重精神障碍发病报告管理办法由国务院卫生行政部门制定。为贯彻落实上述规定,我委制定了《严重精神障碍发病报告管理办法(试行)》,现印发给你们,请结合实际遵照执行。

国家卫生计生委

2013 年 7 月 29 日

## 严重精神障碍发病报告管理办法(试行)

第一条 为做好严重精神障碍发病报告管理工作,根据《中华人民共和国精神卫生法》(以下简称精神卫生法)的规定,制定本办法。

第二条 国家建立重性精神疾病信息管理系统(以下简称信息系统),严重精神障碍发病信息是该信息系统的组成部分。

第三条 医疗机构应当对符合精神卫生法第三十条第二款第二项情形并经诊断结论、病情评估表明为严重精神障碍的患者,进行严重精神障碍发病报告。

第四条 具有精神障碍诊疗资质的医疗机构是严重精神障碍发病报告的责任报告单位。责任报告单位应当指定相应科室承担本单位的严重精神障碍确诊病例的信息报告工作,相应科室应当指定专人负责信息录入或报送。

精神科执业医师是严重精神障碍发病报告的责任报告人。精神科执业医师首次诊断严重精神障碍患者后,应当将患者相关信息及时报告前款规定的负责信息报告工作的科室。

第五条 责任报告单位在严重精神障碍患者确诊后 10 个工作日内将相关信息录入信息系统。不具备网络报告条件的责任报告单位应当在 10 个工作日内将患者相关信息书面报送所在地的县级精神卫生防治技术管理机构。县级精神卫生防治技术管理机构接到不具备网络报告条件的责任报告单位报送的患者相关信息,应当在 5 个工作日内录入信息系统。

第六条 责任报告单位发现已报告的严重精神障碍患者有精神卫生法第三十五条第一款情形,经再次诊断或者鉴定不能确定就诊者为严重精神障碍患者的,应当在下月 10 日前通过信息系统进行修正。不具备网络报告条件的责任报告单位应当及时书面报送当地的县级精神卫生防治技术管理机构,由其在下月 10 日前通过信息系统进行修正。

第七条　严重精神障碍患者出院的,责任报告单位应当在患者出院后 10 个工作日内将出院信息录入信息系统。不具备网络报告条件的责任报告单位应当在 10 个工作日内将患者出院信息书面报送所在地的县级精神卫生防治技术管理机构。县级精神卫生防治技术管理机构收到不具备网络报告条件的责任报告单位报送的出院信息,应当在 5 个工作日内录入信息系统。

第八条　县级精神卫生防治技术管理机构应当在严重精神障碍患者出院后 15 个工作日内,将患者出院信息通知患者所在地基层医疗卫生机构。基层医疗卫生机构应当为患者建立健康档案,按照精神卫生法第五十五条及国家基本公共卫生服务规范要求,对患者进行定期随访,指导患者服药和开展康复训练。

第九条　各级卫生计生行政部门、精神卫生防治技术管理机构、严重精神障碍责任报告单位、基层医疗卫生机构应当严格保管严重精神障碍患者信息,除法律规定的情形外,不得向其他机构和个人透露。

第十条　各级卫生计生行政部门对本地区严重精神障碍发病报告管理工作实行监督管理。

第十一条　各级精神卫生防治技术管理机构承担本地区严重精神障碍发病报告的业务管理、人员培训和技术指导工作。负责对本地区严重精神障碍发病报告信息进行审核、管理、数据分析及质量控制,及跨区域就诊确诊病例的信息转送工作,以及本地区信息系统的日常维护及运转。

第十二条　严重精神障碍发病报告的责任报告单位应当定期对本机构内部严重精神障碍发病报告工作进行自查。县级以上地方卫生计生行政部门将严重精神障碍发病报告列入医疗机构考核范围,组织对本地区严重精神障碍患者发病报告工作进行督导检查,对发现的问题及时予以通报,并责令限期改正。

第十三条　精神分裂症、分裂情感性障碍、持久的妄想性障碍(偏执性精神病)、双相(情感)障碍、癫痫所致精神障碍、精神发育迟滞伴发精神障碍等 6 种重性精神疾病,符合本办法第三条规定情形的,应当实行发病报告;不符合本办法第三条规定情形的,应当按照现行国家基本公共卫生服务规范及其他有关规定进行登记管理。

第十四条　精神卫生防治技术管理机构,是指由各级卫生计生行政部门指定的承担本地区精神卫生防治技术指导与日常管理任务的精神专科医院、设精神科的综合医院或疾病预防控制中心。

第十五条　本办法自发布之日起施行。

# 四、人才培养培训

## 国家卫生计生委办公厅关于精神科从业医师执业注册有关事项的通知

国卫办医函〔2014〕605 号

各省、自治区、直辖市卫生计生委（卫生厅局），新疆生产建设兵团卫生局：

为加强精神卫生专业医师队伍建设，规范医疗机构精神科从业人员管理，根据《执业医师法》《精神卫生法》和《关于医师执业注册中医师执业范围的暂行规定》（卫医发〔2001〕169 号），现将医疗机构精神科从业医师执业注册有关事项通知如下：

一、拟在医疗机构精神科从业但执业范围为非精神卫生专业的临床类别医师，符合下列情形之一的，可以向原注册主管部门申请将原执业范围变更为精神卫生专业：

（一）取得已注册执业范围外、同一类别高一层次的精神卫生专业省级以上教育行政部门承认的学历，经所在执业机构同意；

（二）截至 2014 年 5 月 1 日，在三级精神专科医院、设精神科病房的三级甲等综合医院或者省级卫生计生行政部门指定的省级精神专科医院（以下统称"指定的精神专科医院或者综合医院精神科"）从业满 2 年，或从业不满 2 年但在指定的精神专科医院或者综合医院精神科培训或进修的方式补足 2 年（既往的培训或进修可以累计，由省级卫生计生行政部门认定），并经省级以上卫生计生行政部门指定的业务考核机构考核合格；

（三）在非指定的精神专科医院或者综合医院精神科从事精神科临床工作，到指定的精神专科医院或者综合医院精神科进行精神科培训或进修满 2 年（既往的培训或进修可以累计，由省级卫生计生行政部门认定），并经省级以上卫生计生行政部门指定的业务考核机构考核合格。

二、在县级综合医院精神科门诊以及在乡镇卫生院或社区卫生服务中心从事精神障碍诊疗工作的医师，通过培训符合条件的，经县级卫生计生行政部门批准，报设区的市级卫生计生行政部门备案，可以申请增加注册精神卫生专业执业范围，增加后该医师注册的执业范围应当不超过同一类别三个专业。

国家卫生计生委办公厅

2014 年 7 月 2 日

# 国家卫生健康委办公厅关于印发社会心理服务体系建设试点地区基层人员培训方案的通知

国卫办疾控函〔2020〕987号

各省、自治区、直辖市及新疆生产建设兵团卫生健康委：

为进一步指导各地做好全国社会心理服务体系建设试点工作，提升试点地区基层人员的心理服务能力和服务质量，我委组织编制了《社会心理服务体系建设试点地区基层人员培训方案（试行）》。现印发给你们，请认真贯彻落实。

国家卫生健康委办公厅

2020年12月9日

## 社会心理服务体系建设试点地区基层人员培训方案（试行）

为贯彻落实《健康中国行动（2019—2030年）》和国家社会心理服务体系建设试点工作方案要求，指导各地做好全国社会心理服务体系建设试点工作（以下简称"试点工作"），提升试点地区基层人员的心理服务能力和服务质量，制定本培训方案。

### 一、培训对象

本培训方案主要针对我国社会心理服务体系建设试点地区开展社会心理服务的基层工作人员，包括：

（一）基层医疗卫生机构工作人员：社区卫生服务中心或乡镇卫生院、社区卫生服务站或村卫生室从事全科医学、公共卫生、精神障碍防治的专兼职医务人员。

（二）街道（乡镇）、居（村）委会及相关部门基层工作人员：街道（乡镇）或居（村）委会工作人员，网格员、民警、民政干事、残疾人专职委员，及社区救助站、职业康复站工作人员等。

（三）学校、企事业单位、社会组织等基层工作人员：与社会心理服务体系建设试点工作密切相关的教师、社会工作者、社区志愿者、工会（共青团）等基层组织工作人员。

### 二、培训目标

通过培训，使受训人员掌握以下技能：

（一）了解精神心理相关的法律、法规及政策要求，在伦理规范的指导下开展基层社会心理服务工作。

（二）熟悉心理健康与精神卫生相关的基础知识，常见心理问题和精神障碍的主要表现特征，生活应激与压力管理的相关基础知识等。

（三）掌握一定的精神卫生和心理健康科普宣教能力，掌握基本的宣教方式方法，帮助群众获取专业精神心理服务资源。

（四）能够初步运用一般的人际沟通技巧和基本的心理干预方法，为具有常见精神心理问题的人群、重点人群、特殊人群提供必要的心理支持，协助其解决日常问题；在重大公共事件中协助精神卫生和心理健康专业人员开展应激管理和心理支持。

## 三、培训原则和方法

（一）实效性原则

坚持问题导向，紧密结合基层社会心理服务工作中存在的实际问题，提高培训的针对性，注重培训实效。

（二）分类培训原则

针对不同层次、不同工作内容的基层人员，选择不同的培训模块，提高对基层心理服务工作的指导性和引领作用。

（三）培训方式灵活性

结合社区工作实际，采取案例示范、角色扮演、情境模拟、小组讨论等形式，增加学员的参与度，提高培训质量。

## 四、培训大纲及主要内容（共计 32 学时）

培训内容采用"8+X"模块化设计，所有受训人员需要参加 8 个基本模块的培训，并根据培训对象的不同需求，选择特定的附加模块进行培训。8 个基本模块如下：

（一）基础知识模块（4 个学时）

与社会心理服务相关的基本概念和知识。①心理健康概念，心理健康素养的基本内涵，心理保健的原则和方法，异常心理的区分标准和原则，心理健康与躯体健康的关系等。②精神心理问题相关的法律法规和政策，如《精神卫生法》《民法典》《健康中国行动（2019—2030 年）》等相关内容要求。

（二）科普宣教模块（2 个学时）

科普宣教的基本原理、方法，精神卫生和心理健康科普宣教资源的获取途径等。

（三）问题识别模块（4 个学时）

聚焦于提升基层社会心理服务人员对常见心理问题和精神障碍的理解、识别和转介能力。①常见精神心理问题的识别：如失眠、焦虑、抑郁、痴呆等精神障碍主要表现特征；②家庭（邻里）一般心理冲突的识别及原因分析。

（四）人际沟通与干预模块（8个学时）

主要包括与具有常见心理问题及精神障碍人群的沟通原则，通过有效的沟通建立双方的信任关系，及时识别有关心理问题或精神障碍，在此基础上运用常见的心理干预方法提供支持和帮助。①常用的有效沟通原则和具体方法：有效沟通的一般原则，同理心与理解，倾听与表达；提问与引导式发现，冲突管理和高难度沟通技巧等。②常用的心理干预方法：支持性心理干预技术、心理教育、认知及行为干预一般策略等。

（五）生活压力与应激管理模块（4个学时）

主要包括：①应激（压力）的定义，应激人群的常见反应、心理问题和精神障碍的识别。②应激的应对和自我管理技术：应对应激的资源，应激的一般处理方法，重大公共事件下应激的处理方法，压力的自我管理技术。

（六）精神康复管理模块（2个学时）

主要介绍严重精神障碍患者康复训练和管理等相关知识：如精神障碍患者康复训练的意义、类型；精神康复服务的对象、原则和主要方法；精神康复人群家属的协作；康复人群的社会化等。

（七）重点人群服务模块（4个学时）

主要针对儿童青少年（留守、流动、困境）、孕产妇、老年人（失独、无赡养、伤残）、慢性病患者、残疾人等人群的心理特征、主要心理问题、心理健康状况的评估、心理支持和解决问题技能等。

（八）特殊人群服务模块（4个学时）

主要针对基层无业人员、流浪人员、社区矫正对象等特殊人群的心理特征、常见心理问题、心理支持和解决问题技能等。

针对社区卫生服务中心医务人员，增加风险评估与转诊培训模块（4个学时）：包括社区常见精神疾病患者自杀、冲动和暴力风险的识别与评估，紧急处理的基本技巧，转诊指征、途径和方法等。

针对基层其他工作人员，根据其工作需要增加相应的培训模块。

## 五、培训考核方式

在培训结束后进行问卷调查，调查内容包括针对本次培训的意见建议、既往实践案例分析、培训心得等。可对完成受训学时和问卷调查的学员给予培训学时证明。

# 国家卫生健康委办公厅关于印发康复治疗专业人员培训大纲(2023年版)的通知

国卫办医政函〔2023〕386号

各省、自治区、直辖市及新疆生产建设兵团卫生健康委：

为贯彻落实国家卫生健康委等8部门联合印发的《关于加快推进康复医疗工作发展的意见》(国卫医发〔2021〕19号),指导各地加强康复治疗专业人员培训,切实提高康复治疗专业能力,我委研究制定了《康复治疗专业人员培训大纲(2023年版)》,现印发给你们(可从国家卫生健康委网站医政司栏目下载)。同时提出以下要求：

一、地方各级卫生健康行政部门和医疗机构要高度重视康复治疗专业人员的培训工作,将其纳入本地区和本单位康复治疗专业人员岗位培训计划中。参照《康复治疗专业人员培训大纲(2023年版)》,结合实际,制定培训方案,认真组织实施,保证培训效果,切实提高康复治疗专业能力。

二、地方各级卫生健康行政部门要加强对医疗机构康复治疗专业人员培训工作的指导,及时总结经验,予以推广。《康复治疗专业人员培训大纲(2023年版)》实施中的有关意见和建议及时反馈我委医政司。

附件：康复治疗专业人员培训大纲(2023年版)(下载链接：http://www.nhc.gov.cn/yzygj/s7653pd/202311/6a279e16ce8d47b08e1cc840476c5ccc/files/ec89c521e06d42a2b2540a87786ce4b1.doc)

国家卫生健康委办公厅

2023年10月27日

# 教育部等六部门关于医教协同深化临床医学人才培养改革的意见

教研〔2014〕2号

各省、自治区、直辖市教育厅(教委)、卫生计生委(卫生厅局)、中医药管理局、发展改革委、财政厅(局)、人力资源社会保障厅(局),新疆生产建设兵团教育局、卫生局、发展改革委、财务局、人力资源社会保障局,教育部、国家卫生计生委直属有关高等学校:

为深入贯彻党的十八大和十八届三中全会精神,全面落实教育规划纲要,建立适应行业特点的人才培养制度,更好地服务医药卫生体制改革和卫生计生事业发展,现就深化临床医学(含口腔、中医等,以下同)人才培养改革提出如下意见。

## 一、指导思想

以邓小平理论、"三个代表"重要思想、科学发展观为指导,立足基本国情,借鉴国际经验,遵循医学教育规律,以"服务需求,提高质量"为主线,医教协同,深化改革,强化标准,加强建设,全面提高临床医学人才培养质量,为卫生计生事业发展和提高人民健康水平提供坚实的人才保障。

## 二、总体目标

到2020年,基本建成院校教育、毕业后教育、继续教育三阶段有机衔接的具有中国特色的标准化、规范化临床医学人才培养体系。院校教育质量显著提高,毕业后教育得到普及,继续教育实现全覆盖。

近期任务,加快构建以"5+3"(5年临床医学本科教育+3年住院医师规范化培训或3年临床医学硕士专业学位研究生教育)为主体、以"3+2"(3年临床医学专科教育+2年助理全科医生培训)为补充的临床医学人才培养体系。

## 三、主要举措

(一)深化院校教育改革,提高人才培养质量

1. 建立临床医学人才培养与卫生计生行业人才需求的供需平衡机制。国家和各省级卫生计生行政部门(含中医药管理部门,下同)根据卫生计生事业发展需要,研究提出全国和本地区不同层次各专业人才需求规划、计划;国家和各省级教育行政部门及高等医学院校,根据人才需求及医学教育资源状况,合理确定临床医学专业招生规模及结构,对临床医学专业招生规模过大或教育资源不能满足现有培养规模的地区和高等医学院校,调减招生规模。加强对医学院校设置、区域布局、专业结构、招生规模、教学资源配置的宏观调控。提升人才培养质量,重点加大对中西

部地区高等医学院校的支持,缩小区域、院校和学科专业之间培养水平的差距。大力支持中医(含中西医结合、民族医)人才培养。

2. 深化临床医学专业五年制本科生培养改革。加大教学改革力度,加强医学人文教育和职业素质培养,推进医学基础与临床课程整合,完善以能力为导向的评价体系,严格临床实习实训管理,强化临床实践教学环节,提升医学生临床思维和临床实践能力。过渡期内,在有条件的地区和高校,探索举办临床医学(儿科方向)、临床医学(精神医学方向)等专业,加强儿科、精神科等急需紧缺人才培养力度。鼓励各地和高等医学院校制定相关政策,采取有效措施,加大力度吸引优秀生源。

3. 推进临床医学硕士专业学位研究生培养改革。逐步扩大临床医学硕士专业学位研究生招生规模,加快临床医学硕士专业学位研究生考试招生制度改革。2015年起,所有新招收的临床医学硕士专业学位研究生,同时也是参加住院医师规范化培训的住院医师,其临床培养按照国家统一制定的住院医师规范化培训要求进行。入学前未取得《执业医师资格证书》的临床医学硕士专业学位研究生,在学期间可按照国家有关规定以相关本科学历报名参加国家医师资格考试。按照住院医师规范化培训标准内容进行培训并考核合格的临床医学硕士专业学位研究生,可取得《住院医师规范化培训合格证书》。2015年起,将七年制临床医学专业招生调整为"5+3"一体化临床医学人才培养模式;转入硕士生学习阶段时,纳入招生单位当年硕士生招生计划及管理;在招生计划管理上,对招生单位临床医学硕士专业学位研究生予以积极支持。

4. 探索临床医学博士专业学位人才培养模式改革。推进临床医学博士专业学位研究生教育与专科医师规范化培训有机衔接。在具备条件的地区或高等医学院校,组织开展"5+3+X"(X为专科医师规范化培训或临床医学博士专业学位研究生教育所需年限)临床医学人才培养模式改革试点。

改革创新八年制临床医学人才培养模式,鼓励举办八年制医学教育的高等医学院校积极探索有效途径,培养多学科背景的高层次医学拔尖创新人才。

5. 推进临床医学高职(专科)人才培养改革。加强专业理论知识基础教育,强化临床实践教学。建立高职院校与基层医疗卫生机构的合作机制,合理安排学生到有条件的社区卫生服务中心和乡镇卫生院进行实习、实践,提升基本医疗卫生服务能力。推进临床医学高职(专科)教育教学标准与助理全科医生培训标准有机衔接。积极开展面向农村基层的订单定向免费医学教育。

(二)建立健全毕业后教育制度,培养合格临床医师

1. 建立住院医师规范化培训制度。落实《关于建立住院医师规范化培训制度的指导意见》,全面实施住院医师规范化培训。加强培训体系建设及培训过程管理,严格培训考核,不断提高培训能力和培训质量,积极扩大全科及儿科、精神科等急需紧缺专业的培训规模。到2015年,各省(区、市)全面启动住院医师规范化培训,鼓励有条件的地区在确保培训质量的基础上加快推进;到2020年,在全国范围内基本建立住院医师规范化培训制度,所有未取得《住院医师规范化培训合格证书》的新进医疗岗位的本科及以上学历临床医师均须接受住院医师规范化培训。取得《住院医师规范化培训合格证书》并达到学位授予标准的临床医师,可以研究生毕业同等学力申

请并授予临床医学硕士专业学位。

2. 建立专科医师规范化培训制度。积极研究建立专科医师规范化培训制度,在培训对象、专科设置、培训标准、培训基地、培训师资、考核监督、经费保障等方面作出统一制度安排,并做好与住院医师规范化培训制度的衔接,完善政策、稳步推进,不断提升培训质量。到 2020 年,基本建立专科医师规范化培训制度,所有符合条件应参加培训的临床医师均接受专科医师规范化培训。

3. 开展助理全科医生培训。贯彻落实《国务院关于建立全科医生制度的指导意见》《全国乡村医生教育规划(2011—2020 年)》,作为过渡期的补充措施,面向经济欠发达的农村地区乡镇卫生院和村卫生室,开展助理全科医生培训,培养高职(专科)起点的"3+2"执业助理医师,提高基层适用人才教育培训层次,努力提高基层医疗水平。

(三)完善继续教育体系,提升卫生计生人才队伍整体素质

1. 开展面向全员的继续医学教育。以岗位职责为依据,以个人实际素质能力为基础,以岗位胜任能力为核心,通过适宜方式,有针对性地开展面向全体卫生计生人员的职业综合素质教育和业务技术培训,不断提升全体卫生计生人员的职业素质能力。

2. 优化继续教育实施方式。加强培训工作的统筹管理,充分利用高等医学院校、医疗卫生机构教学资源,发挥卫生计生专业学会、行业协会组织的优势和作用,创新教育模式及管理方法,将传统教育培训方式与网络、数字化学习相结合,加快课件、教材开发,提高继续教育的针对性、有效性和便捷性。

3. 强化继续教育基地和师资队伍建设。集成各类优势资源,探索完善多元筹资机制,构建专业覆盖广泛、区域布局合理、满足各级各类卫生计生人员培训需求的继续教育基地体系。鼓励优秀卫生计生人才承担继续教育教学工作,加强项目负责人和教学骨干培养,重点培养一批高素质的全科医学师资,提高继续教育质量。

## 四、保障措施

(一)加强组织领导

健全有关部门之间、中央和地方之间、教育和卫生计生系统内部的医学教育工作协调机制,加强对临床医学人才培养的宏观规划、政策保障、工作指导和检查评估。各级教育、卫生计生行政部门及高等医学院校、医疗卫生机构要高度重视临床医学人才培养工作,加强组织领导。教育、卫生计生行政部门要积极主动协调发展改革、财政、人力资源社会保障等相关部门,加大相关配套政策的支持力度,为各级各类卫生计生人才培养提供必要的政策支持和制度保障。积极推进教育部、国家卫生计生委、国家中医药管理局等与地方省级人民政府共建高等医学院校。

(二)完善教育培训体系建设

修订完善各阶段临床医学人才培养标准和临床实践教学、培训基地标准,逐步规范临床医学人才培养培训工作。加快认定一批住院医师规范化培训基地(含全科医生规范化培养基地)、专科医师规范化培训基地及继续医学教育基地;对达到基地标准的高等医学院校附属医院、教学医

院及实习医院等医疗卫生机构,优先认定。加强临床医学专业学位授权点建设,优先支持高等医学院校增列临床医学硕士专业学位授权点;在具备条件的地区和高等医学院校,积极推进临床医学博士专业学位授权点建设。

（三）健全投入机制

统筹利用政府、学校、医院、社会等各方面资源,健全多渠道筹措经费的机制。各地要根据临床医学人才培养的特点,进一步加大对医学教育的投入力度。落实普通高校本专科生和研究生奖助政策,加大对临床医学专业学生奖助力度。政府对按规划建设设置的住院医师规范化培训基地基础设施建设、设备购置、教学实践活动以及面向社会招收和单位委派培训对象给予必要补助,中央财政通过专项转移支付予以适当支持。临床医学硕士专业学位研究生参加住院医师规范化培训,培训基地可根据培训考核情况向其发放适当生活补助。

（四）强化激励措施

积极推动完善医疗技术劳务价格、人事分配等相关政策,改善医生职业发展前景,多途径切实提高卫生计生岗位吸引力。完善基层和急需紧缺专业岗位卫生计生人才收入分配激励约束机制,向全科医生和到中西部农村地区就业的人员倾斜。通过学费补偿、助学贷款代偿等措施,吸引临床医学专业毕业生到中西部、基层医疗卫生机构就业。面向农村地区的订单定向免费医学教育毕业生,参加住院医师规范化培训、助理全科医生培训的时间可计入基层服务时间。

教育部 国家卫生计生委 国家中医药管理局
国家发展改革委 财政部 人力资源社会保障部
2014 年 6 月 30 日